Tracy Anderson

Mein
30-Tage-
Programm

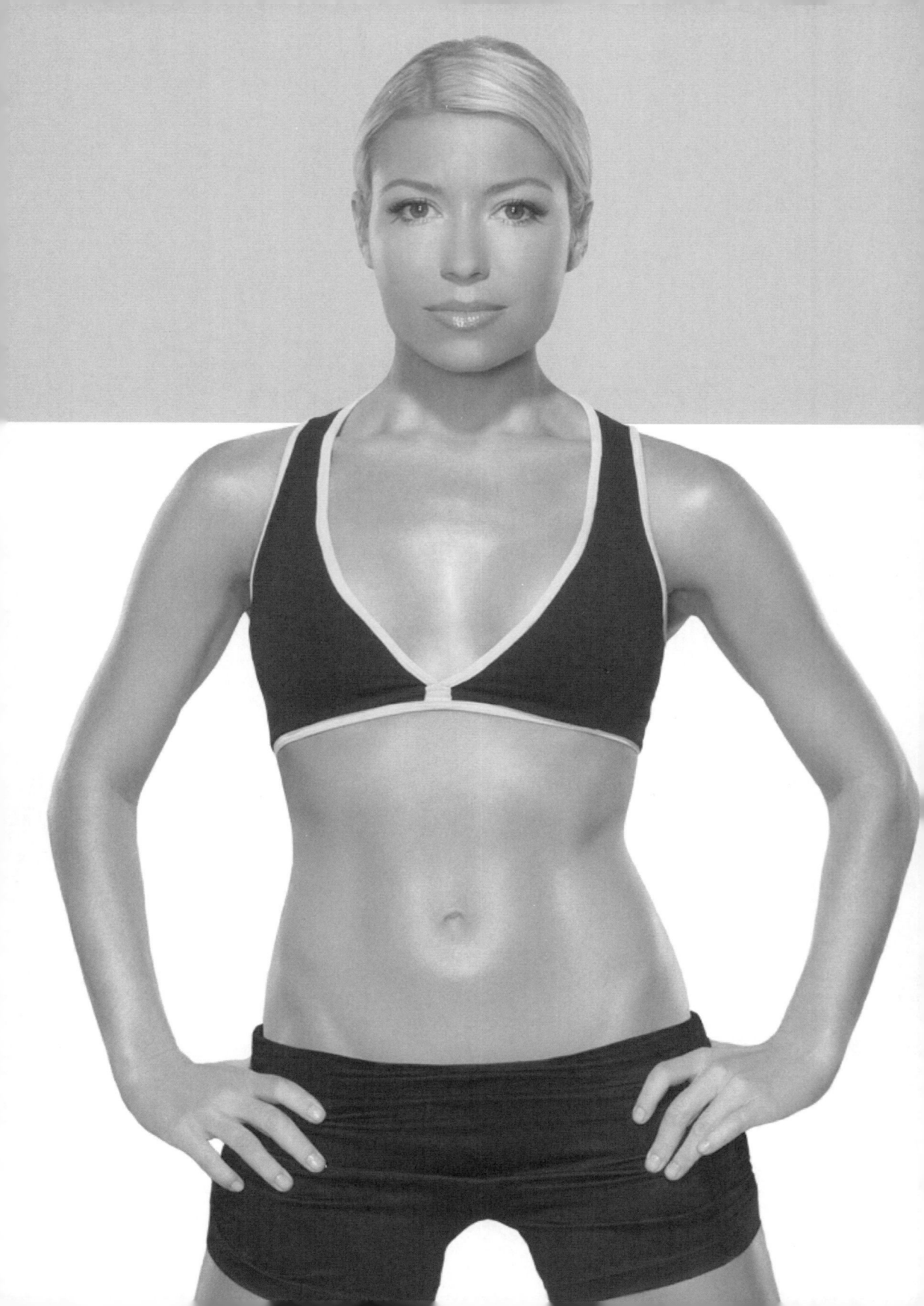

Tracy Anderson

Mein
30-Tage-
Programm

Die Powerformel für den perfekten Körper

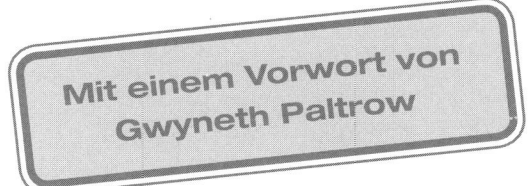

Mit einem Vorwort von
Gwyneth Paltrow

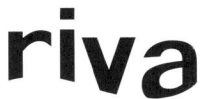

Bibliografische Information der Deutschen Nationalbibliothek:

Die Deutsche Nationalbibliothek verzeichnet diese Publikation in der Deutschen Nationalbibliografie; detaillierte bibliografische Daten sind im Internet über http://d-nb.de abrufbar.

Wichtiger Hinweis

Sämtliche Inhalte dieses Buches wurden – auf Basis von Quellen, die die Autorin und der Verlag für vertrauenswürdig erachten – nach bestem Wissen und Gewissen recherchiert und sorgfältig geprüft. Trotzdem stellt dieses Buch keinen Ersatz für eine individuelle Fitnessberatung und medizinische Beratung dar. Wenn Sie medizinischen Rat einholen wollen, konsultieren Sie bitte einen qualifizierten Arzt. Der Verlag und die Autorin haften für keine nachteiligen Auswirkungen, die in einem direkten oder indirekten Zusammenhang mit den Informationen stehen, die in diesem Buch enthalten sind.

Für Fragen und Anregungen:

tracyanderson@rivaverlag.de

1. Auflage 2011
© 2010 by riva Verlag, ein Imprint der FinanzBuch Verlag GmbH
Nymphenburger Straße 86
D-80636 München
Tel.: 089 651285-0
Fax: 089 652096

Die amerikanische Originalausgabe erschien 2010 bei Grand Central Life & Style, Hachette Book Group, Inc., unter dem Titel *Tracy Anderson's 30-Day Method*. © 2010 by T.A. Studios LLC. All rights reserved.

Übersetzung: Dr. Kimiko Leibnitz
Umschlaggestaltung: Ruth Botzenhardt
Umschlagabbildung: Miranda Penn Turin
Layout: Kristin Hoffmann
Satz: HJR– Jürgen Echter, Landsberg am Lech
Druck: GGP Media GmbH, Pößneck
Printed in Germany

ISBN 978-3-86883-120-7

DVD-Sprecherin: Sabine Gutberlet
Deutsche Bearbeitung: Stefan Hafen
Regie: Grant James

Weitere Informationen zum Thema finden Sie unter

www.rivaverlag.de

Gerne übersenden wir Ihnen unser aktuelles Verlagsprogramm.

Meiner Mutter, Diana Jean Blythe Ephlin

Ich bin ein wahres Glückskind. Ich bin die Tochter einer vollkommenen Mutter. Seit ich zurückdenken kann, war sie stets von einer zauberhaften Aura umgeben.

***

Meinem Vater, Robert Scott Richardson

Manchmal können die größten Widrigkeiten des Lebens auch ein Segen sein. Mein Vater ist ein ideenreicher und genialer Mann, der seine Aufmerksamkeit stets auf viele Gedanken und Einfälle gleichzeitig zu richten pflegte. Ich rebellierte dagegen, indem ich mich auf nur eine Sache konzentrierte. Heraus kam mein eigenes Fitnessprogramm.

***

Nanny und Poppa

Wenn man ein kreativer Mensch ist, der Erfolg haben will, darf man die Bodenhaftung nicht verlieren. Sie vermittelten mir diese Bodenständigkeit.

***

Meiner Partnerin Gwyneth Paltrow

Der heutige Starkult folgt einem interessanten Schema. Wir alle haben Vorbilder, die uns aus der Ferne inspirieren, doch kennen wir die Person in der Regel nicht, die der Quell dieser Inspiration ist. Gwyneth inspiriert und verzaubert mich in jeder Hinsicht. Ich betrachte sie als meine persönliche Mentorin.

***

Meinem Sohn, Sam Anderson.
Er ist mein Fels. Mein Zuhause.

Inhalt

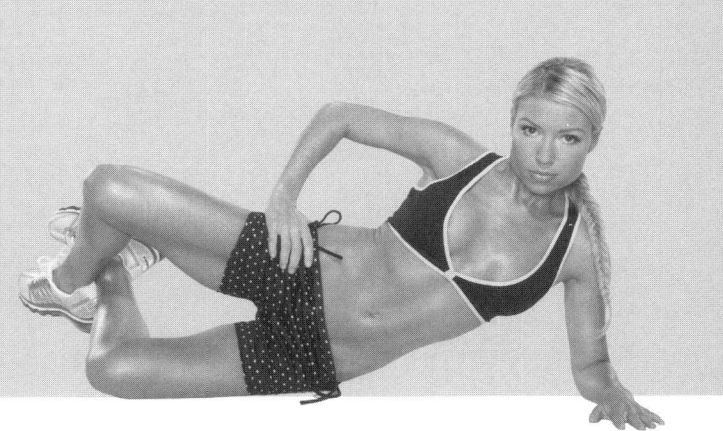

Vorwort
von Gwyneth Paltrow

Ich begegnete Tracy Anderson das erste Mal 2006 an einem hektischen Nachmittag in New York City. Eine gemeinsame Freundin hatte sie mir gegenüber in den höchsten Tönen gelobt und davon geschwärmt, wie Tracy ihren Körper und ihr gesamtes Leben verändert hatte. Ich war also neugierig geworden und wollte selbst herausfinden, was es mit dieser Frau auf sich hatte. Als sie die Tür öffnete, zierlich, blond und mit einem Lächeln auf den Lippen, hätte ich mir niemals vorstellen können, welchen Einfluss sie nur wenig später nicht nur auf meinen Körper haben würde, sondern auch auf den Weg, der noch vor mir lag. Als ich vor ihr stand, betrachtete und taxierte sie sofort meine Figur. Ich hatte nach der Geburt meines zweiten Kindes, meines Sohnes, immer noch etwa sieben Kilogramm Übergewicht, die ich auch mit größter Mühe nicht loswurde. Von einer ansprechenden Körperform ganz zu schweigen. Nach vielen Jahren Yoga und Pilates hatte ich inzwischen die Hoffnung aufgegeben, ich könne meine Figur nachhaltig verändern oder gar auf einen Körper hintrainieren, der meinen Wunschvorstellungen entsprach. Ich war schon immer oben herum flach gewesen, unten dagegen, nun ja ... da hatte ich etwas mehr zu bieten. »Hmm«, hörte ich Tracy murmeln, während sie meine Oberschenkel und die Fettpolster in Augenschein nahm, die gemeinhin als Reiterhosen bekannt sind. »Die müssen verschwinden.« Sie behauptete, mein Körper sei leicht zu verändern; das bedeute zwar harte Arbeit, sei mit der Zeit aber durchaus machbar. Ich war skeptisch. Ich hatte schon immer sehr diszipliniert trainiert, allerdings nie wirkliche Ergebnisse erzielen können. Was also war ihr Geheimnis?

In den Monaten nach diesem ersten Kennenlernen erhielt ich die Antwort. Tracys originelle und einzigartige Methode veränderte meinen Körper von Grund auf, und zwar dermaßen, dass er Schlagzeilen machte. Mit ihrer Hilfe wurde ich nicht nur meine Umstandsjeans los, ich konnte nun plötzlich auch Kleider tragen, die mir selbst zehn Jahre zuvor nicht gepasst hätten. Doch ich machte nicht nur eine körperliche Wandlung durch; auch meine innere Einstellung und Motivation verbesserten sich. Und je mehr ich mich anstrengte, desto sichtbarer traten die Ergebnisse zutage. So etwas hatte ich noch nie erlebt. Ich fühlte mich stark und voller Energie. Ich hatte das Gefühl, ich könne Bäume ausreißen.

Der Weg dorthin war jedoch lang und steinig; so schlimmen Muskelkater hatte ich zuvor noch nicht erleiden müssen. Das Krafttraining war schon anstrengend genug, allerdings ein Kinderspiel im Vergleich zur Dance Aerobic. Bis ich mit dieser Form des Trainings anfing, war mir überhaupt nicht klar gewesen, wie gänzlich unkoordiniert ich im Grunde bin. Ich war so ungelenk, dass meine erste »Dance Cardio« notgedrungen aus kaum mehr als einfachen Seitschritten und Trampolinspringen bestand. Aber das besserte sich sehr schnell; nach den berüchtigten »ersten zehn Tagen« des Programms hatte ich bereits stolze 35 Zentimeter Körperumfang verloren. Mit viel Übung (und trotz gelegentlicher peinlicher Aussetzer) reifte ich zur Tänzerin heran – keiner guten zwar, aber gut genug, um ein anstrengendes Aerobic-Workout 45 Minuten lang durchzustehen. Und das bedeutet, dass ich keine Kalorien mehr zählen muss, um mein Gewicht zu halten. Für jemanden wie mich,

die es liebt zu kochen und zu essen, bedeutet das ein großes Stück Freiheit. Solange ich mich an Tracys Programm halte, kann ich mein Leben in vollen Zügen genießen.

In den folgenden Jahren, in denen das Leben die eine oder andere Überraschung für uns beide bereithielt, wurden Tracy und ich einander immer vertrauer. Sie verblüfft mich stets wieder aufs Neue, und zwar nicht nur mit ihren wahnsinnig kreativen, sich ständig weiterentwickelnden Fitnesskonzepten, sondern auch mit ihrer Arbeitsmoral, ihrer Großzügigkeit und ihrem innigen Wunsch, Frauen überall auf der Welt dabei zu helfen, sich zu verändern. Mit diesem Buch offenbart Tracy alle ihre Fitnessgeheimnisse und gibt uns die einmalige Gelegenheit, unser Leben, unseren Körper und unsere Gesundheit nachhaltig zu verbessern.

Gwyneth Paltrow

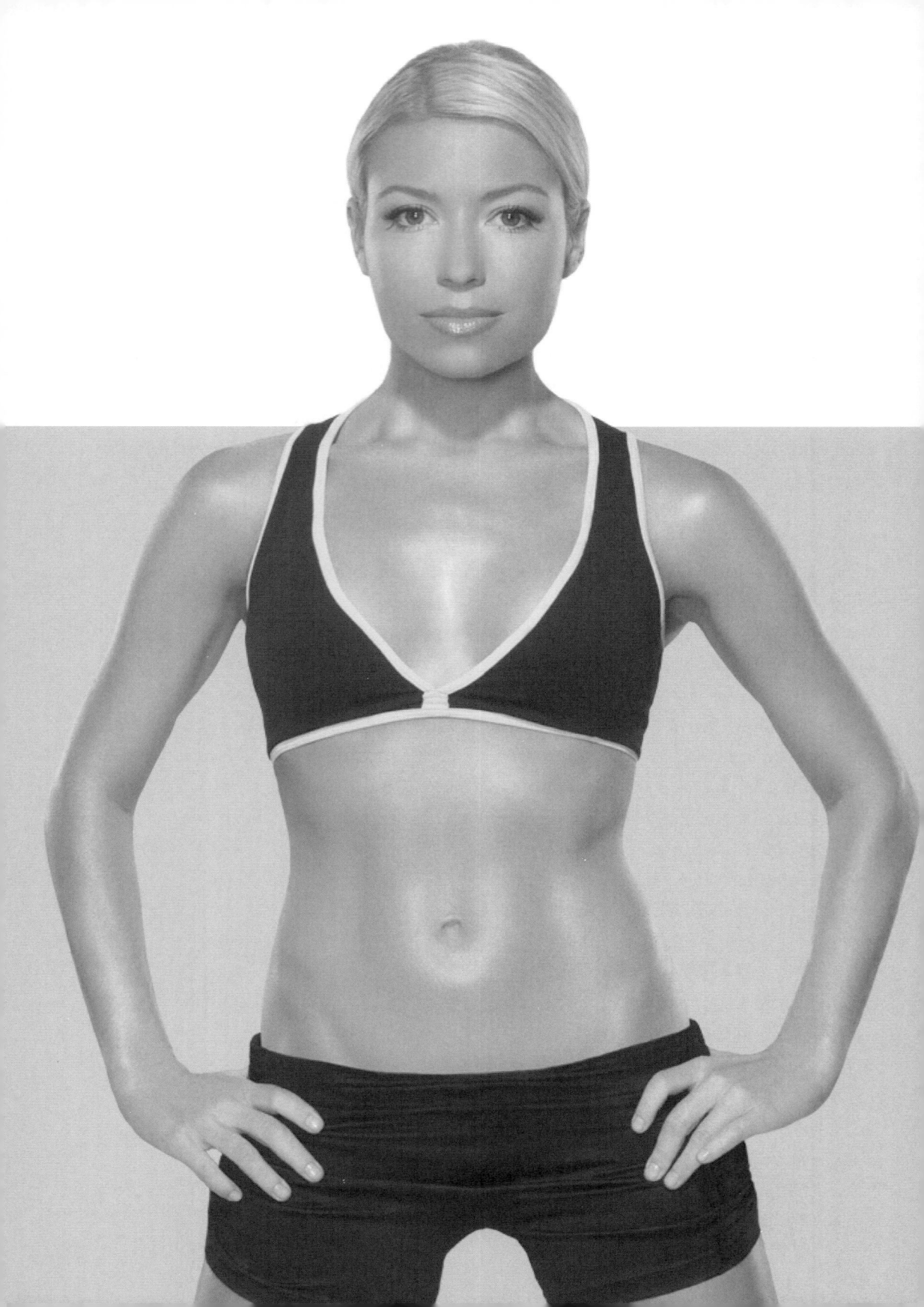

Teil 1

Du bist, was du tust

Einleitung
Willkommen zur Tracy-Anderson-Methode

Wenn Sie dieses Buch in den Händen halten, selbst wenn Sie nur im Buchladen darin schmökern, dann vermutlich deshalb, weil Sie sich fragen, ob es tatsächlich möglich ist, Ihre derzeitige Form und Figur grundlegend und endgültig zu verbessern. Sollten Sie dieses Buch gekauft haben und es nun zu Hause lesen, sind Sie bereit, Ihren Traum in die Tat umzusetzen.

Jeder wäre gerne in einer besseren Form. Aber haben Sie jemals in Betracht gezogen, dass Ihr Körper wirklich völlig frei von Problemzonen sein könnte? Dass Sie straffe, wohlgeformte Arme, einen perfekten Po und die schlanken, aber dennoch kräftigen Beine einer Tänzerin haben könnten? Meine Klientinnen wissen, dass sie völlig unabhängig von ihren genetischen Voraussetzungen in jeder Lebenslage blendend aussehen können. Dass sie sich selbst nach ein, zwei oder sogar drei Geburten immer noch darauf freuen können, einen Badeanzug kaufen zu gehen. Dass Älterwerden auch bedeuten kann, stärker und attraktiver zu sein als je zuvor. Haben Sie jemals in einer Boulevardzeitschrift geblättert und sich gedacht: *Ich könnte niemals so toll aussehen?* Doch, das können Sie. Mit dem richtigen Workoutprogramm können Sie gesund, stark, fit, weiblich und sexy sein – und trotzdem echte, vollwertige Mahlzeiten zu sich nehmen.

Stellen Sie sich einmal vor, wie gut es sich anfühlen würde, sich anmutig bewegen zu können, über ein Energieniveau zu verfügen, mit dem Sie mühelos den ganzen Tag aktiv bleiben – und das alles in einem schlanken, athletischen Körper. Dieses Buch lädt Sie ein in eine Welt, in der Essen kein täglicher Kampf mehr ist. In der körperliche Fitness eine Lebenseinstellung ist und kein unerreichbarer Traum. In der Sie spielend leicht in Ihre Kleidung schlüpfen und alles auf Anhieb toll an Ihnen aussieht. In der Ihr Bauch flach und straff ist, Ihre Arme fest und wohlgeformt, Ihr Po und Ihre Oberschenkel sowohl in Jeans als auch im Bikini einen perfekten Eindruck machen. Alles das und noch viel mehr lässt sich erreichen.

Für viele von Ihnen mag das wie ein Märchen klingen. Aber ich verspreche Ihnen: Ganz gleich, aus welchen Gründen Sie an den Punkt gelangt sind, an dem Sie momentan stehen, egal, wie viel Sie im Moment wiegen oder was Sie in der Vergangenheit erlebt haben – es ist durchaus möglich, Ihren Körper nachhaltig zu verändern.

Nachdem ich über ein Jahrzehnt lang mit Frauen zusammengearbeitet habe, die bis zu dem Zeitpunkt, als sie meine Methode kennenlernten, immer wieder mit Gewichtsproblemen zu kämpfen hatten, kann ich voller Überzeugung sagen, dass es keine Problemzone gibt, die ich nicht schon einmal gesehen hätte. Und keine Geschichte von vergeblichen Diäten, die mich überraschen würde. Aber selbst nachdem ich mit Aberhunderten von Frauen über ihre Fitnesserfahrungen gesprochen habe, bin ich jedes Mal wieder zu Tränen gerührt, wenn sie mir von ihren Wünschen berichten: dem Wunsch, begehrenswert zu sein. Dem Wunsch, gesund zu sein. Dem Wunsch, sich in ihrer Kleidung wohlzufühlen und auch nackt sexy zu sein.

Was mich vor elf Jahren bewegte, als mir zum ersten Mal eine Frau unter Tränen gestand, unter welchem Leidensdruck sie wegen ihrer Figur stand, bewegt mich auch heute noch. Wenn ich Beispiele sehe wie das jener Frau, die sich ein Magenband hat einsetzen lassen, sich anschließend aber keine Hautstraffung leisten konnte. Die Mutter, die drei bildhübsche Kinder zur Welt brachte – und jetzt einen Bauch hat, den sie am liebsten für immer verbergen würde. Die Geschäftsfrau, die jeden Tag wie besessen trainiert, aber niemals den kleinsten Erfolg ihrer harten Arbeit im Fitnessstudio erkennen kann, weil die erhofften Ergebnisse ausbleiben. Oder jene jungen Mädchen, die aus Angst davor, durch Fitnesstraining zu viel Körpermasse zuzulegen, auf Sport verzichten, sich stattdessen Hungerkuren unterziehen und Essstörungen entwickeln, nur um sich ihre zierliche Figur zu bewahren. Oder all diejenigen von Ihnen, die genug gelitten haben unter Wunderdiäten, Selbstgeißelung und der tiefen Unzufriedenheit, die mit dem simplen Wunsch einhergeht, die Person, die man morgens im Spiegel erblickt, attraktiv zu finden.

Ich habe dieses Programm entwickelt, weil ich all das am eigenen Leib erfahren habe. Ich weiß, wie es ist, wenn man sein Leben ändern will, aber einfach nicht weiß, wie. Oder ständig mit haltlosen Versprechen und »Zauberformeln« bombardiert wird, die eine Menge Zeit, Energie und Geld kosten und im Grunde doch nichts bewirken.

Ich habe diese Methode entwickelt, weil die Zeit reif war für etwas Neues. Etwas Besseres.

Es gibt eine Lösung

Meine Arbeit ist deshalb so lohnenswert, weil ich tagtäglich wahre Aschenputtel-Geschichten zu hören bekomme. Ich weiß selbst sehr gut, wie es ist, zu viel zu wiegen, eine grundsätzliche Veränderung seines Lebenswandels anzustreben und es doch nicht zu schaffen. Und ich weiß, wie strahlend das Lächeln einer Frau sein kann, wenn sie sich schließlich als die Prinzessin sieht, die sie tatsächlich ist.

Ich betrachte es als meine Aufgabe, Ihnen zu sagen, dass es tatsächlich möglich ist, Perfektion zu erreichen. Dass man wirklich nachhaltige Ergebnisse erzielen kann. Und ich bin der lebende Beweis dafür.

Sicher kennen Sie auch einige jener Frauen mit »schnellem Stoffwechsel«, die alles essen können, was sie wollen, und kein Gramm zunehmen. Ich gehöre nicht in diese Kategorie. In dieser Hinsicht hat mich Mutter Natur mit äußerst ungünstigen genetischen Voraussetzungen ausgestattet. Aber ich möchte mir auch nicht die Freude einer köstlichen Mahlzeit versagen. Ich muss nur einen Kuchen ansehen und nehme schon zu, aber das bedeutet nicht, dass ich mein ganzes Leben lang darauf verzichte.

In der Zeit bevor ich mein eigenes Programm entwickelte, als ich noch übergewichtig war und nach einem Weg suchte, um abzunehmen, probierte ich alle erdenklichen Methoden aus (mehr dazu im folgenden Kapitel). Ich war verzweifelt. Doch dieser verzweifelte Kampf war es auch, der mich dazu motivierte, meinen eigenen Ansatz zu entwickeln. Denn ich wollte lernen, die dadurch entstandenen seelischen Verletzungen in mir zu heilen, und so fasste ich den Entschluss, mir selbst und anderen Frauen dabei zu helfen, uns in die schlanken, anmutigen Göttinnen zu verwandeln, die wir sind.

Heute blicke ich auf über ein Jahrzehnt zurück, in dem ich zahllosen weiblichen Körpern ihre schlankeste, straffste Form zurückgegeben habe. Wenn Sie sich meinem Programm voll und ganz verschreiben, wenn Sie es wirklich kompromisslos umsetzen, bedeutet dies das Ende vieler alltäglicher Kämpfe. Gegen die Waage, gegen Ihren inneren Schweinehund und gegen den Frust, wenn sich trotz harter Arbeit nicht die gewünschten Ergebnisse einstellen.

Sie möchten einen fitten, straffen Körper, der schön ist und außerdem vor Energie strotzt? Beginnen Sie gleich morgen, und schon in einem Monat wird sich Ihre Figur grundlegend verändert haben. Sie werden besser aussehen, sich besser bewegen, in Ihrem Selbstbewusstsein gestärkt sein und eine ganz neue Lebenseinstellung gewonnen haben.

Die Methode kann Ihr Leben verändern – wenn Sie es wollen

Wenn Sie Ihr Leben wirklich grundlegend ändern wollen, reicht es natürlich nicht aus, das vorliegende Buch zu lesen. Sie müssen schon in die Hände spucken und die Sache anpacken. Von nichts kommt nichts. Also werde ich Sie darum bitten, den Tatsachen ins Auge zu blicken und sich den drei Bestandteilen meines 30-Tage-Programms zu verpflichten: dem Muskeldesign, der Cardio-Ergänzung und dem Ernährungsplan.

Es ist natürlich eine Binsenweisheit, dass man sich mehr bewegen und darauf achten muss, was man isst, wenn man abnehmen und in Form kommen möchte. Aber es geht nicht nur darum, Sport zu treiben und seine Kalorienzufuhr zu reduzieren; es geht darum, *wie* man sich bewegt und *welche* Energie man sich zuführt.

Alle drei Komponenten meiner Methode sind entscheidend für Ihren Erfolg und erfordern Ihre volle Hingabe. Wenn Sie sich meinem 30-Tage-Programm mit Ehrgeiz und Leidenschaft widmen, werde ich Ihren Körper von Grund auf umgestalten. Ich gebe Ihnen mein Wort, dass sich überzeugende Resultate einstellen werden – wenn Sie nur hart genug an sich arbeiten. Im Laufe des Programms werden Sie sich enorm weiterentwickeln. Und Sie werden Ihren Körper auf eine völlig neue Weise spüren und begreifen. Das liegt daran, dass ich erst in zweiter Instanz Fitnesstrainerin bin. Eigentlich bin ich Choreografin, Wissenschaftlerin, Designerin und Lehrerin.

Das 30-Tage-Programm ist Ihr Einstieg in eine Lebensweise, die Sie an das Ziel Ihrer Figurwünsche bringen wird – und zwar mit unbegrenzter Aufenthaltsdauer. Wir alle wollen schlank, begehrenswert, weiblich und sexy sein, und niemand kämpft gerne gegen Windmühlen. Ich biete Ihnen eine Lösung, die langfristig funktioniert. Noch immer glauben viele Menschen irrigerweise, dass Sport ausschließlich gesundheitlichen Zwecken dient, zum Abnehmen aber völlig ungeeignet ist. Mit dem 30-Tage-Programm können Sie beides erreichen: Ihre Gesundheit verbessern und Ihren Körper perfektionieren. Und zwar wirkungsvoll und nachhaltig.

Betrachten Sie mein Programm als eine Art Boot Camp, das Ihren Körper erst an seine Grenzen führen und anschließend neu erschaffen wird, ganz gleich, wie fit Sie sind oder zu welcher genetischen Veranlagung Sie neigen. Es ist ein intensives Programm, das aus Kraft- und Ausdauertraining sowie einem Ernährungsplan besteht. Ihre Muskeln erhalten eine neue Struktur, Fett wird verbrannt, und Sie erlangen mehr Leistungsfähigkeit, Gesundheit und eine Figur, von der Sie bislang nicht einmal zu träumen gewagt haben.

Ganz gleich, wo Ihre Problemzonen liegen – schließen Sie sich mir an, und mit diesem 30-Tage-Programm werde ich Ihren Körper von Grund auf verwandeln.

Baustein 1: Muskeldesign

Für diesen Teil des 30-Tage-Programms benötigen wir vor allem eine Fitness- oder

Yogamatte. Das Muskeltraining erfolgt im Rahmen von drei zehntägigen Sequenzen, die speziell auf Ihre kleineren, sekundären Muskelgruppen abzielen, die Nebenmuskeln oder Accessorischen Muskeln. Traditionelle Workouts konzentrieren sich in der Regel auf die größeren Muskelgruppen wie den Bizeps oder die Schenkelbeuger und -strecker, wodurch diese Muskeln größer werden und einen etwas stämmig aussehen lassen. Mit meiner Methode entwickelt man dagegen die kleineren Muskeln, die rund um die größeren Muskeln herum angeordnet sind; anders als bei diesen kommt es bei den kleinen Muskeln nicht so schnell zu Rissen in den Muskelfasern, die zu einer Vergrößerung ihres Umfangs führen. Deshalb sieht man mit meiner Methode auch schlanker und zierlicher aus – und nicht breiter und muskulöser, so wie bei anderen Programmen. Indem man die Übungen im Zehntagesrhythmus abwechselt, stellt man sicher, dass sämtliche Muskeln aktiv bleiben, während sich zugleich die Haut strafft, Fett verbrannt und der Körper neu geformt wird.

Baustein 2: Cardio-Ergänzung

Die zweite entscheidende Komponente meines Programms ist das anspruchsvolle Cardio Dance Workout. Ich bezeichne diesen Teil als »Ergänzung«, weil er seine Wirkung nur im Verbund mit dem Muskeldesign entfaltet. Während Sie also einerseits ein anstrengendes Krafttraining absolvieren, mit dem Sie Ihre Muskeln formen, treiben Sie andererseits im Dance Workout Ihre Herzfrequenz in die Höhe und können auf diese Weise in erstaunlicher Geschwindigkeit Fett verbrennen. Ausdauertraining ist aber nicht gleich Ausdauertraining! Bei manchen Dance-Aerobic-Kursen gibt es ständig Unterbrechungen, und das ist nicht gut, denn um wirklich Kalorien zu verbrennen, müssen Sie über einen längeren Zeitraum in Bewegung bleiben. Und gleichförmiges aerobes Training wie Laufen oder Spinning bewirkt lediglich, dass Ihre größeren Muskelgruppen an Umfang gewinnen. Mein Ausdauertraining ist sowohl nachhaltig als auch abwechslungsreich, sodass Ihr gesamter Körper straffer und fester wird, während Sie gleichzeitig Ihre Kondition verbessern sowie Fett verbrennen und so das anstrengende Muskelaufbautraining ideal ergänzen.

Baustein 3: Ernährungsplan

Das dritte Puzzlestück ist mein Ernährungsplan, der nicht nur die Gewichtsreduktion fördert, sondern auch viele köstliche Gerichte zu bieten hat. Er basiert auf nähr- und ballaststoffreichen Lebensmitteln und klammert die »üblichen Verdächtigen« aus, die für eine Gewichtszunahme und einen Blähbauch verantwortlich sind. Sie werden eine völlig neue Art der Ernährung kennenlernen, die schmeckt und zugleich Ihr Wohlbefinden steigert, womit sie die Fitnesskomponente des Plans optimal unterstützt. Mithilfe dieses dynamischen Ernährungsplans bringen Sie Ihren Stoffwechsel auf Hochtouren und verbessern Ihre Fähigkeit zur Fettverbrennung. Deshalb werden Sie Ihre Abnehmziele nicht nur auf die schnellste, sondern auch auf die denkbar gesündeste Weise erreichen.

Die Verwandlung Ihres Körpers mit meinem 30-Tage-Programm wird dazu führen, dass Sie sich nicht nur aktiver fühlen, weil Sie die Muskeln aufgeweckt haben, die zuvor im Dornröschenschlaf versunken waren, sondern Sie werden auch keine Schuldgefühle mehr haben müssen, was die Wahl Ihrer Lebensmittel betrifft. Darüber hinaus werden sämtliche Ausreden überflüssig, warum Ihnen Ihr Fitnessprogramm nicht die erwünschte Traumfigur verschafft hat. Mit meinem maßgeschneiderten 30-Tage-Programm wird es Ihnen endlich gelingen, Ihren Stoffwechsel zu neuem Leben zu erwecken, ihn vollständig umzuprogrammieren – und ehe Sie sichs versehen, sind Sie schon auf dem besten Weg, den Körper zu bekommen, den Sie schon immer haben wollten.

Ist es wirklich möglich, meinen Körper neu zu erfinden?, werden Sie sich jetzt vielleicht ein wenig ungläubig fragen. Die Antwort lautet: ja. Und zwar unabhängig davon, welche genetischen Voraussetzungen Sie mitbringen. Es ist möglich.

Tracys Geschichte
Wie meine Methode entstand

Dieses System ist eine Herzensangelegenheit für mich. Es entstand aus meiner Erfahrung als Tänzerin, meinem eigenen Kampf gegen die Pfunde, meiner Enttäuschung darüber, dass ich keine klaren Antworten aus der Fitnesswelt erhielt, und meinem Drang zu lernen, wie der menschliche Körper funktioniert und wozu er in der Lage ist.

Am Anfang standen viele Fragen: Warum schienen alle Fitnesstrends, die ich ausprobierte, nur eine gewisse Zeit lang zu funktionieren? Gab es eine Möglichkeit, den Jo-Jo-Effekt zu umgehen? Waren meine Ausreden – dass ich schwere Knochen hätte, dass alles genetisch bedingt sei – wirklich Ausreden oder harte Fakten? Und die größte Frage: War es überhaupt möglich, eine Körperform zu entwickeln, der ich von Natur aus eigentlich nicht entsprach? Oder mit anderen Worten: Kann jede Frau, ungeachtet ihres Körpertyps, alleine durch gezieltes Training die zierliche Figur einer Tänzerin erlangen?

Um meine Methode voll und ganz zu verstehen – ebenso wie die Gründe, aus denen ich sie entwickelte –, muss man meine Wurzeln kennen. Ich wuchs in Noblesville auf, einer sehr kleinen Stadt in Indiana, wo ich eine wundervolle Kindheit verbrachte, die von Musik, Tanz und Kreativität geprägt war. Meine hochbegabte Mutter ist Inhaberin eines Tanzstudios namens The Dancing Place, das sie eröffnete, als ich vier Jahre alt war. Sie ist ein sportlicher Typ; mein Vater dagegen ist das genaue Gegenteil. Er hat den Körperbau eines Danny DeVito. Also hatte ich in Sachen körperlicher Fitness von vornherein schlechte Karten.

Zum Glück ermunterte mich mein großes Vorbild, meine Mutter, immer dazu zu tanzen. Ich verbrachte jeden Tag in ihrem Studio. Sie ist eine begnadete Lehrerin. Die meisten Lehrer rufen ihren Schülern nur knappe Anweisungen zur Haltung zu, die sie dann ständig wiederholen, meine Mutter aber erkannte, wie wichtig Bühnenpräsenz ist. Statt der typischen Aufführungsabende, die in der Regel ein Potpourri bekannter Szenen aus berühmten Tanzstücken sind, inszenierte sie vollständige Ballette wie *Giselle*, *Coppelia* und *Schwanensee*, weil sie wollte, dass jeder Eleve das lernte, was später auch eine Schlüsselkomponente meiner Methode werden sollte: die Verbindung zwischen Innerem und Äußerem. Meiner Mutter habe ich es zu verdanken, dass ich lernte, präsent zu sein und mich voll auf mein Tun zu konzentrieren, eine Darbietung wirklich zu *leben*, statt nur vorzuführen.

Das sind fabelhafte Erinnerungen für mich. Aber als es dann an der Zeit war, mir Gedanken über das College zu machen, hatte sich bereits alles geändert. Die Ehe meiner Eltern war in die Brüche gegangen, und meine Mutter blieb mit drei Kindern und ohne jede finanzielle Unterstützung zurück. Sie besaß das Tanzstudio, das jedoch nicht genügend Einnahmen erzielte. Um zumindest halbwegs über die Runden zu kommen, gab sie weiterhin Tanzunterricht und nahm noch zwei weitere Jobs an, um für uns sorgen zu können. Und so habe ich von ihr auch gelernt, mit schwierigen Situationen umzugehen. Zum Beispiel, als es darum ging, aufs College zu gehen, obwohl ich nicht über die nötigen Mittel verfügte.

Die Aussichten waren nicht gerade rosig, aber von meiner Mutter wusste ich, wie wichtig es ist, beharrlich zu sein und nicht aufzugeben. Trotz der Umstände wusste ich stets, was ich wollte.

»Mama«, sagte ich mit dem festen Entschluss, den Regeln der Wahrscheinlichkeit ein Schnippchen zu schlagen, »es ist mein sehnlichster Wunsch, auf die Tanzschule nach New York zu gehen.«

Lehrjahre sind keine Herrenjahre

Ich ging nach New York mit gerade einmal zwanzig Dollar in der Tasche, zu denen bald ein Schlüssel für ein Wohnheimzimmer hinzukam, das ich mit einer Schar Kakerlaken teilte. Trotzdem stürzte ich mich in mein neues Leben. Ich bewarb mich für die fortgeschrittensten Tanzkurse, die es an meiner Schule gab. Denn genau das hatte ich schon mein ganzes Leben lang gewollt. Ich war begeistert, aber auch ein wenig eingeschüchtert. Vor allem aber war ich dankbar dafür, was für Strapazen meine Mutter auf sich genommen hatte, um mir dabei zu helfen, meinem Traum, Tänzerin zu werden, ein Stück näher zu kommen. Und ich war wild entschlossen, ihr meine Dankbarkeit dadurch zu beweisen, dass ich Erfolg hatte. Doch mit einem Mal veränderte sich alles. Ich fing an zuzunehmen. Und zwar unaufhaltsam, selbst nachdem meine Lehrer angefangen hatten, den Kopf zu schütteln oder spitze Bemerkungen zu machen. Aus zwei Kilogramm wurden schnell vier, und die Bemerkungen wurden immer hämischer. Es waren bereits stolze sieben Kilogramm, als ich unter Tränen meine Mutter anrief, die mich damit zu trösten versuchte, dass die Gewichtszunahme typisch für Studienanfänger sei und sich bald wieder geben werde. Doch bis zuletzt nahm ich 18 Kilogramm zu.

Das warf mich völlig aus der Bahn. Ich war verwirrt und konnte einfach nicht verstehen, warum ich immer schwerer wurde, obwohl ich den ganzen Tag an der Ballettstange verbrachte. Tänzerinnen sollten nicht schwer sein. Sie sollten nicht einmal besonders kurvenreich sein. Meine Lehrer waren enttäuscht, und ich war am Boden zerstört – durch meine Gewichtszunahme fühlte ich mich nicht nur schlecht, sie ruinierte auch meine Karrierechancen. Sie können sich sicher vorstellen, wie ich mit meinen 1,50 Meter und 18 Kilogramm Übergewicht in einem engen Balletttrikot und blassrosa Strumpfhosen aussah. An einer professionellen Tanzschule ist Übergewicht einfach ein Unding.

Einer meiner Lehrer stufte mich wegen meines Körpers sogar eine Stufe herunter. Seine Entscheidung hatte absolut nichts mit meinen Fähigkeiten als Tänzerin zu tun, sondern ausschließlich mit meiner Figur. Er sagte zu mir: »Solange Disney am Broadway bleibt, Miss Anderson, werden Sie immer genügend zu tun haben.« So sah meine Zukunft also aus: Ich würde auf der Bühne einen Teekessel spielen. Meine Vorstellung einer glänzenden Bühnenkarriere sah gänzlich anders aus. Ich wollte die weibli-

che Hauptrolle spielen, kein Stück Geschirr. Wenn man ein Tanzstipendium hat und aufs College geht, wird erwartet, dass man einen extrem zierlichen Körper hat. Die Vorstellungen diesbezüglich sind da sehr konkret. Aber niemand sagt einem, *wie* man ihn erlangt. Es wurde einem lediglich das Bild eines perfekten Körpers vorgegeben, und dann gab es drei Möglichkeiten: Entweder man hatte gute genetische Anlagen wie jene spindeldürren Mädchen mit den scheinbar endlos langen Beinen, die eine ganze Torte essen konnten, ohne ein Gramm zuzunehmen; oder man konnte mit allen erdenklichen Hilfsmitteln schlank bleiben, wozu auch Tabletten gehörten, Trinkkuren und umfangreiche Trainingseinheiten. Und die dritte Option war im Grunde eigentlich gar keine: Wenn man den vollkommenen Körper nicht erreichen konnte, dann musste man eben aufhören.

Zum Glück hatte ich eine Mentorin, eine enge Freundin meiner Mutter, die zu dieser Zeit eine Quelle der Inspiration und Stärke für mich war. Sie war in einer zerrütteten Familie aufgewachsen und hatte sich als Kind regelmäßig in ihrem Zimmer eingeschlossen und sich geschworen: »Ich werde später einmal nicht so.« Und sie hatte enormen Erfolg damit. Sie wuchs heran und gründete eine Familie, die nicht nur scheinbar perfekt war, sondern auch dem Blick hinter die Kulissen standhielt. Sie lehrte mich, dass wir uns entweder von den Widrigkeiten unseres Lebens bestimmen und niederdrücken lassen oder diese in unsere größte Stärke verwandeln können. Und so beschloss ich, mir von der Tanzschule nicht einreden zu lassen, ich sei nicht gut genug.

Die »Experten« begreifen es nicht

Ich tat alles in meiner Macht Stehende und befolgte eine strikte Diät, die aus nichts anderem bestand als gedämpftem Huhn und ein paar trockenen Crackern. Dadurch nahm ich zwar ab, aber auch schnell wieder zu. Das Hungern fiel mir schwer, doch immerhin war ich sehr sportlich, und so verordnete ich mir einige schier wahnwitzige Trainingseinheiten. Ich meldete mich außerdem in einem Fitnessstudio an und zog nach einem Acht-Stunden-Tag im Tanzstudio jeden Abend los, um dort weiterzutrainieren. Meine Mutter kratzte Geld zusammen, das sie kaum selbst entbehren konnte, damit ich zusätzlich noch Pilateskurse belegen konnte. Das verhalf mir allerdings nur zu einem stämmigen Rumpf mit extrem ausgeprägten Bauchmuskeln. Joseph Pilates war wirklich ein visionäres Genie, aber seine Methode verfolgt natürlich andere Ziele als ich, und so verhalf sie mir nicht zu dem flachen Bauch eines Supermodels, den ich mir wünschte.

Es war ein frustrierender Teufelskreis. Ich beobachtete, wie meine Freundinnen ihre Gesundheit mit diversen Hungerkuren schädigten, nur um möglichst schlank zu sein, und unserer Schule warf ich vor, uns ein nahezu unerreichbares Stereotyp als Ideal vorzugeben, zugleich aber keine realistischen Ansätze zu liefern, wie man selbiges erreicht. Mein Gewicht sank und stieg wieder an, ich fühlte mich ausgelaugt, und ganz gleich, was ich auch tat, ich trat auf der Stelle. Diäten, Trainer, Fitnessstudio – nichts von alledem half. Ich war eine gute Künstlerin, und mein Körper passte sich pflichtbewusst an jede denkbare Trainingsmethode an, aber keine davon brachte mir den Körper einer Tänzerin.

Natürlich war diese Frustration genau das, was mich dazu antrieb, die Lösung zu finden, die die Tanz- und Pilateslehrer sowie die »Experten« im Fitnessstudio mir nicht liefern konnten. Selbst die Berater in der Tanzschule wussten nicht, wovon sie sprachen – ihre Kalorienbesessenheit bewirkte einzig, dass ich *Schuldgefühle* entwickelte, wenn ich mir etwas zu essen gönnte.

Meine Motivation, *jedem Körpertyp* die Statur einer Tänzerin zu verleihen, also nicht nur einem ohnehin schlanken Körper, entstammte meiner Wut über ein System, das augenscheinlich alles daransetzte, mich scheitern zu lassen. Ich bin ehrgeizig und gebe mich mit einem »Setzen, sechs!« nicht zufrieden. Wenn es eine Erwartungshaltung gibt, aber keinerlei Lösungsansatz – dann ist das einfach nicht gerecht. Deshalb nahm ich einige Jahre später die Dinge selbst in die Hand.

Das Ende meiner Karriere als Tänzerin kam, als ich 22 Jahre alt war und gerade ein Engagement in einer Show in Chicago hatte, inklusive des üblichen Diätwahnsinns (Sie wissen schon – Huhn mit Crackern). Eines Tages erkannte ich, dass ich niemals wieder vernünftig essen können würde, wenn ich als Tänzerin wirklich Erfolg haben wollte. Da ich meinen Teller gerne leer esse und nicht von vornherein auf einen leeren Teller starren möchte, wusste ich, dass eine Laufbahn als professionelle Tänzerin für mich wohl doch nicht infrage kam.

Ich hatte keine Ahnung, was ich mit meinem Leben anfangen sollte, wenn ich nicht tanzen konnte. Als mein Freund Eric, mit dem ich eine Fernbeziehung führte, in die Stadt kam und um meine Hand anhielt, sagte ich Ja.

Der erste Fingerzeig

Eric litt an Rückenschmerzen, die sich auf seine Basketballkarriere auswirkten, weshalb wir während einer Summer League eine kleine Klinik in Puerto Rico aufsuchten. Der Sohn des Arztes dort hatte eine Eidechse, die er an einer Leine spazieren führte. Es handelte sich also nicht um eine Praxis, wie man sie hierzulande kennt.

Dieser Mediziner vertrat eine Meinung, die deutlich von der seiner nordamerikanischen Kollegen abwich. Er erklärte, dass Erics Verletzung nicht operativ behandelt werden müsse. Er war sogar grundsätzlich gegen eine klassische medizinische Behandlung. »Wenn Sie die Art und Weise verändern, wie Sie mit Ihren Rückenmuskeln arbeiten, und sie auf eine andere Weise kräftigen, können Sie das auch so auskurieren«, sagte er.

Ich wurde hellhörig. Dieser Arzt war der erste Mensch, den ich jemals sagen hörte, dass man seine Muskeln einsetzen kann, um eine Veränderung herbeizuführen. Ich begann, über meine eigenen Probleme beim Tanzen und mit meinem Gewicht nachzudenken … und zum ersten Mal stellte ich mir die eine große Frage, die mein Leben für immer verändern würde: »Kann *jede Frau* den Körper einer Tänzerin erlangen?«

Da ich von Natur aus eine sehr neugierige Person bin, fing ich an, Fragen zu stellen. Und auf jede Antwort, die mir der Arzt gab, antwortete ich mit weiteren Fragen. Er war sehr freundlich und zeigte mir alle möglichen Dinge, in Büchern und sogar unter dem Mikroskop. Und so erhielt ich einen ersten Einblick in die Funktionsweise unserer Muskeln.

Schließlich erkannte ich, dass ich mit einigem wissenschaftlichen Eifer lernen konnte, meinen eigenen Körper nachhaltig zu verändern.

Ein Jahrzehnt der Wandlung

Ich verbrachte fortan meine gesamte Zeit damit, alles über Muskeln in Erfahrung zu bringen. Ich saß am Computer. Ich verschlang Bücher und besuchte immer wieder Ärzte, um Antworten zu erhalten, die nicht in meinen Büchern standen. Ich begann, Bewegungsabläufe zu erforschen, und entwickelte meine ersten eigenen Übungen.

Schon während meiner Schwangerschaft, aber auch später, als ich mit meinem Sohn Sam zu Hause war, befasste ich mich so intensiv damit, wie sich bestimmte Bewegungsabläufe auf die verschiedenen Muskelgruppen und -typen auswirken, dass meine Familie schon dachte, ich sei verrückt geworden. Ich kaufte Bücher aus alten Bibliotheksbeständen, schwere, mehrbändige Wälzer, die zeigten, wie Muskeln zusammenspielen und sich gegenseitig stützen. (Mein Favorit war ein Anatomie-Band von Taschen namens *The Atlas of Human Anatomy and Surgery*.) Ich konsultierte Neurologen. Ich sprach mit Ärzten, die sich auf Sportmedizin spezialisiert hatten. Ich sprach mit Orthopäden. Mit einigen dieser Fachärzte vereinbarte ich sogar Termine zur Untersuchung von Sportverletzungen, die ich gar nicht hatte, nur damit ich mir ihrer ungeteilten Aufmerksamkeit sicher sein konnte und sie keine Gelegenheit hatten, meinen neugierigen Fragen auszuweichen.

In der Mehrzahl dieser Gespräche fiel mir auf, wie sehr sich die Forschung auf die großen Muskelgruppen konzentrierte, etwa auf den Bizeps oder auf die vorderen und hinteren Oberschenkelmuskeln. Angesichts dieser Schwerpunktsetzung der Sportwissenschaft und der Medizin gab es nur sehr wenige Informationen darüber, wie man die Stützmuskulatur des Körpers strategisch stimulieren und aktivieren kann. Es war zum Verzweifeln: Fast schien es so, als bestünde die gesamte Literatur zum Thema Muskeln nur aus Anleitungen, wie man seinem Bizeps zu einem größeren Umfang verhelfen konnte. Alles andere existierte in den Augen der Experten offenbar gar nicht. Die wichtigsten Lehrbücher über Sportphysiologie konzentrierten sich alle auf die großen Muskelgruppen. Man wusste zwar, dass die Nebenmuskeln existierten, aber niemand konnte einem sagen, warum man sich mit ihnen befassen sollte.

Es war, als trete die gesamte Fitnessbranche auf der Stelle. Ich hatte den Eindruck, als sei die einzige Antwort, die ich von den Fachleute erwarten konnte: *Das ist der Stand der Dinge. Mehr gibt es über Muskeln nicht zu wissen.*

Damit gab ich mich aber nicht zufrieden, also sah ich mich weiter um. Ich wusste schon, dass es keine Lösung war, die großen Muskelgruppen zu trainieren. Also kam ich zu dem Schluss, dass die Nebenmuskeln der Schlüssel zu einer neuen Methode sein mussten, mit deren Hilfe man den Körper kräftigen und straffen konnte, ohne an Masse zuzulegen …

Nicht lange nachdem ich angefangen hatte, diese neue Methode bei mir selbst umzusetzen, begegnete ich zufällig einer Frau, die ich bereits einige Jahre kannte, aber schon lang nicht mehr gesehen hatte. Sie war von meinem Aussehen begeistert. »Dein Körper sieht toll aus«, sagte sie immer wieder. »Ich hätte gerne solche Arme wie du.«

»Weißt du was?«, antwortete ich. »Das kannst du haben.« Also fing ich in jenem Sommer an, mit ihr zu trainieren, und als der September Einzug hielt, musste sie mich nicht mehr um meine Arme beneiden, weil ihre viel straffer und fester waren, als sie es sich jemals erträumt hätte.

Meine eigene Verwandlung fand vor zehn Jahren statt. Die insgesamt 27 Kilogramm, die ich während und nach meiner Schwangerschaft zugenommen hatte, sind dank meiner Methode verschwunden und nie mehr wiedergekehrt. Seither habe ich bereits Tausenden anderer Frauen dabei geholfen zu verstehen, wie sie dasselbe erreichen können. Ich nahm mein Schicksal selbst in die Hand, indem ich lernte, wie man trainieren muss, um beeindruckende Ergebnisse zu erzielen – und genau das können Sie mithilfe dieses Buches nun auch tun. Selbst wenn Sie schon seit Jahren Sport treiben

und nichts hilft. Selbst wenn sich Ihr Körper allen neuen Fitnesstrends verweigert, sei es Pilates oder den verschiedenen Arten von Yoga.

Meine Klienten sind schlank und fit. Sie haben ihr Gewicht im Griff, ohne übermäßig Diät halten zu müssen. Und sie sind in der Form ihres Lebens. Manche von ihnen, Madonna und Gwyneth Paltrow, sind Ihnen vielleicht ein Begriff. Andere, wie zum Beispiel die Frau mit dem Magenband oder die Geschäftsfrau mit den drei Kindern, die über zwanzig Kilogramm zugenommen hat, sind und bleiben unbekannt. Aber sie haben alle eines gemeinsam: Sie haben ihr Leben und ihren Körper in den Griff bekommen, indem sie sich an meine Methode gehalten haben.

Meine Damen und Herren, eine Verwandlung ist möglich. Und sie ist erreichbar. Von nichts kommt nichts – das versteht sich von selbst. Aber Sie können es auf jeden Fall schaffen.

Ich bin der lebende Beweis. Und mithilfe dieses Buchs werden Sie es in den nächsten 30 Tagen selbst erleben.

Theorie und Praxis
Wie die Methode funktioniert

In Sachen Mode liegt man eigentlich immer richtig, wenn man sich an den neuesten Trend hält. Im Bereich Fitness ist das etwas anders. Hier ist der letzte Schrei nicht immer die beste Lösung. Im Gegenteil: Die meisten Fitnesstrends sind leider sogar nutzlos.

Fast immer wiederholt sich der gleiche Ablauf: Eine Frau hört von einem Fitnesstrend und probiert ihn sofort aus. Weil das Training für den Körper neu ist, zeigen sich anfangs auch einige Erfolge. Nach einem Monat aber ist der Effekt verpufft, und die Frau ist frustriert, weil sich keine weiteren Ergebnisse einstellen. Sie fragt ihre Freundinnen: »Was machst du denn so?« »Halt dich fest: Ich habe die beste Methode entdeckt, die es gibt. Sie nennt sich [hier beliebigen Trend einsetzen], und ich sehe schon die ersten Ergebnisse.« Also versucht die Frau es nun mit diesem neuesten, besten Ansatz, gerät nach einer Weile aber erneut ins Straucheln

und muss sich wieder nach etwas Neuerem umsehen. Denn alle diese mit heißer Nadel gestrickten Fitnesstrends bringen leider nur kurzfristige Erfolge.

Aber wie erzielen wir langfristige Ergebnisse? Wie erschaffen wir den Traumkörper – und bewahren ihn uns?

Die Probe aufs Exempel machen

Wie Sie wissen, hatte ich es mir zum Ziel gemacht, die kleineren Muskelgruppen zu stärken, damit sie die größeren Muskeln aktivieren, formen und straffen, wodurch eine schlanke, grazile, weibliche Figur entsteht, die unter keinen Umständen massig wirken soll. Somit war klar, dass mein Ziel nicht der Aufbau von Muskelmasse(n) sein konnte, sondern ich musste einen Weg finden, Muskeln zu verschlanken. Durch meine Recherchen wusste ich, dass dies mithilfe der Nebenmuskeln möglich war. Diese Erkenntnis versetzte mich in helle Aufregung, denn vor mir hatte niemand diesen kleinen Nebenmuskeln Beachtung geschenkt. Wenn ich lernen würde, sie zu aktivieren und aus ihrem Schattendasein zu befreien, wäre ich in der Lage, jeden Körper entsprechend zu formen. Von dieser Erkenntnis bis zu einem ausgereiften Konzept, das ich meinen Klienten präsentieren konnte, war es jedoch ein langer Weg.

Um alle Bewegungsmuster und Übungsfolgen zu entwickeln, die mein Programm ausmachen, waren unzählige Experimente nötig, für die ich zunächst meinen eigenen Körper als Testobjekt verwendete, bevor ich weitere 150 eifrige und hoch motivierte Frauen um mich scharte, um an ihnen meine Theorien zu beweisen.

Mein großes Ziel war ein kleines, konzentriertes Paket, das sich mühelos in den Alltag einfügen lässt. Ähnlich wie beim Zähneputzen, über das man ja auch nicht jeden Tag wieder neu nachdenken muss, sondern das man völlig automatisch tut. Da gibt es klare Vorgaben: dreimal täglich zwei Minuten lang, danach Zahnseide, und das war's. Schon haben Sie Ihre Zähne fachgerecht gepflegt und müssen sich keine Sorgen machen, dass sie Schaden nehmen und ausfallen könnten. Genauso ist es mit meiner Methode: Ich gebe Ihnen klare Handlungsanweisungen. Und Sie müssen sich Mühe geben. Aber dafür verspreche ich Ihnen im Gegenzug einen gesunden, umwerfenden Körper. Ihre Haut wird schön straff sein, die Muskeln fest, schlank und voller Energiereserven. Machen Sie mit, dann gibt es für Sie bald keine Sorgen mehr – sondern nur noch Ergebnisse.

Die ersten 150 Frauen, mit denen ich gearbeitet habe, kannten mich entweder schon von früher – oder zumindest vom Hörensagen. Wichtig war vor allem eine individuelle Vorgehensweise. Bei jeder Frau nahm ich genau Maß und ließ mir dann zeigen, wie fit sie war. Anschließend begannen wir mit einer fünf Jahre dauernden Testreihe. Und zwar alle 150 Frauen gleichzeitig, denn ich wollte mit wissenschaftlichen Methoden beweisen, dass mein System bei jeder Person funktionierte, ganz gleich, wie alt sie war, welche Lebensumstände sie beeinflussten oder auf welchem körperlichen Leistungsniveau sie stand. Zum Beispiel die alleinstehende Frau, die den ganzen Tag am Schreibtisch saß und 45 Kilogramm zugenommen hatte. Die berufstätige Mutter mit drei Kindern, die nur fünf Kilogramm abnehmen wollte, aber schlaffe Haut hatte. Oder die Zwanzigjährige, die ihr gesamtes Geld in ihr Aussehen steckte und immer noch nicht mit sich zufrieden war.

Bevor ich sie das System durchlaufen ließ, das ich im Lauf meiner Nachforschungen entwickelt hatte, erhob ich so viele Daten wie möglich, mit denen ich später beweisen konnte, dass und wie meine Methode funktioniert. Ich wollte mir zu 100 Prozent sicher sein, dass das, was ich meinen künftigen Klientinnen vermitteln würde, die absolut beste Art ist, einen festen, schlanken, durchtrainierten Körper zu erlangen. Und wie gesagt, dazu musste ich wissenschaftlich vorgehen.

Wasser und Licht

Kennen Sie das Pflanzenexperiment, das an vielen Grundschulen durchgeführt wird? Man nehme zwei Pflanzen und schließe sie in einen Schrank. Die eine erhält Wasser, die andere nicht. Zwei andere Pflanzen stellt man dagegen auf die Fensterbank ans Sonnenlicht. Auch hier erhält die eine Wasser, die andere nicht. Naturgemäß wird nur eine einzige Pflanze überleben, und zwar die, die alles erhält, was sie braucht: Wasser und Licht. Wasser allein reicht nicht aus. Licht allein reicht nicht aus. Und wie jeder Gärtner weiß, muss man der Pflanze außerdem noch eine Reihe von Nährstoffen in der richtigen Menge zuführen, wenn sie langfristig gesund bleiben soll.

Genauso ist es mit meinem Trainingssystem. Wie ich durch meine Versuche belegen konnte, arbeiten die beiden Komponenten Hand in Hand und werden dabei zusätzlich durch einen ausgewogenen Ernährungsplan unterstützt. Zunächst teilte ich die 150 Frauen in mehrere Gruppen auf, die ich verschiedene Trainingsprogramme durchlaufen ließ. Die einen mussten zusätzlich zum Muskelstruktur-Workout jeden Tag eine Laufeinheit als Konditionskomponente absolvieren. Eine andere Gruppe brachte ihren Kreislauf mit Indoor-Cycling auf Touren. Wieder andere hielten sich strikt an meine Methode und verließen sich im Rahmen ihres Ausdauertrainings auf meine spezielle Dance Aerobic zur Ergänzung der passgenauen Muskelstruktur-Arbeit.

Ich stellte immer wieder fest, dass das einzige Programm, das wirklich konstante Erfolge erzielte, meine Methode war. Die Muskelarbeit ohne die richtige Ausdauerkomponente funktionierte einfach nicht. Für ein optimales Ergebnis benötigt man immer Wasser *und* Licht – also mein spezielles Ausdauer- und Muskelprogramm *plus* den strategischen Ernährungsplan, der Ihre Fortschritte unterstützt und beschleunigt. Bei jeder neuen Modediät kann man sich eigentlich nur einer Sache sicher sein: nämlich dass man bald keine Fortschritte mehr erzielen und dann schnell zur nächsten neuen Modediät wechseln wird. Wenn Sie sich aber an mein Programm halten und die Muskelarbeit, das Ausdauertraining *und* den Ernährungsplan konsequent umsetzen, werden die Ergebnisse so spektakulär sein, dass Sie nicht einmal mehr auf die Waage steigen müssen, um sich von der Verwandlung Ihres Körpers zu überzeugen.

Von den insgesamt 150 Frauen absolvierten nur 20 das ursprüngliche Programm, und sie schufen gemeinsam mit mir die Basis für meine Methode. Allesamt gehörten sie zu jener Sorte Frau, die sich nie in Ausreden flüchtet, die täglich erscheint und sich voll engagiert. 90 Tage lang zogen sie das komplette Programm konsequent durch und waren anschließend selbst überrascht, dass ihre Ergebnisse die ihrer Kolleginnen aus den anderen Testgruppen um Längen übertrafen. Und obwohl jede dieser zwanzig Frauen mit unterschiedlichen Lebensgeschichten, Körperformen und Konfektionsgrößen in den Versuch ging, hatten sie am Ende alle denselben festen, straffen und wohlgeformten Körper.

Die Frauen in den anderen Testgruppen bettelten förmlich darum, ebenfalls an dem Programm teilnehmen zu dürfen. Und zu diesem Zeitpunkt wurde mir klar: Das war die Formel, nach der ich gesucht hatte. Doch das war erst der Anfang.

Von der Pflicht zur Kür

Nachdem wir die grundlegende Formel für die Methode entwickelt hatten, war es an der Zeit, sie zu verfeinern. Die nächsten fünf Jahre verbrachte ich damit, alle zehn Tage 13 neue Bewegungen für meine 150 Damen zu entwickeln und zu choreografieren. Durch meine Forschungsarbeit wusste ich, dass sich die Nebenmuskeln schnell an Belastung gewöhnen und stärker werden. Deshalb langweilen sie sich auch schnell. Also musste ich sie auf Trab halten. Mit anderen Worten: Ich musste ein Workout entwerfen, das konstante Ergebnisse lieferte, sodass es nicht zu einem Stillstand bei den Fortschritten kam. Indem ich ständig neue Bewegungsabläufe und Übungen testete,

war ich in der Lage, eine Formel zu entwickeln, die langfristig bei jeder Person funktionieren würde. Nach und nach erkannte ich, welches die wirkungsvollsten, strategisch sinnvollsten Übungen waren, und hatte nun endlich eine Methode geschaffen, mit der sich bei wirklich jedem Körpertyp eine dramatische Veränderung bewirken ließ.

Im Abstand von zehn Tagen nahm ich bei den Frauen der Testgruppe Maß und hielt die Veränderungen bei den großen wie auch den kleinen Muskelgruppen fest. Als die Nebenmuskeln aktiv wurden und anfingen, sich zu straffen, verloren die Frauen zügig an Körperumfang, während ihr Selbstbewusstsein im gleichen Maße stieg. Mit der Zeit wurde der Erfolg meiner Methode so offensichtlich – ich konnte den Frauen bei ihrer Verwandlung förmlich zusehen –, dass ich immer zuversichtlicher und motivierter weiterarbeitete.

Nach fünf Jahren waren es bereits 60 Personen, die ihren Körper komplett verwandelt hatten. Die Phasen, die sie auf diesem Weg durchliefen, lieferten mir weitere wertvolle Informationen, wie man langfristig sein Gewicht im Griff haben und den durchtrainierten Look beibehalten konnte – unabhängig von genetischen Voraussetzungen, alten Gewohnheiten oder der individuellen Lebensweise.

Die Resultate hauten mich schlichtweg um. Wohin ich auch blickte, überall um mich herum veränderten sich die Körper von

Frauen. Und das alles dank meiner Methode! Am Schluss hatten alle den idealen Po und freuten sich über perfekt geformte Arme.

Inzwischen habe ich das Programm schon so oft angewendet, dass man es auch unter strengen Kriterien als wirklich bewährt bezeichnen kann. Die Methode funktioniert definitiv bei jedem. In diesem Buch stelle ich Ihnen mein 30-Tage-Programm vor: ein vollständiges Konzept, das einerseits Ausdauertraining umfasst sowie im zehntägigen Wechsel immer neue Kraftübungen, die dafür sorgen, dass die Nebenmuskeln weiterhin aktiv und wachsam bleiben. Sie werden Fett verlieren und Ihre Muskeln straffen. Und wenn Sie sich zusätzlich an den entsprechenden Ernährungsplan halten, werden Sie überraschend schnell überzeugende Resultate erzielen!

Dies ist eine Methode, die wirklich *jeder Frau* zu einer vollkommenen Figur verhilft. Ich verspreche Ihnen, es ist möglich.

Warum meine Methode funktioniert und andere nicht

Wissenschaft ist Wissenschaft. Fakten sind Fakten. Es war schon länger bekannt, dass die Nebenmuskeln imstande sind, wirklich Erstaunliches zu leisten, wenn sie nur ausreichend stimuliert werden. Aber bis ich anfing, nachzuforschen und meine Übungen zu entwickeln, hatte noch niemand herausgefunden, wie man die Nebenmuskeln

längerfristig aktiv hält, um eine dauerhafte, nachhaltige Veränderung zu erzielen. Bei den meisten Workouts, die derzeit auf dem Markt sind, hört der Körper früher oder später auf, sich zu verändern – und man gibt auf. Da es so nicht zu nachhaltigen Ergebnissen kommt, bleibt der Wunsch bestehen, Gewicht zu verlieren. Es wird zu einem Dauerproblem, das nie wirklich gelöst wird, sondern immer nur kurzfristig – mit Modediäten, die schnelle Ergebnisse versprechen. Also wenden sich die Menschen bei jedem Misserfolg dem »nächsten neuen Wunder« zu. Selbst seriöse medizinische Studien können solche fragwürdigen Trends auslösen.

Findige Menschen erschaffen diese ständig neuen Konzepte, weil sie sehen, wie groß die Nachfrage ist; jeder Trend ist eine neue Art, Menschen dazu zu bringen, Fitnessstudios beizutreten oder teure Produkte zu kaufen. Aber es bleibt nun einmal eine Tatsache: Mit Trends erzielt man keine langfristigen Erfolge.

Wenn man einen Trend nach dem anderen ausprobiert, dann spürt man vielleicht, wie die Nebenmuskeln aufwachen, weil sie plötzlich etwas zu tun bekommen. Doch dann gewöhnen sie sich in wenigen Wochen an die neue Belastung und verweigern ihren Dienst. Sie langweilen sich. Sie schalten ab. Und man hört auf abzunehmen.

Mein Programm kann den Stillstand überwinden. Es ist ein strategisch aufgebautes

System, in dem es um Ergebnisse geht, nicht um Hoffnungen. Ich benutze einen Speiseplan, um das Abnehmen zu unterstützen, während Sie gleichzeitig lernen, wie man die Workouts effektiv ausführt. Und ich verwende eine systematische Choreografie und Muskelarbeit, um dauerhafte Ergebnisse zu erzielen, damit man schlank und straff aussieht statt stämmig – und wohlproportioniert statt breit. Das Fitnessstudio, das seinen düsteren Schatten auf so viele verzweifelte Abnehmwillige wirft, bringt nie die Ergebnisse, die man sich wünscht. Möchten Sie wirklich wie der typische Kunde einer stickigen Muckibude aussehen? Das Beste an den Zeitgenossen, die regelmäßig ins Studio rennen, ist, dass sie gewissermaßen der lebende Beweis für meine grundlegende Botschaft sind: dass wir unsere Muskelstruktur in unglaublichem Maß beeinflussen können – im positiven wie im negativen Sinn.

Vergessen Sie alles, was Sie bisher über Sport gehört haben

Ihr Körper besteht aus über 600 Muskeln. Wenn Sie eine Ausbildung zum Fitnesstrainer absolvieren, Sportphysiologie studieren oder irgendetwas Vergleichbares machen, lernen Sie eine Menge über die großen Muskeln. Der Bizeps funktioniert so. Der Trizeps funktioniert so. Die hinteren Oberschenkelmuskeln funktionieren so. Sie sind unsere zugkräftigsten Arbeitstiere, diejenigen, die uns Masse und Kraft verleihen.

Und auf sie hat sich die Ausbildung zum Fitnesstrainer seit jeher ausschließlich konzentriert. In der Geschichte des Sports hat sich bislang noch nie jemand den kleinen Muskelgruppen zugewandt. **Doch die kleinen Muskeln sind der Schlüssel zu Ihrem Traumkörper.**

Während meiner Nachforschungen nahm ich immer wieder Muskelbiopsien mit dem Mikroskop vor, um herauszufinden, welchen Einfluss die verschiedenen Trainingsformen auf die Muskeln haben. Es zeigte sich, dass der Widerstand, den man bei unterschiedlichen Übungen aufbaut, in der Muskulatur an verschiedenen Orten wirkt, oder einfach ausgedrückt: Die Art von Bewegung, die man ausführt, beeinflusst die Art der Muskeln, die man aufbaut. (Denn schließlich gilt: Du bist, was du tust.)

Selbst bevor ich erstmals durch das Mikroskop blickte, um genau zu sehen, wie Übung und Widerstand Muskelgewebe verändern, wusste ich, dass Hanteltraining nicht der richtige Weg war. Gewichte zu stemmen leistet genau das, was es leisten soll. Das ist nur leider nicht das, was *ich* zu erreichen versuche. Als ich während meiner Tanzausbildung abzunehmen versuchte, arbeitete ich unermüdlich mit einem Personal Trainer im Fitnessstudio. Ich strengte mich an, machte eine Menge Hanteltraining – und hatte trotzdem noch 18 Kilogramm Übergewicht. Meine Muskeln waren nicht lang und schlank, sie waren kurz und massig.

Ich sah aus, als wäre ich zusammengepresst worden.

Wenn Sie jemals einen Personal Trainer hatten, brachte der Ihnen wahrscheinlich bei, den Bizeps auf die lineare Weise zu bewegen, in der er sich von Natur aus bewegt. Sobald die Übung leichter wird, wird einfach der Widerstand erhöht und der gleiche Bewegungsablauf fortgesetzt. Dieselbe Übung, nur mehr Gewicht. Wenn man dies tut, belastet der Widerstand die Muskeln so stark, dass sie sich stetig selbst reparieren müssen. So wird Muskelmasse aufgebaut.

Ich weiß, dass viele von Ihnen gerne mit Kurzhanteln trainieren, aber meine Methode ist hier deutlich im Vorteil.

Noch einmal: Wenn man Hanteln stemmt, reißen kleine Muskelfasern – mit der Folge, dass sie sich selbst reparieren müssen und anschließend größer werden. Außerdem ruiniert man seine Gelenke und letztlich auch die Elastizität der Haut. Und genau das wollen Sie ja nicht. Sogar wenn Sie Ihren eigenen Körper als Widerstand benutzen, kann die Wirkung ähnlich sein. (Zu viele Yogaübungen wie der »Nach unten schauende Hund« können außerdem zu Kreislaufproblemen führen, so wie ich sie bei einigen meiner Klienten beobachten konnte.) Hanteltraining ist ungesund. Man baut Muskeln auf, die wesentlich verletzungsanfälliger sind. Man schädigt seine Gelenke. Man bekommt eine gedrungene Statur.

Und Ihr Herz wird vermutlich auch nicht glücklich darüber sein.

Laufen hingegen ist schlecht für die Gelenke. Es bewirkt, dass man dieselben großen Muskeln immer und immer wieder belastet, wodurch letzten Endes nur jene Muskeln gestärkt werden, die bereits stark genug sind. Yoga konzentriert sich auf Beine, Bauch und Arme – betrachtet jeden dieser Bereiche aber immer nur für sich. Und manche Muskeln können sich dabei zu stark ausprägen, während andere sich weiter im Dornröschenschlaf befinden und untätig bleiben. Tennis macht vielleicht Spaß, ist aber ein Musterbeispiel für abrupte, kurze Bewegungsabläufe, also alles andere als ein ausgewogenes Ausdauertraining. Man verbrennt damit nicht genügend Energie. Ein normales Training ist nicht konzentriert genug, um ein Ausdauerworkout zu ersetzen.

Mein Programm strafft Ihre Muskeln und macht Sie stärker, wodurch sich Ihr Körperbau verbessert, ohne dass Sie an Masse zunehmen oder Ihre Gelenke überlasten. Es behandelt den Körper als Einheit, damit Sie zum Schluss keine dicken Arme, aber dafür dünne Beine haben oder einen stämmigen Rumpf mit zarten Armen und Beinen. Und es stellt ein ausgewogenes Verhältnis zwischen muskulärer Restrukturierung und Ausdauer dar, sodass Sie so fit, sexy und weiblich wirken, wie Sie es immer sein wollten.

Aber Sie müssen sich an meine Vorgaben halten.

Mein Weg oder der Königspfad

Der menschliche Körper ist wie Ton, und im Laufe der Jahre habe ich durch Forschung, zahllose Versuche und Hunderte von Erfolgsgeschichten gelernt, wie man ihn formt. Das ist kein Trend. Das ist keine Modeerscheinung. Es ist nicht mehr und nicht weniger als eine neue Art von Fitness. Wenn Sie meinem dreiteiligen Programm folgen, trainieren Sie nicht einfach nur. Sie verbrennen nicht nur Kalorien oder versuchen Gewicht zu verlieren. Sondern Sie führen gezielte Bewegungen aus, die Ihre Muskeln straffen und verschlanken, Ihre Hautspannung verbessern und Cellulitis bekämpfen. Sie werden fit und energiegeladen, schlank und agil, sexy und feminin.

Es ist durchaus möglich zu essen, was man will, und trotzdem einen cellulitisfreien Körper zu haben, der einen nie im Stich lässt, vor Energie strotzt und trotzdem nicht aussieht, als würde man für die Weltmeisterschaft im Gewichtheben trainieren.

Möchten Sie, was ich habe? Möchten Sie, was meine Klientinnen wie zum Beispiel Gwyneth haben?

Wenn Sie sich einen festen, straffen Körper wünschen, der schlank und nicht massig ist, beginnt Ihr Weg mit meinem 30-Tage-Programm. Diesen Körper werden Sie nicht im Fitnessstudio finden. Sie werden ihn nicht in einem Yogastudio oder Pilateskurs finden. Joggen, Tennis, Schwimmen: Fehlanzeige. Wenn Sie fest und straff aussehen wollen, müssen Sie aufhören, **jede andere Form von Sport** zu praktizieren, und dürfen sich **nur an mein Workout** halten. Wenn Sie das tun, was ich Ihnen sage, verspreche ich Ihnen, dass Sie ans Ziel Ihrer Wünsche gelangen und den Körper besitzen werden, den Sie immer gewollt haben. Sie müssen mir allerdings auch gestatten, Ihren Körper umzugestalten, indem Sie mein System akribisch und zu 100 Prozent befolgen.

Dieses Workout ist so konzipiert, dass es die Art und Weise verändert, wie Ihre Muskulatur und damit Ihr gesamter Körper strukturiert ist. Es spielt keine Rolle, ob Sie ein Leistungssportler sind, ein Wissenschaftler oder eine Hausfrau. Ob dick, dünn, groß oder klein: Unabhängig davon, welche sportlichen Erfahrungen Sie mitbringen oder wie fit Sie sind, werde ich Ihren Körper neu programmieren. Dies gelingt mir, indem ich Ihre überaus wichtigen, doch sträflich vernachlässigten Nebenmuskeln auf sehr gezielte Weise trainiere. Hinzu kommen ein forderndes Ausdauertraining und ein gesunder Ernährungsplan – und schon können Sie sich auf eine grundlegende Verwandlung gefasst machen.

Wenn ich über die Nebenmuskeln spreche, verwende ich oft Wörter wie *stricken* und *schweißen*. Wörter also, die man herkömmlicherweise eher nicht verwendet, wenn man über Fitnesstraining spricht. Aber meine Übungen sind auch alles andere als herkömmlich. Wenn Sie einen straffen, zierlichen und festen Körper möchten, müssen Sie die sich ständig wiederholenden, schädlichen gleichförmigen Bewegungen hinter sich lassen und mir gestatten, Ihren Muskeln – und damit Ihrem gesamten Körper – beizubringen, sich in verschiedenen Winkeln zu bewegen statt in geraden Linien. Unter Winkeln verstehe ich, dass man einen Arm oder ein Bein diagonal nach vorne oder nach hinten, in alle möglichen Richtungen bewegt. Alles ist besser als das lineare Auf und Ab, wie dies etwa beim Bizepscurl der Fall ist. So wecke ich Ihre Nebenmuskeln auf und bringe sie dazu, sich mit den größeren Muskelgruppen zu einer größeren Einheit zusammenzuschweißen. Indem ich Ihren Körperbau mithilfe der strategischen Muskelerschöpfung umbilde, ich also die großen Muskeln gezielt ermüde, wodurch die Nebenmuskeln aktiv werden und stärker werden können, bewirke ich, dass sich Ihre Muskeln zu einem engmaschigen Geflecht verbinden, das Ihnen nicht nur ein ansprechendes Äußeres verleiht, sondern auch Kraft.

Mit den Begriffen engmaschiges Geflecht oder Stricken meine ich, dass wir Ihre Muskeln dehnen und straffen müssen, um sie kompakter statt dicker zu machen. *Stricken* ist nicht wirklich ein Fachbegriff – es ist vielmehr eine Analogie, die beschreiben soll, wie wir fester und definierter werden. Mit Schweißen beschreibe ich, wie wir eine Reihe von Muskeln, die um ein Gelenk he-

rum gruppiert sind, in speziellen Bereichen bündeln – oder zusammenziehen, so als würde man die Muskeln im wahrsten Sinne des Wortes miteinander verschmelzen, um Ihre Figur zu verbessern und neu zu modellieren. Meine Übungen dienen dazu, die Muskeln an diesen strategischen Punkten so zu verschweißen, dass sich der Po hebt, die äußeren Oberschenkel sich straffen, die Hüftbeuger sich kräftigen und sich außerdem alle Muskeln im Oberkörper miteinander verbinden, damit sie schlanker und kompakter werden. Glauben Sie mir, Sie werden den Unterschied merken!

Der Designerkörper

Ich betrachte mich als Designerin. Indem Sie sich meinem Programm voll und ganz verschreiben, erlauben Sie mir, Ihren Körper neu zu erschaffen. Es ist ein wenig wie eine Schönheitsoperation ohne chirurgischen Eingriff – ich modelliere die bestehende Figur um und forme daraus den Körper, den Sie schon immer haben wollten. Wenn Sie einen plastischen Chirurgen aufsuchen würden – jemand, der ebenfalls Veränderungen herbeiführt, allerdings mit einem Skalpell –, würden Sie sich seine oder ihre Vorschläge in Ruhe anhören. Und schon gar nicht würden Sie zwei plastische Chirurgen gleichzeitig konsultieren – weil Sie sonst möglicherweise anschließend aussehen würden wie ein Gemälde von Picasso. Damit will ich Folgendes sagen: Andere Trainingsformen weiterzuverfolgen, während Sie mein Programm durchlaufen, wirkt kontraproduktiv auf mein kreatives Schaffen.

Wie ich schon zu Beginn gesagt habe, ist die Art und Weise des Trainings ausschlaggebend für Ihren Erfolg. Ich kann also nicht zulassen, dass andere Chirurgen mir im OP-Saal in die Quere kommen. Wenn Sie dieses Buch lesen, haben Sie sich für mich entschieden. Jetzt müssen Sie mir vertrauen. Deshalb bitte ich Sie, sich in diesen ersten 30 Tagen ausschließlich auf die drei Komponenten meines Systems zu konzentrieren.

Hingabe = Erfolge

Mein System ist nicht einfach irgendeine alte Fitnessmethode in einem neuen Gewand. Vor allem ist es so konzipiert, dass Sie immer in Bewegung bleiben. Denn Pausen verursachen Stillstand. Dank dieser Pausen mühen Sie sich beispielsweise auch vergeblich im Fitnessstudio ab. Deshalb sind Sie ständig auf der Suche nach einer neuen Lösung für dasselbe alte Problem.

Aber Sie müssen ehrlich sein, wenn es funktionieren soll. Ich kann versuchen, Sie zu motivieren, und Ihnen die Hilfsmittel geben – aber die eigentliche Arbeit müssen Sie schon selbst erledigen; und vor allem müssen Sie aufhören, sich in Ausreden zu flüchten. Ich habe dieses Phänomen wiederholt bei meinen Klientinnen beobachtet. Manche schwören hoch und heilig, dass sie mein Programm genauestens befolgt haben, aber trotzdem nicht die erwünschten Erfolge erzielen. Da ich weiß, dass meine Methode absolut zuverlässig ist, hake ich in der Regel umgehend nach, um zu erfahren, warum sie im Einzelfall scheinbar nicht funktioniert.

»Oh, ich schwöre Ihnen, ich halte mich an die Rezeptvorgaben«, hört man dann etwa. Aber sobald es ins Detail geht, folgt auf dem Fuß der Rückzieher. »Na ja, hin und wieder habe ich mir eine Handvoll von diesem und jenem gegönnt.« Oder: »Ich mache immer das komplette Workout!« Wenn ich dann allerdings nachforsche, höre ich Antworten wie: »Ich habe ja damit angefangen, aber in der Zwischenzeit hat meine Tochter siebenmal angerufen, sodass ich dann abgebrochen habe.«

Sie wissen doch, wie der Hase läuft, oder? Nun, das muss jetzt ein für alle Mal aufhören. Wenn Sie wirklich Resultate erzielen wollen, müssen Sie in den nächsten 30 Tagen 100 Prozent geben. Sehen Sie es doch so: Lohnt es sich nicht, einen Monat Ihrer Zeit zu investieren, um eine einschneidende Wende herbeizuführen, von der Sie für den Rest Ihres Lebens profitieren werden?

Deswegen bitte ich Sie darum, jeden Tag Ihr Pensum voll zu erfüllen. Betrachten Sie die nächsten 30 Tage als ein Boot Camp. Konzentrieren Sie sich auf Ihre Aufgabe, nehmen Sie sie ernst. Ich bitte Sie darum, mindestens eine Stunde am Tag zu trainieren. Sich an meine Ernährungsvorgaben zu halten. Sich selbst und Ihren Zielen treu zu

bleiben. Sie können Vollkommenheit erreichen, wenn Sie die Hilfsmittel nutzen, die
ich Ihnen an die Hand gebe. Sie können
einen Körper erlangen, der schöner ist als
alles, was Sie sich jemals erträumt haben.

Aber es reicht nicht aus, nur einmal Vollgas zu geben und dann zu denken, dass Sie
für immer umwerfend aussehen werden. Sie
müssen aus meinem Programm eine neue
Gewohnheit machen, es fest in Ihren Alltag
integrieren. Und zwar täglich: jeden einzelnen Tag. Doch die Ergebnisse werden das
30-tägige Opfer mehr als wettmachen, das
verspreche ich Ihnen!

Es gibt keinen besseren Zeitpunkt als heute,
um anzufangen. Legen wir also gleich los.

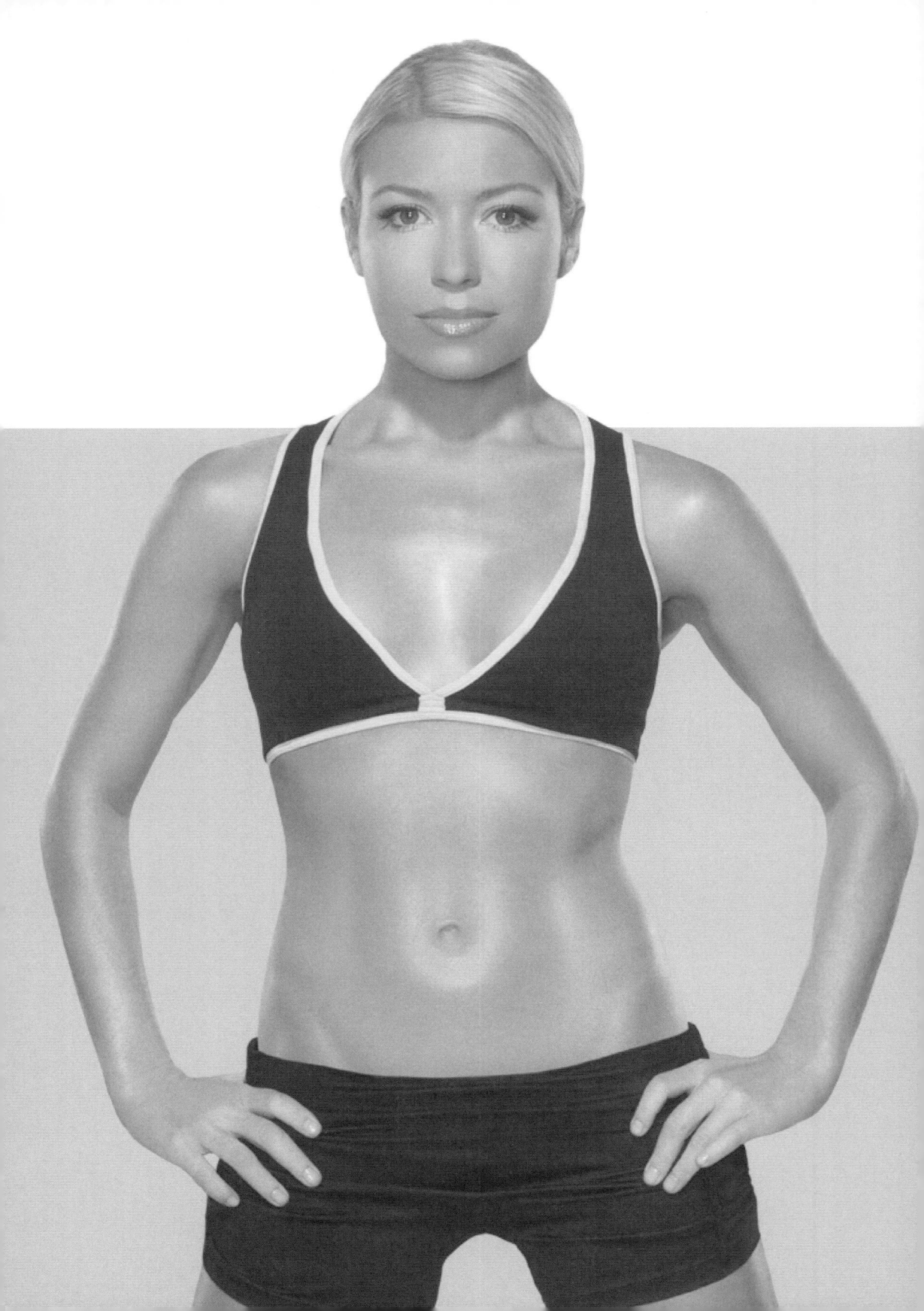

Teil 2

Legen Sie los!

So wirkt die Methode
Wie man 100 Prozent gibt – und erhält

Inzwischen ist Ihnen sicher bewusst geworden, dass Sie unmittelbar davorstehen, Ihren Körper so grundlegend zu verändern, dass er nicht nur besser aussieht, sondern sich auch wesentlich besser anfühlt. Damit dies gelingt, müssen Sie allerdings aufhören, Ihr Fitnesstraining als Freizeitbeschäftigung zu betrachten, und ihm eine größere Priorität einräumen. Jedes Element des Programms ist gleichermaßen wichtig, und Sie sollten jedes als ausschlaggebend für Ihren Erfolg betrachten.

Es ist die korrekte Kombination der drei Elemente – Muskeldesign, Cardio und Ernährung –, die Ihre vollkommene Verwandlung herbeiführen wird. Wenn Sie es mit dem Diäthalten übertreiben, aber die Struktur Ihrer Muskeln nicht verändern, werden Sie bald einen Körper haben, den ich als »dünn-dick« bezeichne. Widmen Sie dagegen dem Krafttraining zu viel Aufmerksamkeit und vernachlässigen die Ausdauerkomponente, werden Sie feststellen, dass Ihr athletischer Körper nach wie vor von einer Speckschicht umgeben ist. Wenn Sie das Cardio übertreiben – ohne es mit dem Strukturdesign auszugleichen –, werden Sie voraussichtlich eine schlaffe Haut bekommen, mit der Sie in einem Bikini keine gute Figur machen werden.

Das Ziel dieses Boot Camps ist es, Ihre Muskeln aufzuwecken, Ihr System zu beleben und Ihren Körper neu zu entwerfen. Muskeldesign, Cardio-Ergänzung und das 30-Tage-Ernährungsprogramm greifen ineinander, um Ihnen den Traumkörper zu verleihen, den Sie schon immer haben wollten. Aber es ist wie bei jedem guten Rezept: Sobald Sie auch nur einen Arbeitsschritt weglassen, wird das Ergebnis nicht so schmecken wie vom Koch beabsichtigt.

Falls Sie sich also auf das Krafttraining konzentrieren, aber auf Ihr Cardio-Ausdauertraining verzichten, werden zwar Ihre Muskeln fester, nicht aber Ihre Hautoberfläche, weil nicht genügend Fett abgebaut wird. Wenn Sie zu viel Ausdauertraining betreiben, sich einer Radikaldiät unterziehen und gleichzeitig das Muskeldesign vernachlässigen, wird das Ergebnis eine schlaffe Haut sein, weil Sie sehr schnell viel Gewicht verloren haben, ohne gleichzeitig Ihre Muskelstruktur zu verbessern. Nackt werden Sie in diesem Fall wohl einem chinesischen Faltenhund ähneln. Nur wenn Sie alle drei Komponenten in einem ausgewogenen Verhältnis betreiben, kann der Dreiklang meiner Methode zum Tragen kommen: Die Muskelstruktur wird optimiert, Fett wird verbrannt, und die Haut schmiegt sich eng an den Körper. Letzteres wird zwar nicht sofort passieren, aber mit der Zeit werden Sie die Veränderung bemerken.

Bleiben Sie also bei der Sache, lernen Sie, meiner Methode ganz zu vertrauen, und führen Sie jede Übung stets mit größter Konzentration und Hingabe aus. Sie werden sehen: Dieses Boot Camp wird Ihnen dabei helfen, nicht nur fantastisch auszusehen, sondern sich auch so zu fühlen.

Es geht nur um Sie

Da Sie nun wissen, was es mit dem 30-Tage-Programm auf sich hat und wie es funktioniert, sollten wir darüber reden, wie *Sie ganz persönlich* es umsetzen können, um das bestmögliche Ergebnis zu erzielen. Wenn Sie Ihr Training wie ein Amateur absolvieren, werden Sie auch nur mittelmäßige, amateurhafte Ergebnisse erzielen. Wenn Sie das Projekt Traumkörper allerdings wie ein Profi angehen, werden Sie feste und straffe Muskeln erhalten, Ihre Körperform wird neu definiert und Ihr Aussehen von Grund auf verändert.

Was müssen Sie also tun, um ein Profi zu werden? Zunächst einmal müssen Sie hoch motiviert sein und künftig auf sämtliche faulen Ausreden verzichten, die Sie bisher immer vorgeschoben haben. Sie müssen eine feste Uhrzeit für Ihr Workout festlegen und die nötige Trainingsfläche schaffen – selbst wenn das bedeutet, dass Sie Ihr Sofa jeden Tag anderthalb Meter nach links rücken müssen. Mit der Zeit werden Sie sich selbst besser kennenlernen, Ihr wahres Potenzial begreifen und lernen, Ihr schärfster Kritiker zu sein. All diese Dinge sind wichtig, um voranzukommen und einen Grad der Vollkommenheit zu erreichen, von dem Sie bislang nur geträumt haben.

Sie werden jeden Tag Ihr Soll erfüllen. Sie werden jeden Tag Ihr Bestes geben. Und Sie werden es richtig machen. Wahre Meisterschaft erlangen Sie in vier Schritten:

1. Planen Sie Ihr Workout fest in den Tagesablauf ein.
2. Bereiten Sie Ihre Umgebung auf das Training vor.
3. Stellen Sie sich mental auf die bevorstehende Aufgabe ein.
4. Überwinden Sie sich.

Schritt 1: Planen Sie Ihr Workout in den Tagesablauf ein

Mein 30-Tage-Programm ist kein neues Hobby. Es wird von nun an Ihre Lebensaufgabe sein. Um dieses Boot Camp erfolgreich zu absolvieren, reicht es nicht, nur hoch motiviert zu sein, sondern Sie müssen Ihr Vorhaben auch konkret in die Tat umsetzen. Und das fängt schon mit der Zeitplanung an. Je nach Fitnesslevel, Leistungskraft und Engagement müssen Sie meinem Programm täglich 45 bis 90 Minuten Zeit einräumen.

Klienten, die ich über einen längeren Zeitraum trainiere, rate ich übrigens normalerweise von einem täglichen Training ab – wir alle verdienen zwischendurch mal einen Tag Pause. Aber das gilt nicht für das vorliegende Konzept. Hier haben wir es mit einem 30-Tage-Intensivprogramm zu tun, das Ihren Körper von Grund auf verändern soll. Es ist also unabdingbar, dass Sie Ihr Pensum *jeden Tag* erfüllen.

Denken Sie einmal daran zurück, als Sie das letzte Mal eine neue Arbeitsstelle antraten. Gleich am ersten Tag dürften Ihre neuen Vorgesetzten Ihnen einen Terminplan und eine Liste mit Aufgaben und Pflichten vorgelegt haben. Sie erhielten konkrete Vorgaben, um wie viel Uhr Sie vor Ort sein mussten und was Sie zu tun hatten. Wo auch immer Ihr neuer Job angesiedelt war – in einem Büro, einem Geschäft, einer Schule –, sobald Sie die Räumlichkeiten betraten, gab es für Sie nur noch eine Aufgabe: pflichtgemäß Ihre Arbeit zu erledigen. Dasselbe gilt für dieses Programm. Sobald der für das Workout anberaumte Zeitpunkt da ist, lassen Sie bitte alles andere stehen und liegen. Die festgesetzten Trainingszeiten sind nicht dazu da, eine Zeitschrift zu lesen, Geschirr zu spülen oder Ihrem Kind bei den Hausaufgaben zu helfen. Auch ist es nicht die Zeit, um Einkaufslisten zu erstellen, einen Apfel zu essen oder Telefonate entgegenzunehmen. Lassen Sie also während des Workouts Ihre familiären oder beruflichen Verpflichtungen sowie alle Tätigkeiten im Haushalt, die keine echten Notfälle sind, außen vor. (Einen Brand zu löschen ist etwa ein Notfall. Die Lieblingsjeans Ihrer Tochter zu finden, weil sie selbst zu bequem zum Suchen ist, fällt dagegen nicht in diese Kategorie.)

Beharrlichkeit ist Trumpf

Ich werde oft gefragt, welche Tageszeit die beste für das Training sei. Die Antwort ist simpel: diejenige, die Ihnen am meisten liegt. Ich rate meinen Klienten dazu, sich einmal auf eine bestimmte Zeit festzulegen und dann dabei zu bleiben. Das einzig Wichtige ist, dass Sie einen festen Zeitraum in Ihrem Terminplan freihalten. Ob das nun am Morgen, Nachmittag oder Abend ist, spielt eigentlich keine Rolle.

Natürlich gilt es trotzdem ein paar Dinge zu berücksichtigen, wenn man seinen Terminplan aufstellt. Zunächst einmal ist es wichtig zu wissen, zu welcher Tageszeit man am leistungsfähigsten ist. Frühaufsteher, die gut gelaunt aus dem Bett steigen und bereit sind, die Welt im Sturm zu erobern, sollten in den frühen Morgenstunden trainieren. Morgenmuffel, die bis zum Mittag schlafen und erst nach 21 Uhr so richtig energiegeladen und aktiv sind, sollten logischerweise erst am Abend trainieren.

Ebenso müssen Sie natürlich Ihre anderen Verpflichtungen berücksichtigen. Um welche Uhrzeit ist es zum Beispiel am wahrscheinlichsten, dass Sie gestört werden? Wenn Sie zwar ein Frühaufsteher sind, zugleich aber Schulkinder haben, die um 7 Uhr das Haus verlassen, besteht praktisch keine Chance, sich bei dem morgendlichen Trubel aufs Workout zu konzentrieren. Umgekehrt werden Sie als berufstätige Nachteule, die oft bis spät in die Nacht arbeiten muss, Ihre Sportschuhe voraussichtlich nicht mehr schnüren, wenn Sie um 22.30 Uhr nach Hause kommen.

Jede Art von Ausrede steht dem Erfolg im Weg. Wenn Sie also Ihren Terminplan aufstellen, dann seien Sie bitte konsequent und realistisch. Aber wie auch immer: Nehmen Sie sich die nötige Zeit für Ihr Training.

Schritt 2: Bereiten Sie Ihre Umgebung auf das Training vor

Sie haben schon jetzt einiges in meine Methode investiert: zum Beispiel das Geld, die Zeit und das Interesse für dieses Buch. Gehen Sie nun einen Schritt weiter und bereiten Sie Ihr häusliches Umfeld so vor, dass Sie korrekt und ohne Risiko trainieren können. Das ist im Grunde überall möglich. Wenn Sie, so wie die meisten Menschen, keinen eigenen Fitnessraum haben, machen Sie in einem anderen Raum kurzfristig Platz frei. Wenn Sie ein Spielzimmer in Ihr persönliches Boot Camp verwandeln müssen, dann tun Sie's. Wenn Sie ein Büro umfunktionieren müssen, dann tun Sie's. Wenn Sie täglich Möbel verrücken müssen, dann tun Sie's.

Führen Sie, wenn möglich, die Cardio-Ergänzung in einem Raum mit glattem Bodenbelag aus. (Teppichboden geht im Notfall auch.)

Legen Sie sich Ihre Hilfsmittel zurecht. In den ersten zehn Tagen brauchen Sie nichts weiter als Sportschuhe, einen Spiegel und eine Yogamatte. In den zweiten zehn Tagen benötigen Sie außerdem einen stabilen Stuhl. Mit zunehmender Kraft kommen eventuell leichte Gewichtsmanschetten dazu, die Sie an den Fußgelenken befestigen.

Ihr Übungsraum sollte warm sein. Peilen Sie eine Zimmertemperatur über 20 Grad an, denn ich möchte, dass Sie ordentlich ins Schwitzen kommen.

Diese Hilfsmittel benötigen Sie

Um mit dem 30-Tage-Programm erstaunliche Ergebnisse zu erzielen, benötigen Sie keine ausgefallene Ausrüstung.

Sportschuhe: *Gute Schuhe sind wichtig, um Verletzungen vorzubeugen. Falls Ihre aktuellen Treter in keinem guten Zustand mehr sind, besorgen Sie sich lieber ein neues Paar. Für die Dance Aerobic ist es wichtig, dass Sie Schuhe verwenden, die leicht und atmungsaktiv sind und eine gute Stützfunktion aufweisen. (Also bitte keine Leinenschuhe, Skaterschuhe oder Trendschuhe. Verwenden Sie nur funktionale Sportschuhe!) Ein Paar Socken ist ebenfalls wichtig.*

Spiegel: *Besorgen Sie sich drei preisgünstige Spiegel und stellen Sie sie vor sowie seitlich von sich auf.*

Matte: *Wenn Sie keine Yogamatte haben, können Sie auch ein Badetuch verwenden.*

Stuhl: *Benutzen Sie einen ganz gewöhnlichen Küchen- oder Esstischstuhl. Er sollte keine Armlehnen haben (Sie benötigen für die Übungen freien Zugang zur Sitzfläche), aber auf jeden Fall eine Rückenlehne, an der Sie sich festhalten können, um das Gleichgewicht zu halten. Achten Sie darauf, dass der Stuhl stabil und sicher ist – Sie werden Ihr gesamtes Gewicht auf ihn verlagern und sollten sich keine Sorgen darüber machen müssen, dass er nachgeben oder umkippen könnte.*

Schritt 3: Stellen Sie sich mental auf die bevorstehende Aufgabe ein

Um die Übungssequenzen, die ich Ihnen beibringen werde, korrekt ausführen zu können, dürfen Sie sich mental nicht einschränken. Machen Sie sich von sämtlichen Hemmungen frei. Es geht darum, dass Sie sich diesen Bewegungsabläufen voll und ganz hingeben. Die Dance Aerobic beiläufig abzuspulen wird Ihnen nicht weiterhelfen. Die Arme lustlos zu heben und zu senken auch nicht. Es reicht nicht, die Bewegungen bloß zu *machen*. Sie müssen sie mit Aus-

druck füllen und Ihre ganze Energie hineinlegen.

Es gibt zwei Arten, an meine Übungen heranzugehen. Sie können Ihre Arme entweder lustlos und mechanisch heben, aber damit werden Sie praktisch nichts bewirken. Oder Sie strecken Ihre Arme kraftvoll und energiegeladen in die Luft und gestalten Ihr Workout dadurch effizient. Es liegt bei Ihnen. Wenn Sie sich nicht voll und ganz konzentrieren, werden Ihre Ergebnisse entsprechend zu wünschen übrig lassen. Wenn Sie sich aber konzentrieren und Ihre ganze

Kraft in jede Bewegung legen, werden die Ergebnisse Sie umwerfen.

Wie Sie wissen, geht es bei meinem Programm darum, die Nebenmuskeln zu aktivieren, jene eher unscheinbaren Muskeln unseres Bewegungsapparates. Um dies zu erreichen, müssen Sie zunächst einiges an Kraft aufbringen, um die Hauptmuskeln zu erschöpfen, die sonst dafür zuständig sind, bestimmte Bewegungen auszuführen. Sie müssen also zuerst Ihre routinierten Spitzensportler erschöpfen, all die großen Muskeln, die ständig in aller Munde sind – Bizeps, Trizeps, die Muskeln der Oberschenkelrückseite. Sie wollen wie üblich ihre Arbeit erledigen. Uns geht es aber darum, die kleineren Muskeln zu beanspruchen, also jene, die sich normalerweise im Tiefschlaf befinden. Um diese Nebenmuskeln aufzuwecken, ist es unabdingbar, dass Sie präsent sind. Sie müssen bei jeder Übung auf all Ihre Bewegungen achten und genau meinen Anweisungen folgen.

Dies gelingt am besten, indem Sie sich wirklich auf sich selbst konzentrieren. Deshalb arbeiten wir mit Spiegeln. Sie sind ein wichtiges Hilfsmittel für das Workout zu Hause. Um eine Verbindung zu sich selbst herzustellen, ist es wichtig, dass man sich selbst so sieht, wie man wirklich ist. Es besteht ein großer Unterschied darin zu glauben, man täte etwas, und es tatsächlich zu tun. Um mit dem 30-Tage-Programm erfolgreich zu sein, müssen Sie sich selbst genauestens unter die Lupe nehmen.

Beobachten Sie sich während jeder einzelnen Übung. Führen Sie sie korrekt aus, spüren Sie sie, geben Sie wirklich alles? Oder spulen Sie den Bewegungsablauf einfach nur ab? Sie müssen sich jeder einzelnen Bewegung bewusst sein!

Auf den folgenden Seiten werde ich Ihnen eine Übung zeigen, mit deren Hilfe Sie diese Verbindung zwischen Bewegung und Bewusstsein herstellen können. Diese Übung sollten Sie absolvieren, bevor Sie mit Ihrer täglichen Dehneinheit und der nachfolgenden Sequenz des Tages beginnen.

In meinen Kursen bin ich so etwas wie ein Regisseur. Wenn meine Schüler beispielsweise das Beinheben unsauber ausführen, stört mich das, weil für mich jede Bewegung Teil einer Darbietung ist. Stellen Sie sich ein Tanzensemble vor. Wenn nur ein Tänzer eine Figur falsch ausführt, ruiniert das die gesamte Darbietung. Es geht eben nicht nur darum, einen Schritt nach links zu tun, wenn alle anderen es auch tun. Es geht darum, jede einzelne Bewegung mit Genauigkeit *und* Leidenschaft auszuführen.

Nur wenn Sie eine Verbindung zu sich selbst herstellen und sich permanent auf Ihr Ziel konzentrieren (nämlich an Ihrem Traumkörper zu arbeiten), werden Sie in der Lage sein, sich Ihrem Workout mit Mut und Energie hinzugeben. Und nur dann wird jede Bewegung auch effektiv sein und Sie Ihrem Ziel ein Stück näher bringen.

> ### Seien Sie »selbstverliebt«!
>
> *Vor einiger Zeit verließ einmal eine meiner Klientinnen mitten im Unterricht den Raum. Das war noch nie zuvor passiert, und da mir das Feedback meiner Schüler sehr am Herzen liegt, ob sie es nun äußern oder nicht, fragte ich einige Kursteilnehmer: »Weiß jemand, warum sie gegangen ist?« Eine junge Frau sagte: »Ja. Sie drehte sich zu mir um und sagte: ›Dauernd starrt sie selbstverliebt in den Spiegel. Ich verschwinde.‹« Sie hatte offenbar geglaubt, ich sei eitel, aber tatsächlich achtete ich nur darauf, dass ich meine Bewegungen korrekt ausführte. Ich starrte zwar in den Spiegel, aber dabei interessierten mich weder meine Haare noch meine Kleidung. Ich beobachtete meine Bewegungsabläufe und achtete darauf, sie präzise umzusetzen.*
>
> *Und genau das sollten Sie auch tun. Sie müssen sich voll und ganz auf sich selbst konzentrieren. Achten Sie 100-prozentig auf sich und auf das, was Sie gerade tun.*

Schritt 4: Überwinden Sie sich

Ich bin keine gute Fee. Auch in meinen Kursen betone ich das regelmäßig. Meine Klienten hätten vielleicht oft gerne, dass ich eine wäre. Sie wollen, dass alles von Zauberhand geht. Aber so etwas gibt es leider nur im Märchen. In der Wirklichkeit gibt es nur Sie, Ihre Hingabe und hartes Training. Irgendwann haben wir offenbar angefangen zu glauben, dass sich unsere Träume auch auf bequeme Art und Weise erreichen lassen. Vielleicht ist das der Preis für unseren Wohlstand. Wir wollen die perfekten Bauchmuskeln, sind aber nicht bereit, etwas dafür zu tun. Aber so läuft es nun mal nicht. Machen Sie sich also zu Anfang des Programms auf eine gehörige Portion Muskelkater gefasst. Nur wenn Sie die vorgeschriebenen Sequenzen konsequent jeden Tag absolvieren, werden Ihre Muskeln reagieren. Die Kraft, die Sie dann jedoch entwickeln werden, wird Sie garantiert in Staunen versetzen.

Sie können sich nicht darauf verlassen, dass ich Sie verändern werde. Ich kann Ihnen nur die Hilfsmittel dafür an die Hand geben. Das darf Sie jedoch nicht darüber hinwegtäuschen, dass Sie diejenige sind, die die Arbeit leisten muss. Sie werden sich verändern, aber Sie müssen Ihren Teil dazu beitragen. Für mich gibt es nur ein Zauberelixier, und das heißt Schweiß.

Aus diesem Grund müssen Sie im Rahmen des 30-Tage-Programms jeden Tag schwitzen. Jeden einzelnen Tag. Ihr Schweiß ist entscheidend. Er ist deshalb so wertvoll, weil er gut für Ihre Muskeln ist und weil er eine enorm entgiftende Wirkung hat. Schweiß führt zu Gewichtsverlust. Zwar hört man oft den Einwand, dass Schweiß ja nur Wasser sei und Schwitzen kein »richtiger« Gewichtsverlust. Doch Schwitzen bedeutet, dass Sie etwas geleistet haben, dass Sie fitter und kräftiger werden, dass Sie sich Ihrem Ziel nähern. Und: Sich auspowern macht glücklich.

Genau deshalb wollen Sie jeden Tag schwitzen. Sie wollen Ihren Körper jeden Tag an den Punkt bringen, an dem Sie das maximale Ergebnis erzielen, und das lässt sich eben nur erreichen, indem Sie sich anstrengen.

Im Laufe des Programms werden wir Ihren Körper mit einer großen Anzahl an Übungswiederholungen, verschiedenen Bewegungsabläufen und Rotationen enorm beanspruchen. Dabei arbeiten wir mit seinem Eigengewicht, mit Choreografien und einem hohen Maß an Konzentration. Mit der Zeit werden Sie außerdem lernen, wie Sie mit gegenläufigen Kraftvektoren das Optimum aus Ihrem Workout herausholen.

Übung: Entdecken Sie die Kreuzvektoren der Kraft

Ihr Körper ist voller Energie und Kraft. Im Körper eines jeden Menschen steckt enorm viel Energie, aber die wenigsten wissen, wie man sie aktiviert. Sie können lernen, diese Kraft zu wecken und gezielt zu steuern. Mit diesem Wissen erreichen Sie einen Trainingseffekt, der Ihnen nicht nur ein neues Äußeres, sondern auch ein tiefes Gefühl der Befriedigung bescheren wird.

Bringen Sie sich an Ihre Grenzen, indem Sie sicherstellen, dass Sie Ihre gesamte Kraft nutzen, während Sie jede einzelne Bewegung ausführen. Worum es mir geht, ist die Aktivierung dessen, was ich die Kreuzvektoren der Kraft nenne. Ein Beispiel:

Heben Sie Ihre rechte Hand und strecken Sie sie aus, als hätten Sie gerade Ihren wertvollsten Besitz fallen lassen. Der Verlobungsring Ihrer Urgroßmutter ist durch eine Öffnung in der Wand gefallen. Nun liegt er irgendwo auf der anderen Seite, und Ihr Arm passt knapp durch das Loch, aber nur bis zur Schulter. Also strecken Sie den Arm so weit wie möglich aus, aber die Wand hält die Schulter zurück. Mit dem Oberkörper bleiben Sie aufrecht.

Sie möchten sich nun weiter in Richtung Ring strecken, haben aber Angst, durch die Wand zu stürzen. Also bitten Sie Ihre beste Freundin darum, Ihren anderen Arm festzuhalten. Dieses gleichzeitige Strecken in zwei entgegengesetzte Richtungen aktiviert die Kreuzvektoren der Kraft.

Konzentrieren Sie sich auf diese Vorstellung, und Sie werden die Kraft spüren, die durch Ihren Körper strömt. Jedes Mal, wenn ich eine Beinbewegung ausführe, halte ich mit meiner Hüfte dagegen. Wenn ich meinen rechten Arm nach rechts strecke, ziehe ich mit meiner Gegenseite nach links. Und dabei bleiben Sie permanent in Bewegung. Strecken Sie sich in eine Richtung, dann dehnen Sie sich so weit wie nur möglich, bevor Sie die Bewegung umkehren und sich wieder möglichst weit zurückziehen. Dann strecken Sie sich wieder und ziehen sich erneut zurück.

Dieser stetige Wechsel von Ziehen und Entspannen sendet kleine Erschütterungen durch Ihre Muskeln, die straffend und festigend wirken. Statt Kraft durch Masse zu erzielen, erzeugen Sie Kraft durch Einheit. Ich habe bereits zuvor erwähnt, dass Sie mit Hanteltraining nur kleine Muskelfasern beschädigen, die sich daraufhin reparieren und dabei immer dicker werden. Ich biete hier einen völlig neuen Ansatz. Mit den Kreuzvektoren der Kraft festigen wir den Muskel von innen, statt ihn einzureißen. Wir befreien uns also von überflüssigem Umfang und drängen das Fett an die Oberfläche, wo das Ausdauertraining es zum Schmelzen bringt. Mit meinem Programm nutzen Sie die Kreuzvektoren, um Ihre Muskeln zu verschlanken und zu festigen. Anschließend setzen Sie die Cardio-Ergänzung ein, um Fett zu verbrennen. Schlussendlich wird Ihre Haut – die erst ganz am Schluss Ihre Spannkraft zurückerlangen wird, haben Sie daher etwas Geduld – sich eng an den Muskel schmiegen und Ihnen zu dem straffen Aussehen verhelfen, das Sie sich so sehr wünschen. Wenn Sie sich an mein Programm halten und mit seiner Hilfe Ihren Körper von Grund auf neu gestalten, werden Sie nicht nur den Körper erhalten, den Sie sich immer erträumt haben. Es wird Ihnen auch leichtfallen, Ihre neue Form dauerhaft zu bewahren.

Mit anderen Worten: Stück für Stück verwandeln Sie sich in eine Hochleistungsmaschine.

Vorsicht vor der Belohnungsfalle!

Wenn Sie Ihr Workout in den eigenen vier Wänden ausführen, werden Sie zunächst lernen müssen, Ihr eigener Lehrer und Kritiker zu sein und eigenverantwortlich zu handeln. Ich möchte, dass Sie stolz darauf sind, dass Sie so viel Mühe darauf verwenden, Ihren Körper zu verwandeln. Aber ich möchte nicht, dass Sie allzu schnell stolz auf sich werden. Fünf Wiederholungen einer Beinübung sind noch keine Meisterleistung. Zehn Minuten Ausdauertraining auch nicht. Sollten Sie sich dabei ertappen, dass Sie Rechtfertigungen dafür suchen, warum fünf Beinwiederholungen eine reife Leistung sind, laufen Sie Gefahr, sich zu schnell zu belohnen und somit Ihren eigenen Fortschritt zu sabotieren. Das bringt nichts und hilft Ihnen nicht weiter.

Sie müssen schon beharrlich an sich arbeiten, wenn Sie sich verändern wollen. Es besteht ein großer Unterschied zwischen kurzfristigen Belohnungen, mit denen man sich bei Laune zu halten versucht, und einer echten, tiefen Zufriedenheit, die einem den Glauben an sich selbst zurückgibt. Ich begegne ständig Menschen, die meinen, ein Eisbecher sei eine angemessene Belohnung für ein einzelnes gutes Workout. Ich meine das nicht – es sei denn, Sie haben gerade ein größeres Teilziel erreicht. Deswegen heißt es ja auch Boot Camp. Sie arbeiten hart und ausdauernd, bis Sie Ihr Ziel erreichen. Erst dann dürfen Sie sich auch einmal belohnen. Verzichten Sie also darauf, sich anerkennend auf die Schulter klopfen, nur weil Sie sich dazu aufgerafft haben, in Ihre Sportschuhe zu schlüpfen.

Nach einiger Zeit werden Sie dann in der Lage sein, beim Essen etwas weniger streng mit sich zu sein und Ihren tollen neuen Körper fast ausschließlich mit Bewegung zu bewahren. Aber in der Phase des 30-tägigen Boot Camps ist es extrem wichtig, dass Sie sich auf Ihre Ziele konzentrieren und regelmäßig an Ihre Grenzen gehen. Ich weiß, Sie schaffen das!

Der Einklang von Körper und Geist
Tägliche Harmonisierungs- und Dehnübungen

Allem voran sollten Sie daran denken, vor jedem Training das Telefon und/oder den Computer auszuschalten, damit Sie nicht abgelenkt werden. Jetzt ist die Zeit, etwas für *Sie selbst* zu tun, nicht für andere. Sobald Sie bereit sind, beginnen Sie mit einer Harmonisierungs- und einer Dehnsequenz, bevor Sie dann zum Muskeldesign und anschließend zur Cardio-Ergänzung übergehen. Zunächst aber gilt es, sich auf die bevorstehenden Aufgaben einzustimmen und Ihre Muskeln aufzuwärmen.

Harmonisierung

Wenn Sie sich von der Außenwelt frei gemacht haben, ist es nun an der Zeit, sich mental zu fokussieren – also eine Verbindung mit Ihrem Körper herzustellen und alles andere auszublenden. Konzentrieren Sie sich. Nachdem Sie sich bereits die Mühe gemacht und die Zeit genommen haben, etwas Gutes für sich und Ihren Körper zu tun, sollten Sie diese wertvolle Zeit auch sinnvoll nutzen.

Ich habe schon viele Menschen gesehen, die derart unkonzentriert trainieren, dass es im Grunde reine Zeitverschwendung ist. Sie sind unachtsam, sie sehen dabei fern oder lesen etwas, außerdem klingelt ständig das Telefon, oder es gehen Textnachrichten ein. Kurzum: Sie kommen einfach nicht zur Ruhe, und dadurch entsteht kein kontinuierlicher Trainingsfluss. Ich habe es bereits betont: Jede Sportart oder Trainingsmethode, bei der die körperliche Aktivität immer wieder unterbrochen wird, ist ungeeignet, Ihnen zu Ihrem Traumkörper zu verhelfen. Wenn es Ihnen also ernst damit ist, sich von Grund auf zu verändern, und Sie wirklich das Beste aus Ihrem Workout herausholen wollen, dann eliminieren Sie sämtliche Störquellen, und seien Sie voll und ganz bei der Sache.

Die nachfolgende Visualisierungsübung bringt Ihren Geist in Einklang mit Ihrem Körper. Indem Sie sich auf diese Weise erden und nach voller Muskelkontrolle streben, werden Sie lernen, die Kreuzvektoren der Kraft zu nutzen, die zwar ein machtvolles Instrument sind, für die man jedoch erst ein Gefühl entwickeln muss.

Bei diesem 30-Tage-Programm geht es nicht nur darum, möglichst schnell beeindruckende Resultate zu erzielen. Es geht auch darum, das Fundament für einen Erfolg zu legen, der ein Leben lang anhält.

Ihre tägliche Harmonisierungs-übung

Betrachten Sie sich selbst im Spiegel, und sprechen Sie Ihren Namen laut aus. Sprechen Sie ihn aus, als seien Sie glücklich. Sprechen Sie ihn aus, als seien Sie traurig. Sprechen Sie ihn aus, als würden Sie sich der Bundeskanzlerin vorstellen. Sprechen Sie ihn aus, als habe ein Vogel sich gerade auf Ihren Kopf erleichtert. Sprechen Sie Ihren Namen zehnmal aus, und bewegen Sie sich dabei so wenig wie möglich. Spielen Sie nicht an Ihren Haaren, schneiden Sie keine Grimassen, rollen Sie nicht mit den Augen. Seien Sie nur völlig entspannt und präsent, blicken Sie sich selbst in die Augen, und wiederholen Sie Ihren eigenen Namen.

Es ist wichtig zu lernen, sich auch unter ungewohnten Umständen zu entspannen, zum Beispiel während man etwas völlig Neues tut. Diese Fähigkeit hilft Ihnen dabei, Ihre Übungssequenzen bewusster und konzentrierter zu absolvieren, wodurch sich die erwünschten Ergebnisse schneller einstellen.

Sich die nötige Zeit zu nehmen, geistig eine Verbindung mit Ihrem Körper einzugehen und alles andere um sich herum auszublenden, wird die Wirksamkeit Ihres Trainings enorm verbessern. Denn wie gesagt: Es genügt nicht, meine Übungen nur zu machen. Sie müssen sie leben und mit Ausdruck füllen.

Ihre tägliche Dehnsequenz

Ich kann gar nicht genug betonen, wie wichtig es ist, vor Beginn des Muskeldesigns oder der Cardio-Ergänzung in Ruhe die nachfolgenden fünf Aufwärmübungen zu machen.

Durch das Dehnen vor dem eigentlichen Workout leiten Sie Energie in die Muskeln und wärmen diese gleichzeitig auf. Je wärmer sie sind, desto empfänglicher sind sie für die folgenden Übungseinheiten. Es ist ein bisschen so, als erwärme man Ton, bevor man eine Skulptur formt. (Aus diesem Grund halte ich auch nichts von klimatisierten Räumen.)

Diese einfachen Dehnübungen lockern Ihre Hüften an den richtigen Stellen. Sie dehnen vor allem die Hüftbeuger, die mit den unteren Bauchmuskeln zu einer Einheit verschmelzen und dadurch möglichst flach werden. Diese Aufwärmübungen sollten befreiend auf Sie wirken. Wenn Sie anschließend aber immer noch das Gefühl haben, dass Ihre Hüftbeuger zu steif sind und blockieren, können Sie die Dehnübungen am Ende des Workouts wiederholen.

Für die Fortgeschrittenen im Kraft- und Ausdauertraining kommt irgendwann einmal der Moment, in dem sie Gewichtsmanschetten an ihre Fußgelenke legen können. Ab diesem Zeitpunkt wird das Dehnen sogar noch wichtiger. Es ist nämlich sehr riskant, die Beine mit zusätzlichen Gewichten zu belasten, ohne sie zuvor aufgewärmt zu haben, denn auf diese Weise kann man sich leicht Verletzungen zuziehen. Ganz gleich, wie gut Sie im Training werden, lassen Sie das Dehnen niemals weg. Und natürlich gilt immer: Bevor Sie mit diesem oder einem anderen Fitness- oder Ernährungsprogramm beginnen, sollten Sie sich von einem Arzt gründlich untersuchen lassen.

Das richtige Maß

Selbstverständlich ist stundenlanges Dehnen nicht der Sinn und Zweck dieser Aufwärmphase. Auch eine Überdehnung kann gefährlich sein. Ihr Ziel sind zwar möglichst bewegliche Muskeln, andererseits sollen sie aber auch reaktionsschnell und stark sein. Das ist bei allzu beweglichen (also überdehnten) Muskeln leider nicht der Fall. Wenn Sie sich zu stark auf die Beweglichkeit konzentrieren, laufen Sie außerdem Gefahr, die Hautspannung zu vernachlässigen, die sich nur dann verbessert, wenn man seine Muskeln trainiert, strafft und kräftigt. Sie sollten also stets auf ein ausgewogenes Verhältnis zwischen Stretching und Krafttraining achten. Sonst kann es nämlich passieren, dass sich Ihre Muskeln schlussendlich bereitwilliger entspannen als anspannen. Und genau das wollen wir nicht. Vor dem Workout aufwärmen sollten Sie Ihre Muskeln aber auf jeden Fall.

Die täglichen Dehnübungen der Tracy-Anderson-Methode

DEHNÜBUNG 1: FLIESSENDE DREIECKSDEHNUNG

Haltung: Breitbeiniger Stand, die Füße sind etwa anderthalb Meter voneinander entfernt. Drehen Sie den rechten Fuß nach außen, sodass die Ferse eine Linie mit dem linken Mittelfuß bildet.

> *Die Kreuzvektoren der Kraft in der Praxis: Schon bei dieser ersten Übung nutzen Sie einen gegenläufigen Kraftvektor, um die Wirksamkeit der Übung zu maximieren. Während Sie die rechte Hand nach unten bringen und den linken Arm aktiv und kraftvoll nach oben strecken, sollte sich bei Ihnen das Gefühl einstellen, förmlich auseinandergezogen zu werden. Ihre rechte Hand stemmt sich in den Boden hinein, Ihr linker Arm strebt energisch Richtung Decke.*

Bewegung: Bringen Sie die rechte Hand möglichst nah zum Boden. Wenn Sie nicht so weit nach unten kommen, legen Sie die rechte Hand stattdessen auf dem Fuß, dem Sprunggelenk oder dem Schienbein ab. Die Dehnung entsteht vor allem dadurch, dass Sie den linken Arm nach oben strecken, sodass beide Arme eine lange, gerade Linie bilden.

Ablauf: Beugen Sie sich nach unten in die Dehnung und richten Sie sich wieder auf. Stemmen Sie Ihre Hände in der Aufwärtsbewegung in die Hüften und nutzen Sie den Schwung, um den Brustkorb möglichst weit nach links zu schieben, über die linke Hüfte hinaus. Sie sollten eine Dehnung in der Oberschenkelrückseite sowie in der Leistengegend spüren.

Wiederholungen: Viermal rechts und dann die Seite wechseln: Drehen Sie den linken Fuß nach außen, führen Sie die linke Hand zum Boden, die rechte nach oben und wiederholen Sie das viermal.

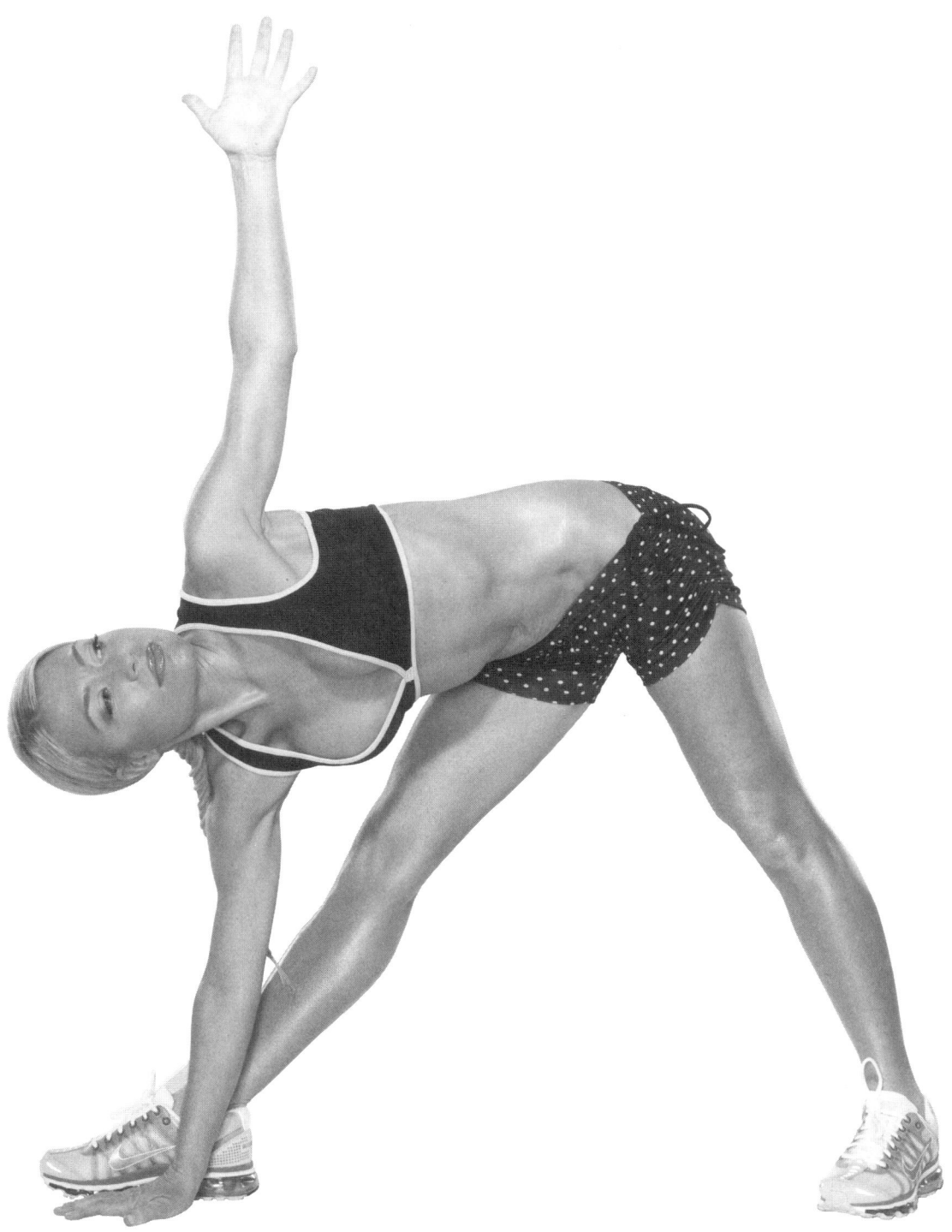

DEHNÜBUNG 2: PLIÉ-DEHNUNG

Haltung: Drehen Sie beide Füße nach außen, die Beine sind etwas mehr als schulterbreit gespreizt.

Bewegung: Gehen Sie in ein tiefes Plié bzw.
eine tiefe Kniebeuge und legen Sie die Ellbogen auf den Knien ab.

Ablauf: Wiegen Sie sich vor und zurück,
hin und her und spüren Sie die Dehnung in
der Oberschenkelinnenseite.

Wiederholungen: Wiederholen Sie diese
Übung bis zu eine Minute lang.

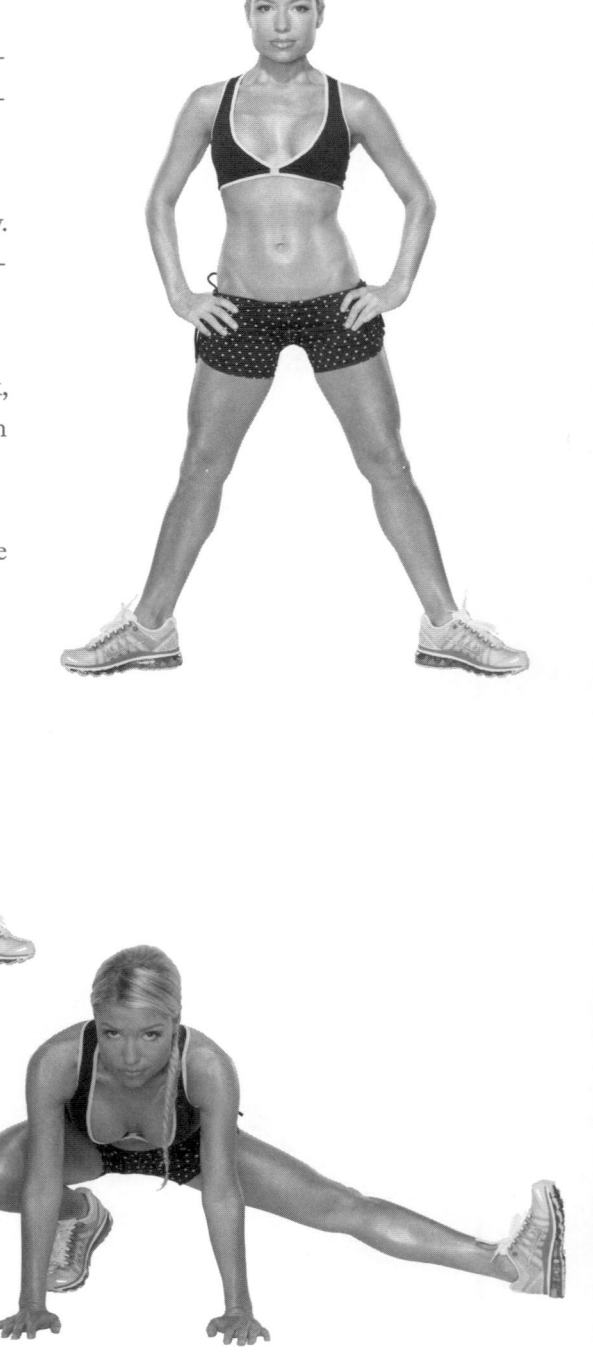

DEHNÜBUNG 3: OBERSCHENKEL- UND HÜFTDEHNUNG

Haltung: Beginnen Sie im Plié.

Bewegung: Verlagern Sie Ihr Gewicht komplett auf den linken Fuß, sodass Ihr rechtes Bein ausgestreckt und das linke vollständig gebeugt ist. Ziehen Sie die Zehen des rechten Fußes an, sodass sie nach oben zeigen.

Ablauf: Wechseln Sie die Seite, sodass das rechte Bein gebeugt und das linke gestreckt ist, wobei auch hier die Zehen nach oben zeigen. Drehen Sie dann Ihre Füße nach vorne und bringen Sie den Kopf nach unten. Strecken Sie die Beine und richten Sie sich langsam auf.

Wiederholungen: Etwa eine Minute lang wiederholen.

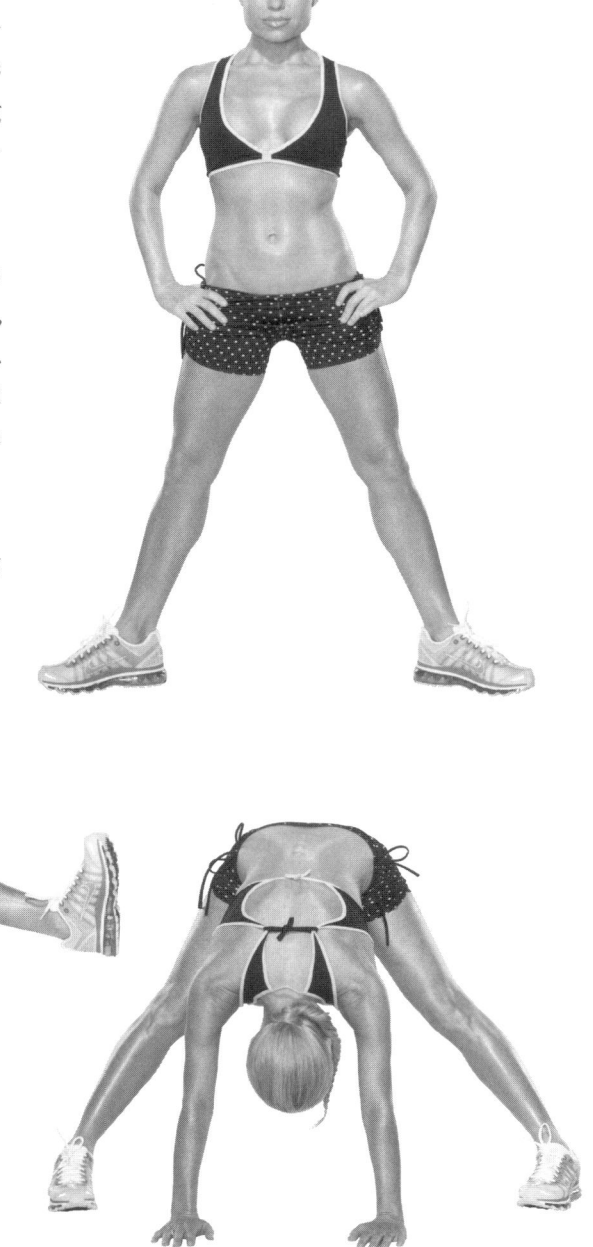

DEHNÜBUNG 4: SEITDEHNUNG

Haltung: Aufrechter Stand, die Füße sind eng beieinander.

Bewegung: Heben Sie den rechten Arm über den Kopf und neigen Sie sich nach links. Halten Sie den linken Arm hinter dem Rücken, die linke Hand etwa auf Höhe der rechten Hüfte.

Ablauf: Beginnen Sie den Bewegungsablauf, indem Sie den rechten Arm anwinkeln. Lehnen Sie sich ganz in die Dehnung hinein und neigen Sie sich möglichst weit zur Seite, bis der rechte Arm komplett gestreckt ist. Wechseln Sie dann die Seite.

Wiederholungen: Etwa eine Minute lang wiederholen.

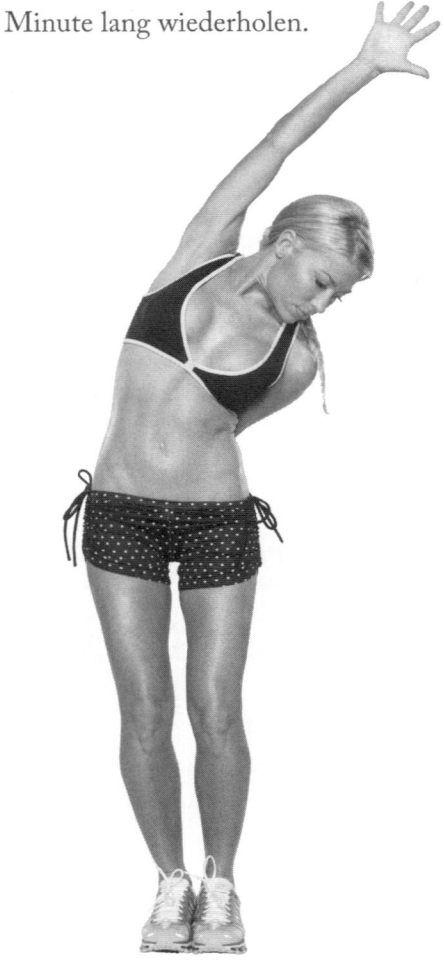

DEHNÜBUNG 5: HÄNDE ZUM BODEN AUSSTRECKEN

Haltung: Aufrechter Stand, die Füße sind eng zusammen.

Bewegung: Senken Sie sich behutsam, Wirbel für Wirbel, nach unten ab, bis Sie den Boden mit den Händen berühren.

Ablauf: Beugen Sie erst die Knie und strecken Sie die Beine dann wieder, wobei sie gedehnt werden. Wiederholen Sie den Bewegungsablauf und richten Sie sich anschließend wieder ganz auf.

Wiederholungen: Etwa eine Minute lang wiederholen.

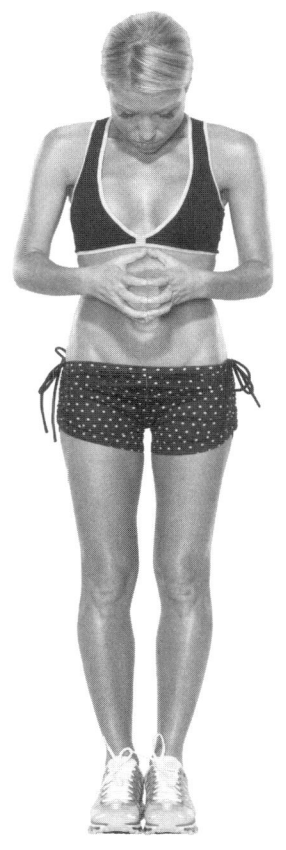
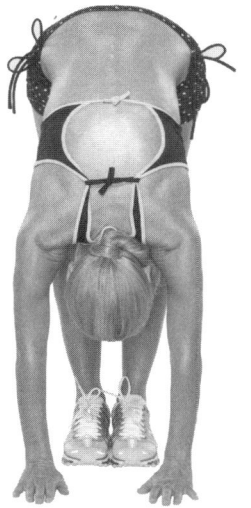
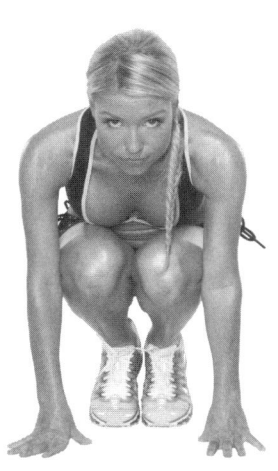

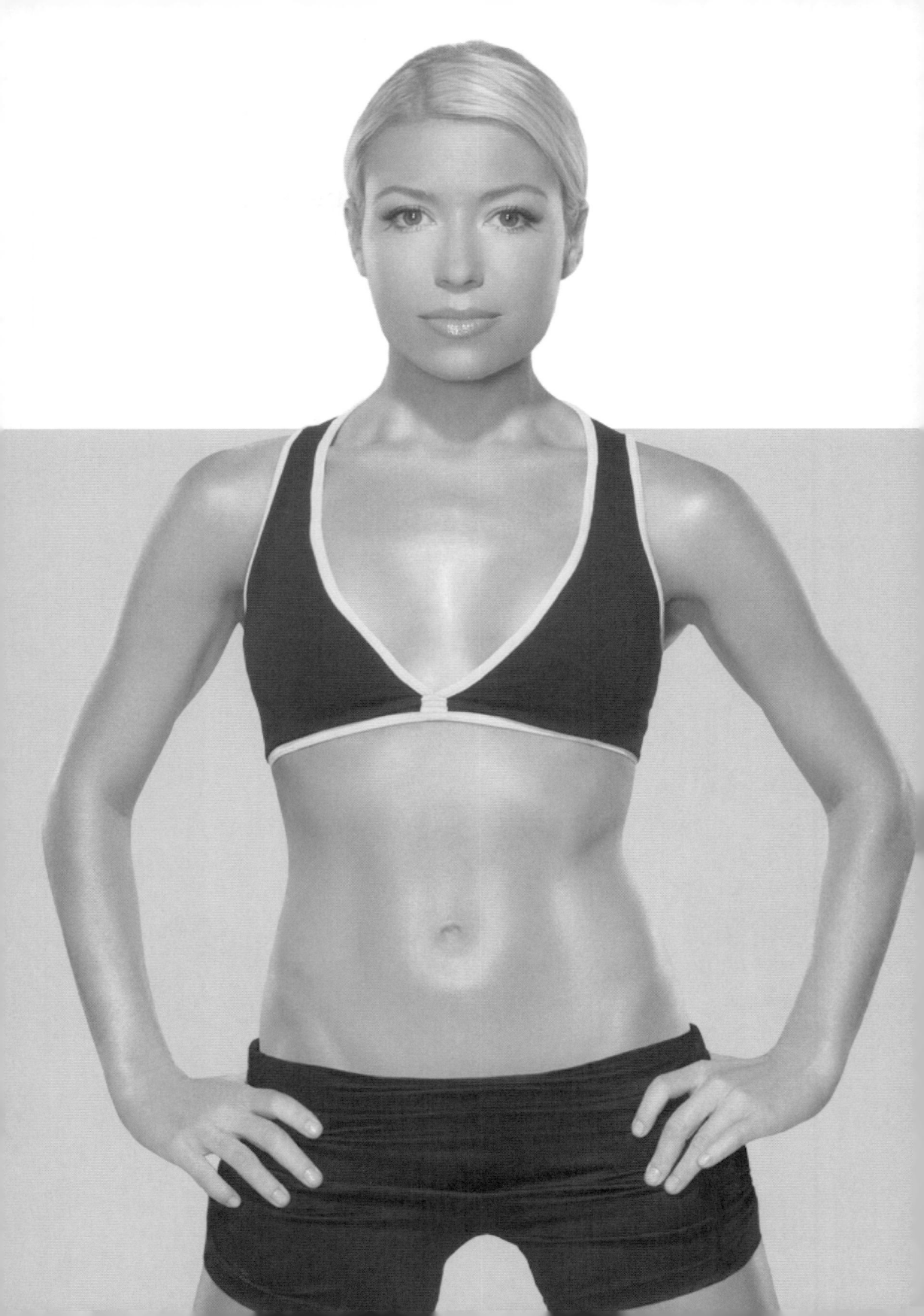

Teil 3

Mein 30-Tage-Programm

Muskeldesign
Ihre drei Zehn-Tages-Sequenzen zum Kraftaufbau

Mittlerweile wissen Sie, dass mein spezielles Muskeldesign aus drei Sequenzen besteht, die jeweils zehn Tage lang ausgeführt werden. Jede Sequenz umfasst 16 Übungen für Ihre Arme, Bauchmuskeln und Beine. Um die Nebenmuskeln zu beschäftigen und zu verhindern, dass diese sich langweilen (wodurch Ihr Fortschritt zum Stillstand käme), ist es erforderlich, nach jeweils zehn Tagen zur nächsten Übungssequenz zu wechseln.

Sie werden feststellen, dass am jeweils ersten Tag einer neuen Sequenz (also an Tag 1, 11 und 21) Ihre Muskeln besonders schnell ermüden. Aber schon am darauffolgenden Tag werden Ihnen die Übungen etwas leichter fallen. Und so geht es weiter: Tag 5 wird leichter als Tag 3. Tag 15 wird leichter als Tag 12. Bei jedem Übergang zur nächsten Sequenz wird Ihr Körper mit neuen Bewegungsfolgen konfrontiert, die jeweils andere Muskelgruppen beanspruchen und an die er sich jedes Mal neu gewöhnen muss. Auf diese Weise halten Sie Ihre Nebenmuskeln permanent auf Trab, sodass Ihre Verwandlung beständig voranschreitet und es zu keiner Stagnation kommt.

Wiederholungen

Ich möchte, dass Sie am allerersten Tag Ihres Muskeldesign-Workouts jede Übung nur 20-mal wiederholen. Falls Sie keine 20 Wiederholungen schaffen, ist das auch nicht schlimm. Sie werden dieses Ziel schon noch erreichen und sogar überschreiten. Ich möchte zwar, dass Sie sich an Ihre Grenzen bringen, aber ich möchte nicht, dass Sie sich verletzen. Tasten Sie sich vorsichtig heran. Sollten Sie bereits nach zehn Wiederholungen ein Brennen in den Muskeln spüren, geben Sie nicht gleich auf, indem Sie kurzerhand mit der nächsten Übung fortfahren. Machen Sie erst einmal vorsichtig weiter und finden Sie heraus, wie weit Sie noch gehen können.

Wenn Sie die zwanzig Wiederholungen schon am ersten Tag schaffen, sollten Sie sich selbst weiterhin neue, motivierende Ziele setzen.

Steigern Sie sich am nächsten Tag auf 25, am Tag darauf auf 30. Ihr Ziel ist es, bis zu 60 Wiederholungen am Stück zu schaffen. *Wenn Sie erst einmal so weit sind, dass Sie 60 Wiederholungen an drei aufeinanderfolgenden Tagen schaffen*, dann können Sie dazu übergehen, Gewichtsmanschetten an den Fußgelenken zu befestigen. Tun Sie das jedoch nur, wenn Sie dazu in der Lage sind, die Wiederholungen ohne Pause und in vollendeter Form auszuführen.

Mit Gewichtsmanschetten sollten Sie niemals mehr als 40 Wiederholungen machen, denn ich möchte nicht, dass Sie sich überlasten. Das richtige Maß ist auch hier das A und O.

Links und rechts

Auf den Fotos und der DVD führe ich die Bewegungen normalerweise auf der rechten Seite aus. Vergessen Sie nicht, die Übungen auch links auszuführen! Wenn Sie Ihre Arme trainieren, müssen Sie zuerst *alle* in einer Sequenz vorkommenden Armübungen auf der rechten Seite durchführen, bevor Sie sie mit links wiederholen. Auf diese Weise ermüden Sie zuerst die großen Muskeln, sodass Ihre Nebenmuskeln wirklich aktiv werden und Sie schneller die gewünschten Ergebnisse erzielen.

Sequenz 1:
Tag 1–10

Willkommen zu Sequenz 1, der ersten von drei zehntägigen Übungsreihen. Diese erste Einheit ist zwar anspruchsvoll, aber durchaus machbar. In dieser Phase geht es in erster Linie darum, Ihrem Körper beizubringen, auf eine neue, ungewohnte Art zu arbeiten. Sie zwingen die großen Muskeln dazu, hinter den Kulissen zu warten, damit die unscheinbareren Muskeln – die Nebenmuskeln – ins Rampenlicht treten können. Die Wiederholungen und die Abfolge der Übungen sind so konzipiert, dass zunächst die großen Muskelgruppen aktiviert und erschöpft werden, bevor die kleinen Muskelgruppen erwachen und mit ihrer Arbeit beginnen.

Seien Sie gewarnt: An den ersten beiden Tagen von Sequenz 1 kann es durchaus sein, dass Sie sich fast so fühlen, als hätten Sie eine Grippe. Sie werden keinen lokal beschränkten Muskelkater verspüren, über den Sie dann sagen: »Ich kann meine Bauchmuskeln kaum bewegen« oder »Ich habe einen mörderischen Muskelkater in den Armen.« Es ist eher ein allgemeiner Erschöpfungszustand. Wenn Sie Spannung in den Muskelfasern erzeugen, wie es bei meiner Methode der Fall ist, geschieht in Ihrem Körper etwas anderes, als wenn Sie die Muskelfasern zum Reißen bringen, sodass diese sich reparieren müssen. Dementsprechend fühlt es sich auch anders an, eher wie die sprichwörtlichen Gliederschmerzen bei einer Grippe.

Nach den ersten beiden Tagen werden Sie sehr wahrscheinlich beginnen, den Schmerz zunehmend als etwas Befriedigendes und somit Lustvolles zu empfinden. Ich weiß, das klingt verrückt, aber so ist es. Am dritten Tag wird Ihr Körper schon von sich aus nach mehr lechzen. Hier setzt das Suchtgefühl ein, und von da an ist es nur noch ein kurzer Weg bis zu den ersten sichtbaren Ergebnissen.

Am zehnten Tag werden Sie schließlich in der Lage sein, alles zu tun, was ich von Ihnen verlange. Und dann ist Ihr Körper auch schon bereit für die nächste Herausforderung.

Aber bevor wir zu weit vorgreifen, sollten wir mit der ersten Übung beginnen. Vergessen Sie nicht: Ihr Ziel ist es, 60 Wiederholungen zu schaffen.

Bevor es losgeht

Führen Sie die ersten sieben Übungen zunächst jeweils auf der rechten Seite aus und wechseln Sie dann auf die linke Seite. Nach den vier Crunches verfahren Sie mit den Armübungen ebenso wie zuvor mit den Bein- und Poübungen – also zunächst alle Bewegungen mit der rechten Seite ausführen, damit die Nebenmuskeln wirklich beansprucht werden, und danach dasselbe mit links. Dieses Muster wiederholt sich in allen drei Sequenzen. Die Übungen für Beine und Po werden zuerst auf der rechten Seite ausgeführt, dann auf der linken. Auch für die Arme gilt: Machen Sie zuerst alle Übungen rechts, bevor der Seitenwechsel auf links erfolgt.

ÜBUNG 1: RÜCKWÄRTSKICK MIT VORWÄRTSBEUGUNG

Diese Übung schult Ihr Gleichgewicht und bringt zugleich den ersten Kraftvektor ins Spiel, den Sie für einen stabilen Stand benötigen.

Haltung: Vierfüßlerstand. Legen Sie beide Hände flach auf den Boden, die Schultern bleiben gerade.

Bewegung: Verlagern Sie Ihr Gewicht auf die Arme und strecken Sie das rechte Bein schräg nach hinten oben aus, die Zehen sind gestreckt, sodass Ihr Körper vom Brustkorb bis zur Fußspitze eine lange Linie bildet. Führen Sie dann das Knie zur rechten Schulter und kehren Sie in die Ausgangsposition zurück. Achten Sie darauf, dass das Knie die ganze Zeit über auf Hüfthöhe bleibt – auch wenn es im rechten Winkel gebeugt ist.

Ablauf: Das Bein nach hinten oben führen und dann das Knie zur Schulter zurückführen. Wiederholen Sie die Übung so oft wie angegeben und wechseln Sie dann die Seite.

> Diese Übung beinhaltet sowohl eine Dehnung als auch einen Kraftvektor. Zunächst schiebe ich meine rechte Hüfte nach vorne und lasse die Energie bis in den Oberkörper fließen. Dann findet eine Art Rückkopplung statt: Das Bein bewegt sich nach hinten, während Oberkörper und Brust zusammen mit der Hüfte nach vorne ziehen – und erst dadurch wird der Kreuzvektor vollständig aktiv und kann sich auf die kleinen Nebenmuskeln auswirken.

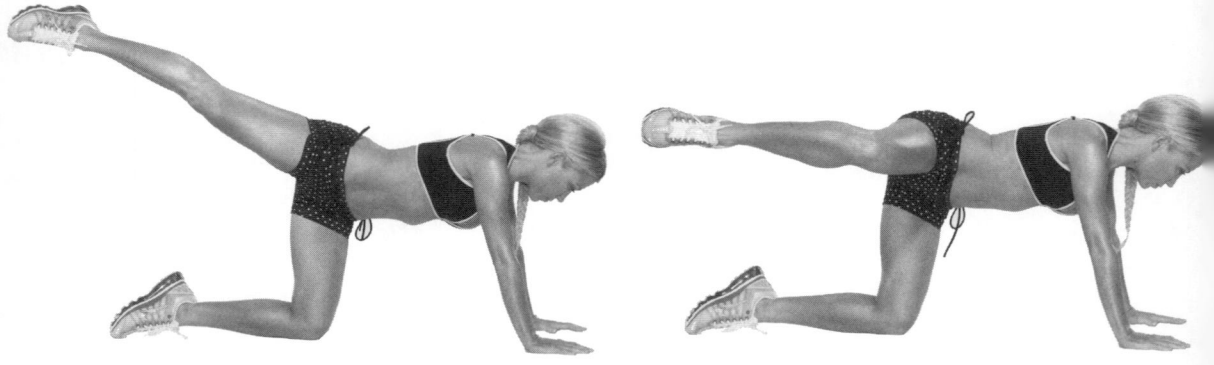

ÜBUNG 2: SEITLICHES BEINHEBEN

Diese Übung verschweißt mehrere Muskeln auf strategische Weise miteinander, sodass Sie in den Genuss eines perfekten Pos kommen.

Haltung: Vierfüßlerstand. Strecken Sie Ihr rechtes Bein zur Seite aus, sodass es einen rechten Winkel zu Ihrem Oberkörper bildet. Fuß und Knie zeigen nach vorne.

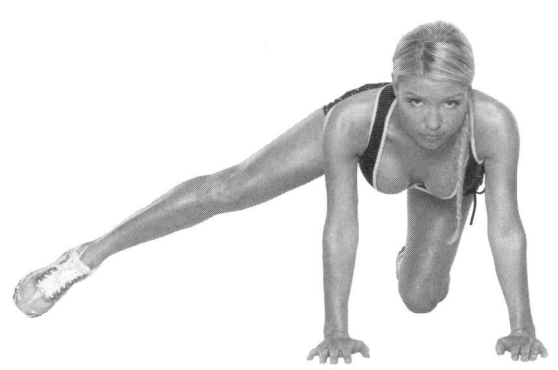

Bewegung: Heben Sie das gestreckte Bein bis knapp oberhalb des Beckens an. Ziehen Sie gleichzeitig das gesamte Bein nach rechts, während Sie mit dem linken Gesäßmuskel dagegenhalten.
Dabei entsteht ein Kreuzvektor der Kraft, wodurch beide Seiten des Gesäßes wechselseitig beansprucht werden.

Ablauf: Heben und senken Sie das Bein. Heben und senken. Die Herausforderung besteht darin, das Bein nicht einfach fallen zu lassen, sondern es kontrolliert anzuheben und ebenso kontrolliert wieder zu senken Berühren Sie den Boden nur kurz mit dem großen Zeh und bringen Sie das Bein gleich wieder nach oben. Nur so wird die gegenüberliegende Gesäßseite ausreichend trainiert.

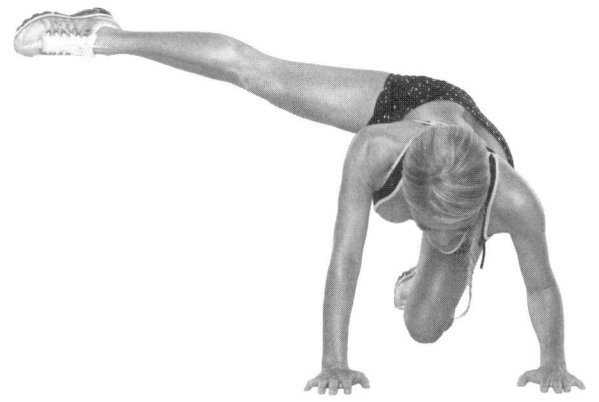

ÜBUNG 3: LIEGENDER FROSCH-KICK

Mit dieser Übung können Sie gleich zwei Kreuzvektoren zum Einsatz bringen – vergessen Sie dabei aber den Spaß nicht!

Haltung: Legen Sie sich auf die linke Seite, stützen Sie sich mit dem linken Arm auf dem Boden ab. Die rechte Hand liegt auf der rechten Hüfte oder auf dem Boden vor Ihnen.

Bewegung: Setzen Sie den rechten Fuß vor den linken und machen Sie sich lang. Führen Sie dann die gekreuzten Füße möglichst nah zum Gesäß, wobei Sie die Knie beugen und leicht spreizen wie ein Frosch. Dabei zeigt das rechte Knie nach oben und das linke Knie nach vorne. Strecken Sie nun das rechte Bein nach oben und das linke parallel zum Boden aus. Beugen Sie dann die Knie und kehren Sie in die »Frosch-Position« zurück (Füße gekreuzt), bevor Sie die Beine wieder zur Seite ausstrecken.

Ablauf: Während Sie das obere Bein zur Decke strecken, stützen Sie sich mit dem rechten Arm auf dem Boden ab, um das Gleichgewicht zu halten. Die Hand befindet sich etwa auf Hüfthöhe vor dem Körper. Das Becken sollte möglichst nicht bewegt werden.
Machen Sie die Beine in der Streckbewegung möglichst lang und drehen Sie das rechte Bein so weit wie möglich nach außen, während das Becken stets nach vorne zeigt.

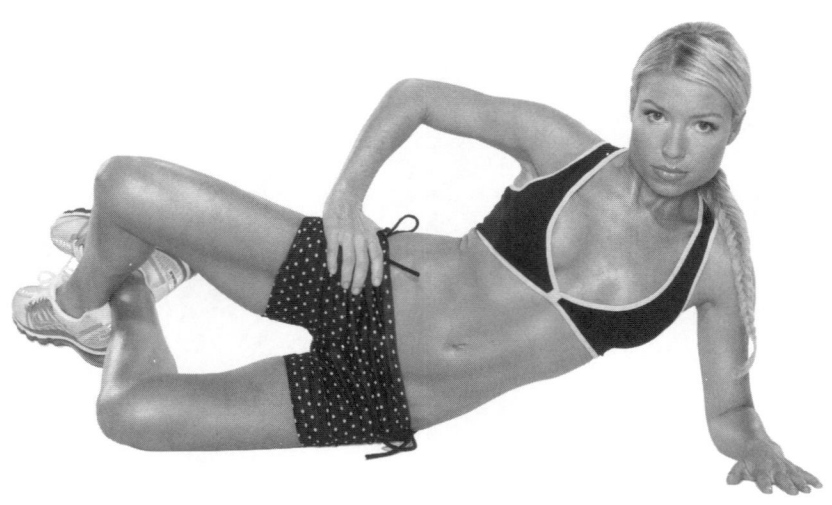

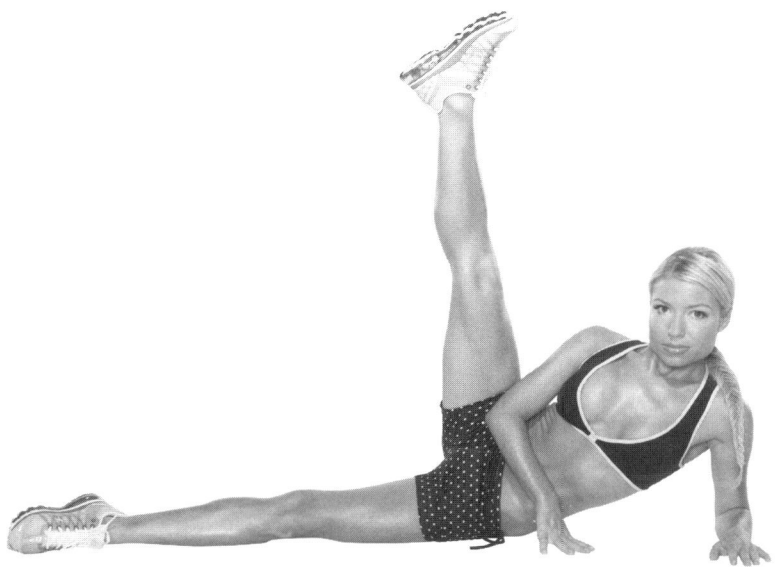

Maximierung der Kreuzvektoren

Die Kreuzvektoren der Kraft wirken hier an zwei Stellen. Wenn Sie die rechte Seite trainieren, möchte ich, dass Sie die rechte Hand an die Hüfte legen, um sich daran zu erinnern, die Hüfte gerade zu halten, während Sie das rechte Knie zurückbewegen. (Sie können die Hand zum Boden zurückführen, falls Sie sie benötigen, um das Gleichgewicht zu halten.) Hierbei entsteht der erste Kreuzvektor, den Sie quer durch den Quadrizeps spüren werden. Bei einer konventionellen Fitnessübung würden Sie das Bein vorwärts und rückwärts bewegen, so wie es dem natürlichen Bewegungsablauf am ehesten entspricht, und dabei den großen Quadrizeps immer wieder anspannen. Wir jedoch nutzen den Kreuzvektor, und deshalb spüren Sie bei dieser Übung, wie es quer über dem Quadrizeps zieht (vorne am Oberschenkel).

Der zweite Kreuzvektor entsteht in der Aufwärtsbewegung und ist ebenfalls sehr wichtig. Das Bein am Boden muss hierfür ebenfalls wach und aktiv sein. Während Sie das rechte Bein trainieren, ziehen Sie das linke Bein bewusst weg von Ihrer linken Schulter, also geradeaus nach vorne.

Während Sie auf der Matte liegen, sollten Sie also spüren, wie die Energie vom Rumpf aus in zwei Richtungen nach unten fließt. Sie lümmeln hier immerhin nicht einfach herum und schauen fern, während Sie gelangweilt ein Bein heben. Spüren Sie die Energie. Sind Sie wach und konzentriert? Dann machen Sie es richtig.

ÜBUNG 4: DIAGONALES KNIESENKEN UND BEINSTRECKEN

Diese Bewegung wird diagonal ausgeführt, sodass die Nebenmuskeln beansprucht werden. Sehr wirkungsvoll ist bei dieser Übung der Kreuzvektor, der aktiv wird, sobald sich das Bein bewegt.

Haltung: Legen Sie sich auf die linke Seite und stützen Sie sich mit beiden Händen auf dem Boden ab. Winkeln Sie die Beine leicht an, indem Sie die Knie nach vorne ziehen, sodass Ihre Füße eine Linie mit Becken und Rumpf bilden.

Positive Attitüde

Im klassischen Tanz und Ballett spricht man, wenn ein Bein nach außen gedreht und das Knie etwa in einem rechten Winkel gebeugt ist, von einer Attitude-Position. Achten Sie auf Ihre Beinhaltung und auf eine hohe Körperspannung im angewinkelten Bein.

Bewegung: Heben Sie nun das rechte Bein an, die Knie bleiben gebeugt, und berühren Sie mit dem rechten Knie den Boden auf halber Höhe des linken Oberschenkels. Strecken Sie dann das Bein schräg nach hinten oben aus. In der Abwärtsbewegung führen Sie die Ferse des oberen Beins so nah wie möglich zum Gesäß.

Treten Sie zu!

Es bringt gar nichts, nur nach oben zu treten. Achten Sie stattdessen darauf, dass – wie bei einem richtigen Tritt gegen einen Widerstand – die Hüfte nach vorne und die Ferse bei jeder Beinstreckung ganz nach hinten oben kommt. So strengen Sie die Gesäßmuskeln wirklich an und werden in Kürze ein sichtbares Ergebnis erzielen.

Ablauf: Berühren Sie den Boden mit dem Knie, strecken Sie das Bein nach hinten oben (Kick!) und beginnen Sie von vorn. Runter, zurück und hoch. Runter, zurück und hoch.

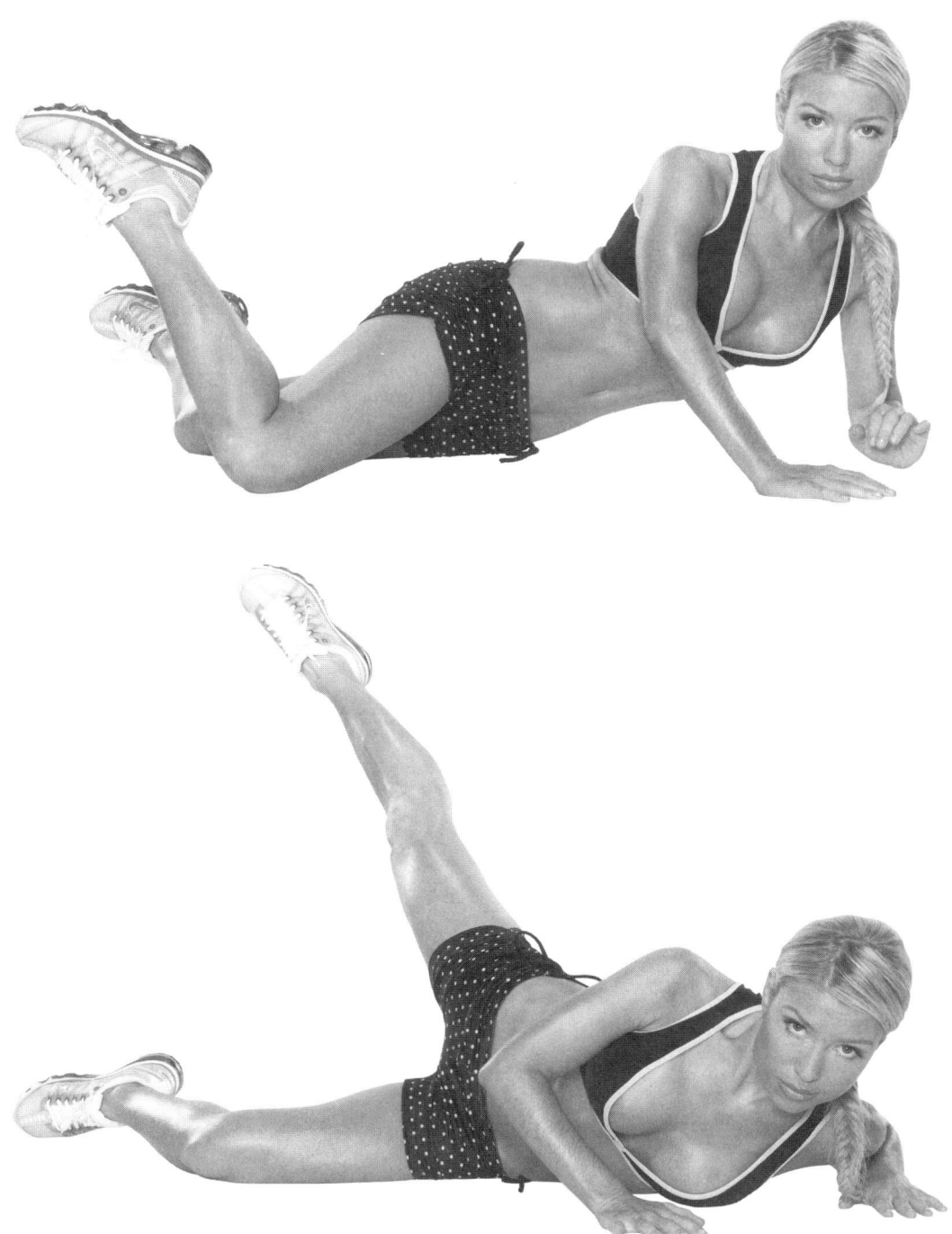

ÜBUNG 5: DREIMAL KREUZEN, EINMAL HEBEN

Der Kreuzvektor ist hier leicht zu aktivieren. Achten Sie bei der Aufwärtsbewegung einfach darauf, dass Sie das obere Bein zur Decke ausstrecken, während das untere Bein nach unten zieht.

Haltung: Legen Sie sich auf die linke Seite und stützen Sie sich mit den Armen ab. Die rechte Hand befindet sich auf der Hüfte oder liegt zur Stabilisierung vor Ihnen auf dem Boden. Beine und Füße sind gestreckt.

Bewegung: Kreuzen Sie mit dem oberen Bein dreimal das untere und heben Sie es dann gestreckt an: Zuerst setzen Sie Ihren rechten Fuß vor dem linken ab, dann dahinter, dann wieder davor.
Nun heben Sie das Bein gestreckt an, drehen es dabei nach außen und ziehen die Zehenspitzen an.

Ablauf: Vorne, hinten, vorne – hoch. Vorne, hinten, vorne – hoch.

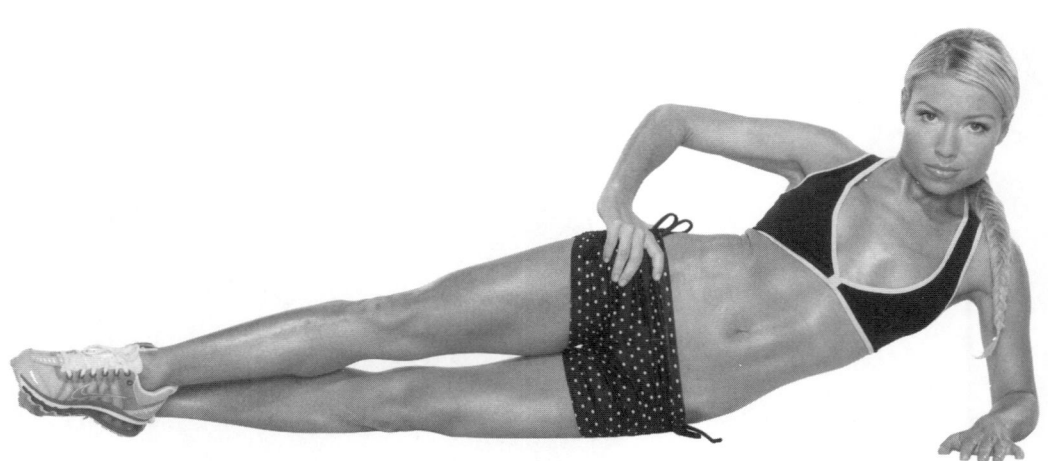

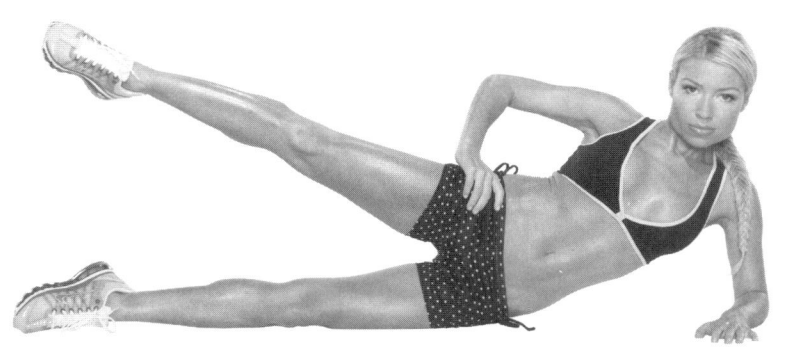

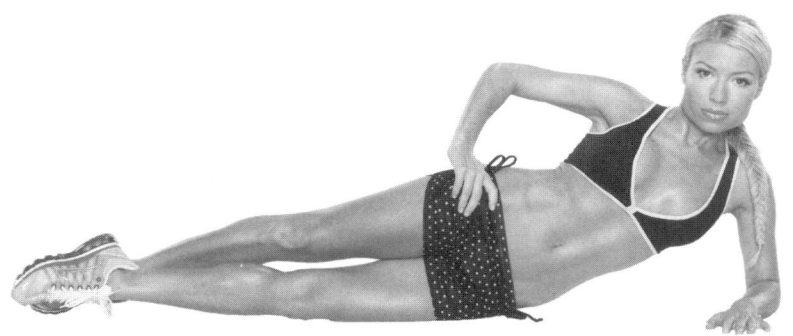

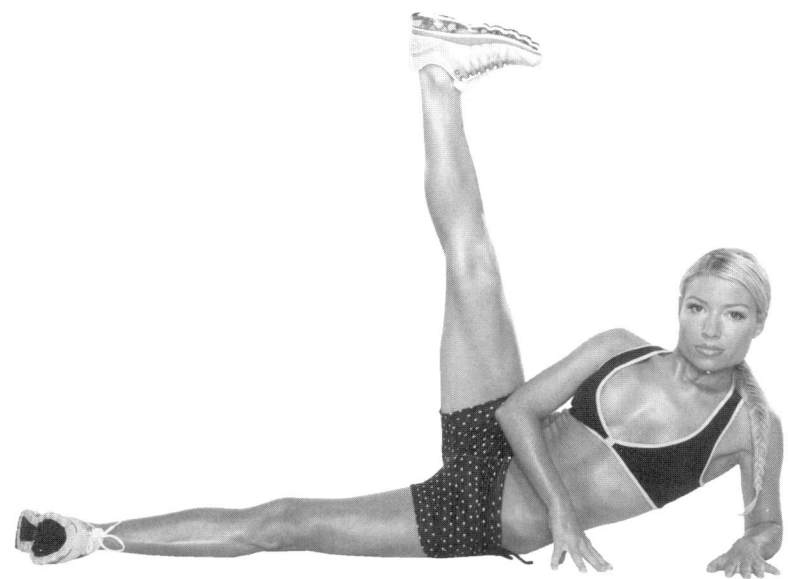

ÜBUNG 6: DIAGONALER KICK NACH HINTEN OBEN

Der Kreuzvektor ist hier wirklich wichtig, aber auch nicht ganz leicht zu aktivieren. Während Sie das rechte Bein anheben und nach hinten führen, schieben Sie die linke Hüfte schräg nach rechts vorne – also in die Gegenrichtung des ausgestreckten rechten Beins.

Haltung: Vierfüßlerstand. Strecken Sie das rechte Bein zur Seite aus, sodass es eine Linie mit Ihrem Becken bildet. Die Fußspitze berührt den Boden. Ihre Hände befinden sich auf Schulterhöhe auf dem Boden.

Bewegung: Heben Sie das rechte Bein an und beugen Sie es im rechten Winkel. Führen Sie es dann nach hinten oben. Ihr Fuß bewegt sich dabei möglichst weit nach links, vorbei an Schulter und Hüfte. Strecken Sie das Bein ganz durch. Dann bringen Sie es mit der Kraft Ihrer unteren Bauchmuskeln angewinkelt nach vorne zurück und stellen es wieder gestreckt auf dem Boden ab.

Ablauf: Heben, lang machen, absetzen. Heben, lang machen, absetzen.

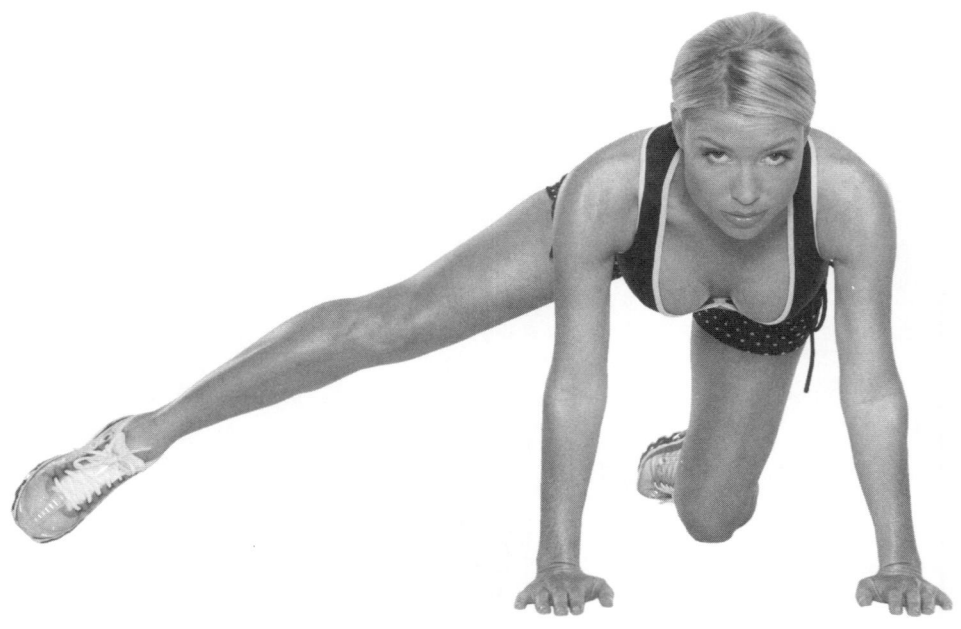

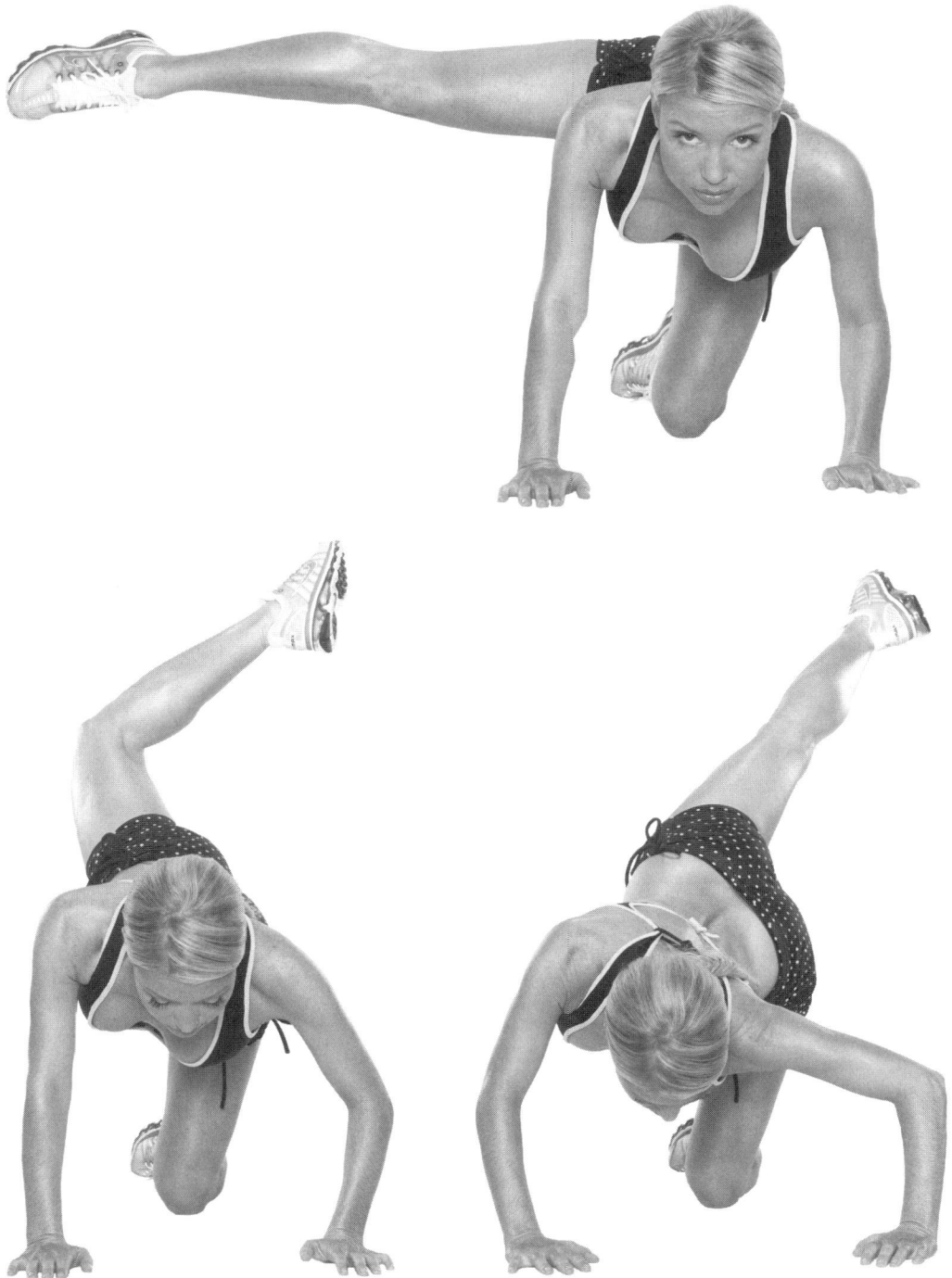

ÜBUNG 7: BEINHEBEN MIT KICK

Hier geht es nicht einfach darum, »das Knie anzuwinkeln«, sondern darum, es in einer Attitude anzuheben. Es gilt, jede Bewegung mit absoluter Präzision und Anmut auszuführen. Füllen Sie die Übung mit Leben.

Haltung: Vierfüßlerstand. Legen Sie den rechten Unterschenkel über den linken.

Bewegung: Heben Sie Ihr angewinkeltes rechtes Bein zur Decke und strecken Sie es bei jedem zweiten Mal ganz aus. Führen Sie das Bein dann angewinkelt in die Ausgangsposition zurück.

Ablauf: Heben, strecken und zurück.

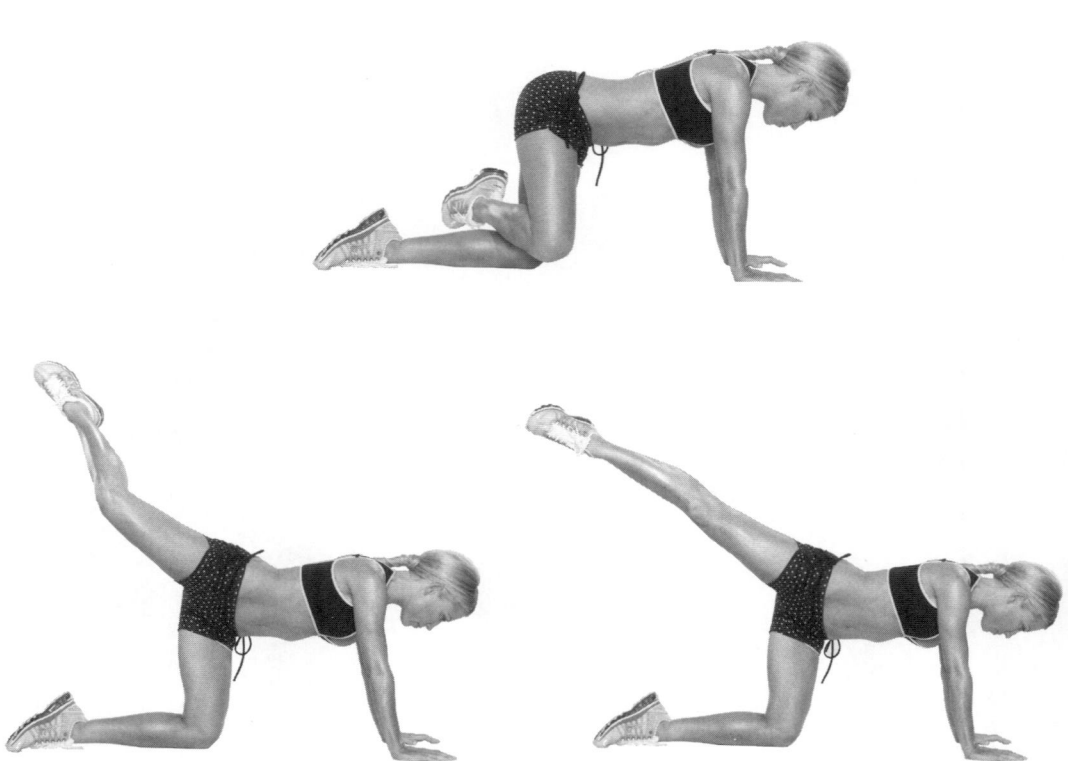

ÜBUNG 8: CRUNCH MIT GESTRECKTEN BEINEN

Frauen sollten niemals Crunches mit angewinkelten Beinen ausführen. Um einen flachen Bauch zu bekommen und keine stark ausgeprägten geraden Bauchmuskeln, empfiehlt es sich, die Beine dabei auszustrecken.

Haltung: Legen Sie sich auf den Rücken, die Beine sind gerade ausgestreckt. Die Hände sind hinter dem Kopf verschränkt. Die Knie bleiben eng zusammen, die Zehen zeigen nach vorne.

Bewegung: Heben Sie Kopf und Schultern gemeinsam an, indem Sie Ihre Bauchmuskeln anspannen, und senken Sie sich wieder ab. Die Beine bleiben auf der Matte.

Ablauf: Anheben und absenken, anheben und absenken.

Anzahl der Wiederholungen

Nach einer Weile werden Sie in der Lage sein, 80 solcher Crunches am Stück auszuführen. Zu Beginn ist es aber völlig in Ordnung, wenn Sie nur zehn machen und dann eine Pause einlegen – obwohl 20 Wiederholungen am Stück natürlich besser wären.

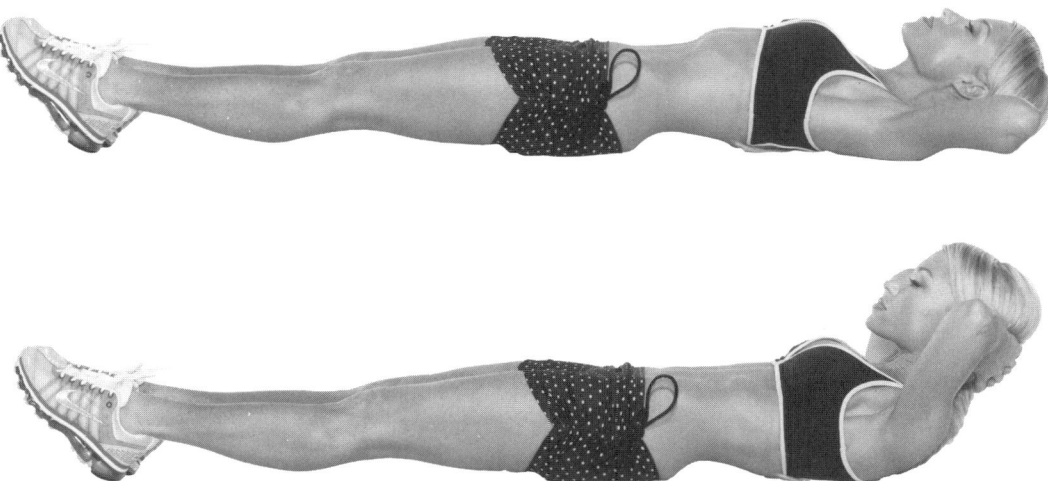

ÜBUNG 9: CRUNCH MIT BEINHEBEN

Die Beine abwechselnd zu heben hilft dabei, die kleinen Muskeln zu aktivieren, die uns einen schlankeren Rumpf bescheren.

Haltung: Legen Sie sich auf den Rücken, die Beine gerade ausgestreckt. Die Hände sind hinter dem Kopf verschränkt. Die Knie bleiben eng zusammen, die Zehen zeigen nach vorne.

Bewegung: Führen Sie wie in der Übung zuvor Crunches aus, nur heben Sie diesmal gleichzeitig mit dem Oberkörper das rechte Bein angewinkelt zur Decke. Legen Sie es wieder ab und heben Sie mit dem nächsten Crunch das linke Bein an.

Ablauf: Crunch und rechtes Bein heben, ablegen. Crunch und linkes Bein heben, ablegen.

> *Kreuzvektoren in Crunches mit Beinheben zu aktivieren erfordert ein gewisses Maß an Konzentration. Wenn Sie den Oberkörper anheben und Ihr Kopf sich dabei nach vorne bewegt, sollte sich Ihr Knie nach außen drehen, wodurch ein kleiner Kreuzvektor um jeden Hüftbeuger (ein Muskel im Hüftgelenk) herum entsteht. Wenn Sie sich wieder senken, sollten Sie Ihre Fußspitzen fest nach unten ziehen, in Gegenrichtung zu Ihrem Kopf.*

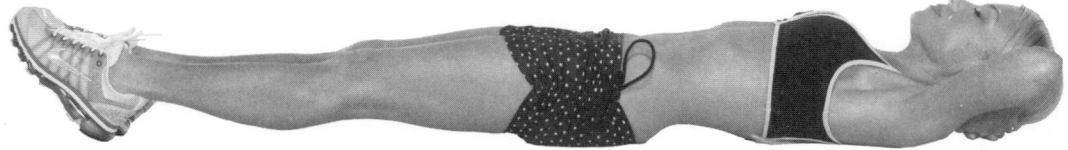

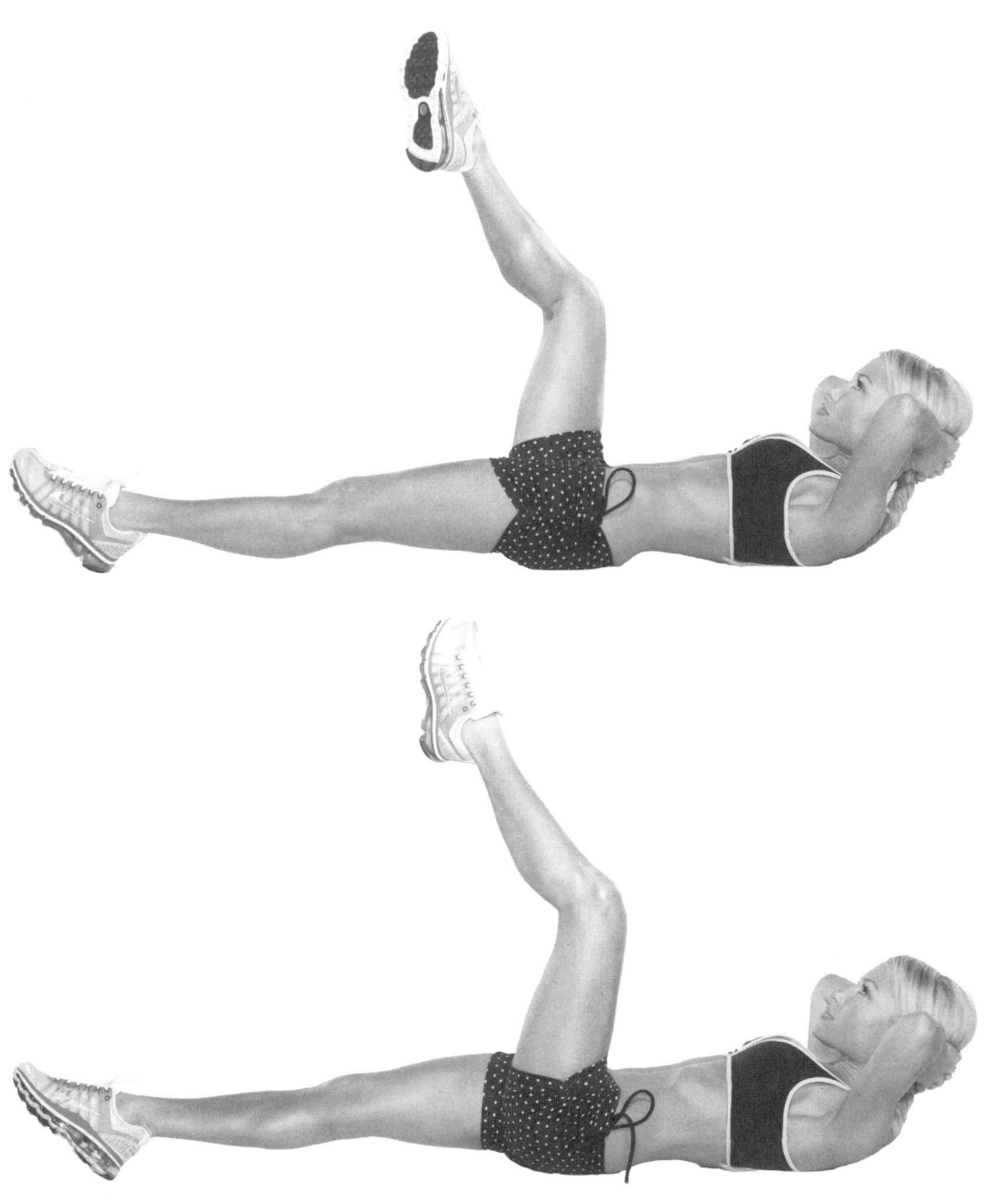

ÜBUNG 10: CRUNCH MIT GEKREUZTEN BEINEN

Hier besteht die Herausforderung darin, den Po auf dem Boden zu lassen, während Sie den Crunch ausführen. Das unterstützt das sehr wichtige Verschweißen der Hüftbeuger.

Haltung: Legen Sie sich auf den Rücken, die Füße sind mattenbreit voneinander entfernt. Die Hände sind hinter dem Kopf verschränkt, die Zehen zeigen nach vorne.

Bewegung: Während Sie sich aufrichten, heben Sie das rechte Bein über das linke, sodass die Sprunggelenke sich kreuzen (das Gesäß bleibt am Boden). Wenn Sie Ihren Oberkörper absenken, bringen Sie das Bein in die Ausgangsposition zurück. Wiederholen Sie den Ablauf mit dem linken Bein.

Ablauf: Crunch und das rechte Bein über das linke heben, Crunch und das linke Bein über das rechte heben.

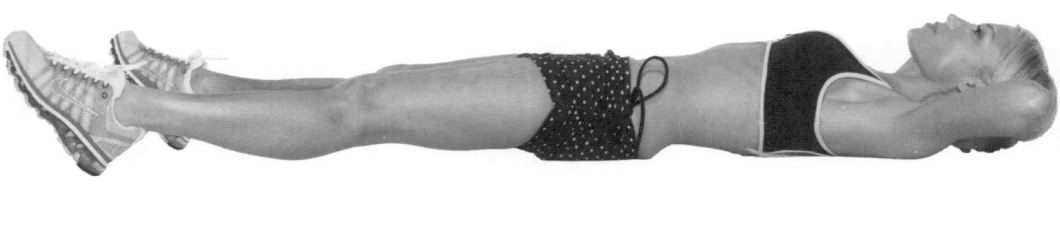

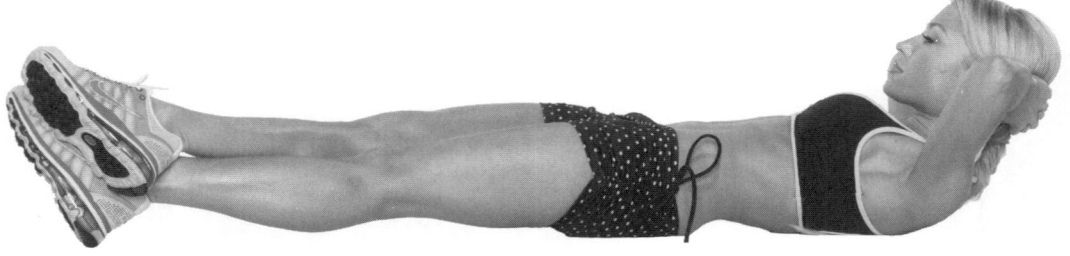

ÜBUNG 11: CRUNCH MIT BEINSTRECKEN

Der letzte Crunch in dieser Reihe. Der Kreuzvektor entsteht, wenn Ihre Beine die Energie zu den Füßen hin und darüber hinaus leiten, während der Oberkörper sich in die Gegenrichtung streckt.

Haltung: Sie liegen mit ausgestreckten Beinen auf dem Rücken. Halten Sie die Beine eng zusammen und heben Sie sie leicht an. Die Hände sind hinter dem Kopf verschränkt.

Bewegung: Heben Sie den Oberkörper an und ziehen Sie gleichzeitig die Knie zur Brust. Strecken Sie die Beine wieder aus und halten Sie sie eine Sekunde lang in der Luft. Oberkörper heben, Knie zum Kopf, wieder strecken. Die Beine bleiben zusammen.

Ablauf: Oberkörper heben, Knie anziehen, Beine strecken und kurz halten.

> *Zu dieser Übung gibt es auch eine Anfängerversion, die darin besteht, die Füße nach dem Ausstrecken der Beine kurz auf dem Boden abzustellen. Ich möchte aber nicht, dass Sie es sich zu einfach machen. Wenn Sie sich in den ersten Tagen dabei ertappen, wie Sie mit den Fersen ein paar Mal den Boden berühren, ist das in Ordnung. Danach sollten Sie aber versuchen, dies nur noch mit einem Bein zu tun. Auf diese Weise stärken Sie Ihre Bauchmuskeln und Hüftbeuger, sodass es diesen gelingt, das Eigengewicht der Beine zu halten.*

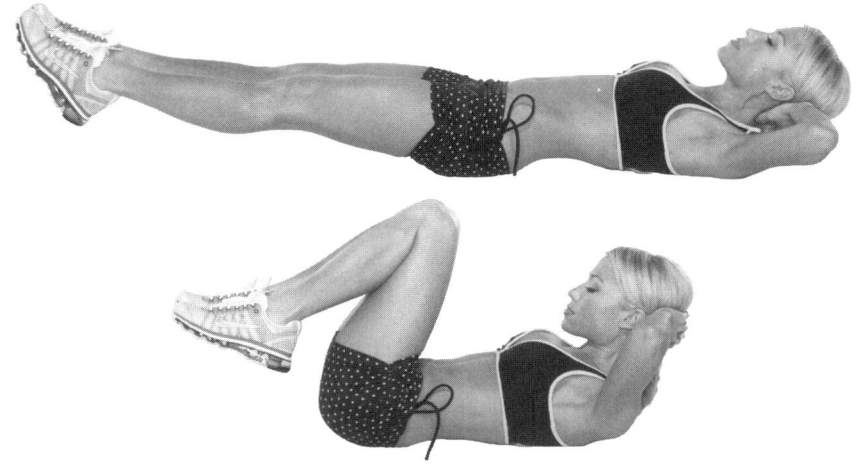

ÜBUNG 12: LIEGESTÜTZ MIT KNIEABSENKEN

Diese Variation des klassischen Liegestützes hilft, alle Muskeln miteinander in Verbindung zu bringen. In Sequenz 3 werden Sie noch viel mehr solcher höchst anspruchsvollen Verschmelzungsübungen kennenlernen. In dieser Phase ist es jedoch am wichtigsten, dass Sie zunächst alle Teile Ihres Körpers aufwecken und kräftigen, die Sie benötigen werden, um später auch die komplexeren Übungen zu meistern.

Haltung: Nehmen Sie eine klassische Liegestütz-Position ein. Ihre Füße sollten sich knapp außerhalb der Matte befinden, etwa einen Meter voneinander entfernt.

Bewegung: Berühren Sie mit dem rechten Knie die Matte und strecken Sie das Bein wieder. Dann führen Sie die Bewegung mit dem linken Knie aus. Der Kreuzvektor entsteht, wenn Sie das Bein nach hinten ausstrecken, sodass Ihre Beinrückseite gedehnt wird, und Sie gleichzeitig mit dem Oberkörper nach vorne ziehen.

Ablauf: Berühren Sie zehnmal abwechselnd mit dem linken und dem rechten Knie den Boden. Anschließend berühren Sie den Boden zehnmal mit beiden Knien gleichzeitig.

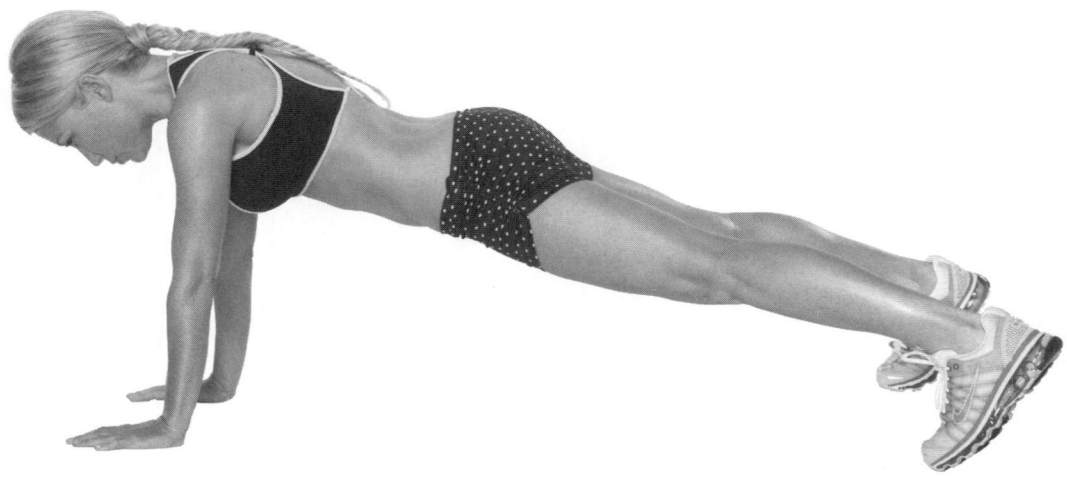

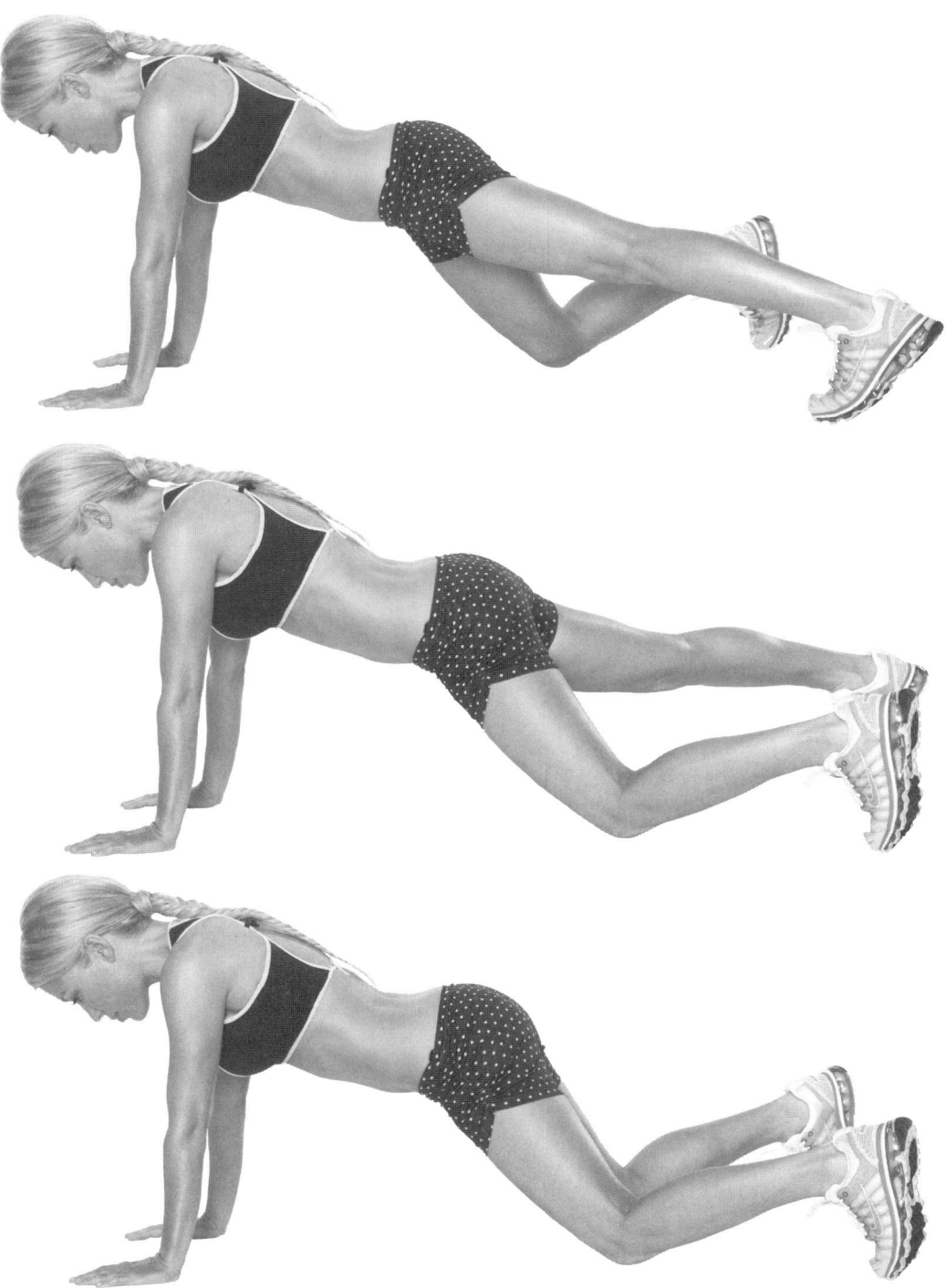

ÜBUNG 13: ARMSTRECKEN

Um glamouröse, zierliche und schöne Arme zu bekommen, benötigen Sie keine Hanteln. Nutzen Sie stattdessen die Vorteile der Kreuzvektoren, die Sie aktivieren können, indem Sie die Arme wirklich lang machen und strecken.

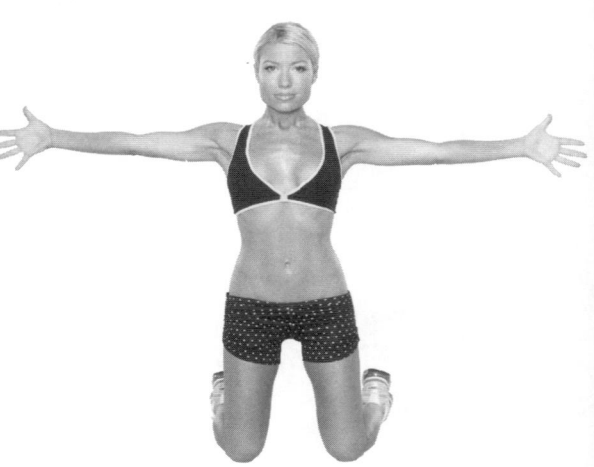

Haltung: Knien oder setzen Sie sich mit gekreuzten Beinen auf eine Yogamatte, und halten Sie den Oberkörper gerade. Strecken Sie die Arme zur Seite aus, die Handflächen zeigen nach vorne.

Bewegung: Winkeln Sie die Arme im Ellbogen leicht an, wenn Sie sie zum Körper ziehen, sodass die Handflächen nach oben zeigen. Strecken Sie die Arme so weit wie möglich zur Seite aus, die Handflächen zeigen dann wieder nach vorne. Führen Sie die Bewegung ganz bewusst aus, aktivieren Sie Ihre Muskeln, und achten Sie auf Ihre Körperspannung.

Ablauf: Die Arme strecken und wieder anwinkeln, strecken und anwinkeln.

> *Stellen Sie sich vor, zu Ihrer linken und rechten Seite stehen zwei Personen, die an Ihren Armen ziehen, während eine dritte Person sachte Ihren Kopf nach oben zieht und eine vierte Ihre Schultern nach unten drückt. Wenn Sie Ihre Arme seitlich ausstrecken, bilden sich gleich an mehreren Orten Kreuzvektoren. Einer verläuft quer über den Rücken, dort, wo die Arme sich in entgegengesetzte Richtungen bewegen. Die anderen entstehen zwischen Ihren Ohren und Ihren Schultern: Versuchen Sie, Ihren Hals möglichst lang zu machen, sodass Ihr Kopf sich nach oben streckt, während Sie Ihre Schultern nach hinten und unten ziehen.*

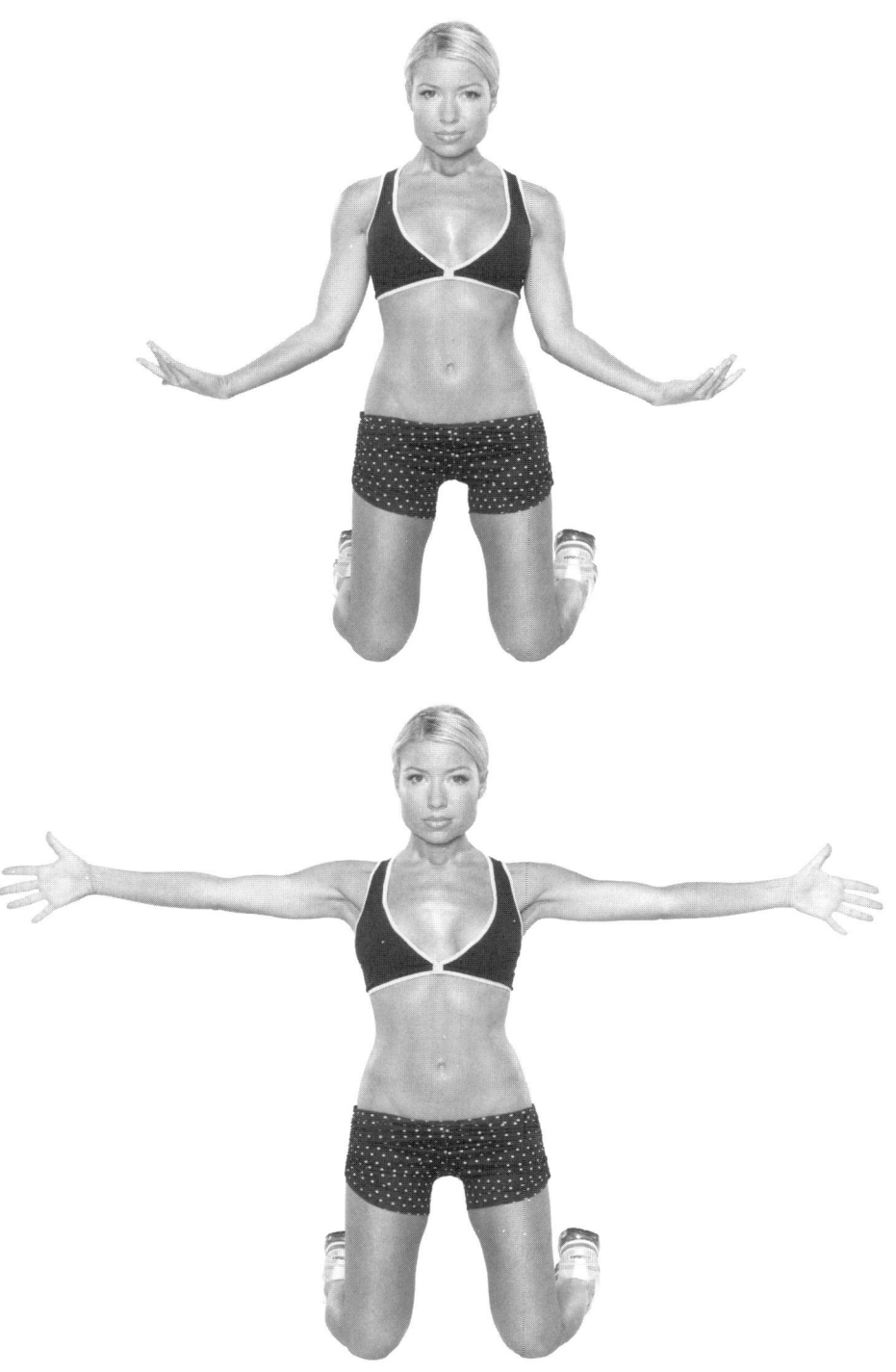

ÜBUNG 14: ABWECHSELNDES DRIBBELN

Diese Armübung funktioniert nach demselben Prinzip wie die vorige Übung, enthält jedoch einige zusätzliche Elemente.

Haltung: Knien oder setzen Sie sich mit gekreuzten Beinen auf eine Yogamatte und halten Sie den Oberkörper gerade. Strecken Sie die Arme zur Seite aus und beugen Sie leicht die Ellenbogen.

Bewegung: Bringen Sie den rechten Arm kraftvoll nach rechts, während Hüfte und Oberkörper gleichzeitig in die Gegenrichtung ziehen. So entsteht ein Kreuzvektor. Führen Sie mit der Hand eine Bewegung aus, als wollten Sie einen Basketball, der sich gerade noch in Ihrer Reichweite befindet, aufspringen lassen. Die Arme bleiben gestreckt, das Handgelenk drückt nach unten durch.

Ablauf: Ziehen und drücken Sie abwechselnd mit rechts und mit links, während Sie mit der Hüfte gegensteuern.

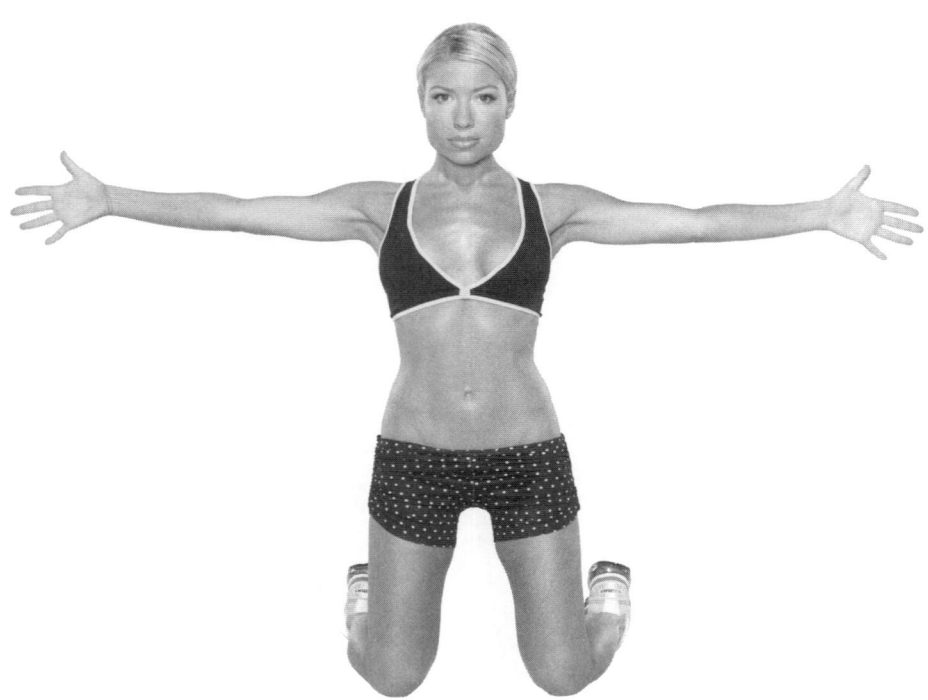

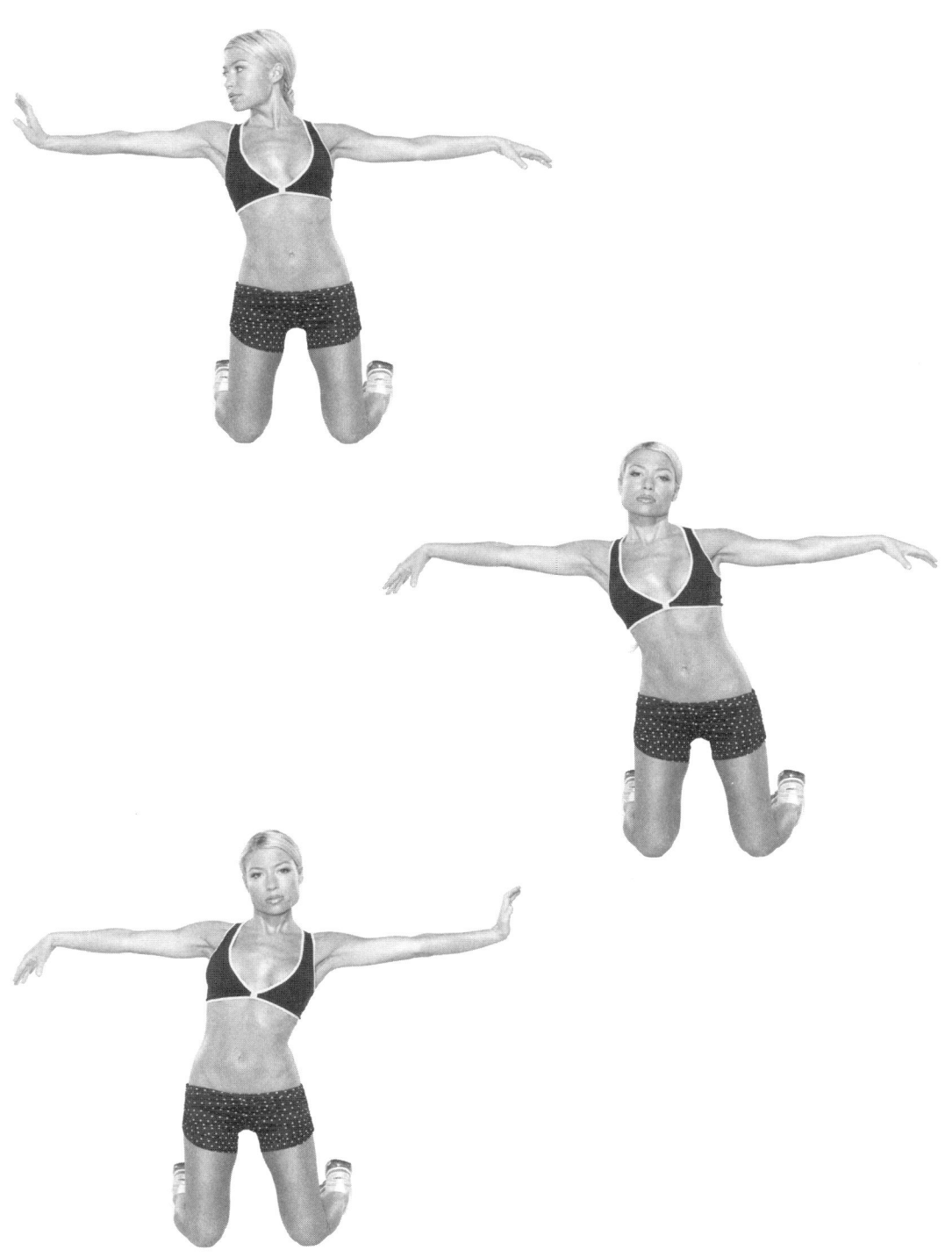

ÜBUNG 15: BASKETBALL-ARMROTATIONEN

Wenn Sie sich bei dieser Übung nicht aktiv strecken, sondern Ihre Arme so halten, als wären Sie Gewichte, dann werden Sie an Masse zulegen und riskieren Nackenverspannungen. Also Kopf hoch, Schultern runter, Arme seitlich ausstrecken und wirklich lang machen.

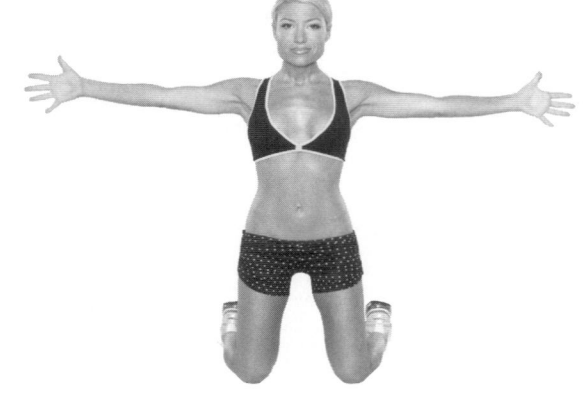

Haltung: Knien oder setzen Sie sich mit gekreuzten Beinen auf eine Yogamatte und halten Sie den Oberkörper gerade. Strecken Sie beide Arme zur Seite aus. Die Handflächen zeigen nach oben, die Finger sind leicht gebeugt, als würden Sie zwei Basketbälle halten.

Bewegung: Drehen Sie nun die Arme aus den Schultergelenken heraus um ihre eigene Achse, sodass die Daumen nun nach vorne zeigen und es aussieht, als würden Sie die Bälle von oben festhalten.

Ablauf: Drehen Sie Ihre Arme und bewegen Sie sie dabei vor und zurück, als würden Sie mit jeder Hand ein C in die Luft malen.

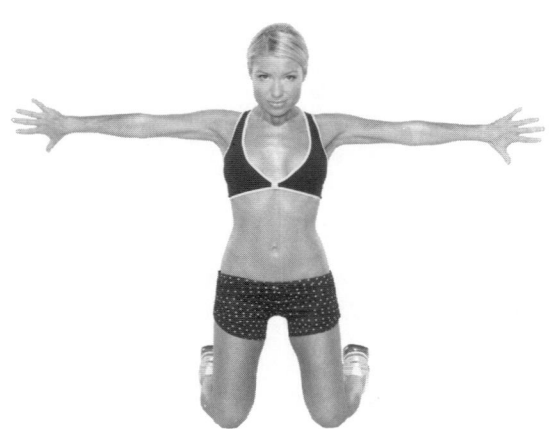

ÜBUNG 16: TIEFES W, HOHES V

Wenn Sie sich nach oben strecken, sollten Sie versuchen, die Decke zu berühren. Wenn Sie die Arme nach unten ins W ziehen, lassen Sie sie nicht einfach
sinken – achten Sie darauf, dass alle Muskeln aktiv mitarbeiten.

Haltung: Knien oder setzen Sie sich mit gekreuzten Beinen auf eine Yogamatte und halten Sie den
Oberkörper gerade. Die Arme sind seitlich abge-
winkelt, die Handflächen zeigen nach oben.

Bewegung: Ziehen Sie die Ellbogen an die Hüften
heran und formen Sie ein W. Heben Sie dann beide
Arme nach oben, sodass sie ein großes V bilden.

Ablauf: Wechseln Sie fließend zwischen beiden
Figuren hin und her. Halten Sie die Körperspannung und achten Sie darauf, die Arme
möglichst weit auseinanderzuziehen, wenn Sie sie nach oben ausstrecken.

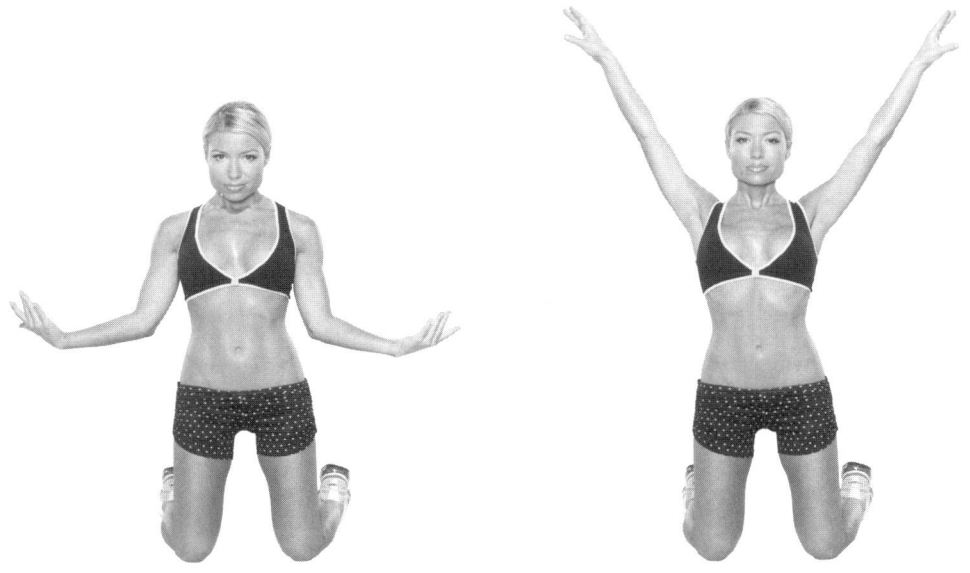

Sequenz 2:
Tag 11–20

Glückwunsch! Sie haben es zur zweiten Sequenz geschafft, und während Ihr Körper sich allmählich an die ersten 16 Übungen gewöhnt hat, können Sie nun die ersten Veränderungen bemerken. Bereiten Sie sich darauf vor, dass Sie sich am Ende der ersten beiden Tage von Sequenz 2 genauso erschöpft fühlen werden wie bei der ersten Sequenz, denn nun bringe ich Sie wieder ein wenig näher an Ihre Grenzen heran und konfrontiere Ihren Körper mit einigen neuen Herausforderungen.

Diese zweite Sequenz zielt darauf ab, die Einheit von Körper und Geist zu stärken. Denken Sie immer daran: Ihre geistige Haltung bestimmt, wie Ihre Muskeln arbeiten und sich entwickeln. Deshalb werden wir nun Ihr Gehirn vor einige Herausforderungen stellen, um somit auch Ihrer Muskulatur neue Impulse zu geben. Zum Beispiel, indem wir Ihren Gleichgewichtssinn herausfordern, was dazu führt, dass Sie bestimmte Muskeln auf eine völlig neue Weise nutzen werden. Meine Methode macht sich die Fähigkeit des Gehirns zunutze, auf der Grundlage Ihrer Körperhaltung und Bewegungsausführung jeden noch so kleinen Muskel ansprechen und steuern zu können. Unser Ziel ist es, bestimmte Muskeln stärker zu aktivieren und dadurch unseren Körper neu zu modellieren.

Während der zweiten Sequenz, Tag 11 bis 20, benötigen wir einen Stuhl für das Workout. Wie wir bereits besprochen haben, sollten Sie einen stabilen Esszimmerstuhl mit einer robusten Rückenlehne verwenden, damit Sie nicht befürchten müssen, dass er umkippt, wenn Sie für einige Übungen auf die Sitzfläche steigen oder sich mit einer Hand am Stuhl festhalten müssen. In diesem Abschnitt werden Sie lernen, sich Ihrer Propriozeption bewusst zu werden – also der Wahrnehmung Ihres Körpers im Raum. Bei dieser Form der räumlichen Orientierung geht es darum, alleine mithilfe der Muskulatur – also ohne Augen und Ohren – zu bestimmen, wo und in welcher Position man sich gerade befindet. Zwar haben Sie auch drei Spiegel, mit denen Sie auch Ihren exterozeptiven Sinn – die Augen – nutzen können, um zu erkennen, wie Ihr Körper sich bewegt. Um meine Übungen voll und ganz zu beherrschen bzw. die Bewegungen ganz zu verinnerlichen, ist es jedoch notwendig, dass sich Ihre propriozeptiven Fähigkeiten verbessern.

Obwohl Sie sich immer noch auf einer sehr grundlegenden Stufe befinden – sprich: weder auf einem Schwebebalken noch einem Trapez, Sie sind auf einem Stuhl in Bodennähe –, müssen Sie sich eine neue Form des Gleichgewichtssinns und Bewusstseins erarbeiten.

In den folgenden zehn Tagen geht es darum, dem Geist beizubringen, sich mit dem Körper zu verbinden, damit Sie Ihre Nebenmuskeln auf völlig neue Weise beanspruchen können.

Legen wir also los.

ÜBUNG 17: WAAGERECHTES BEINSTRECKEN

Perfektion erreicht man nur durch Präzision. Wenn Sie das Bein nach hinten strecken, sollten Sie unbedingt darauf achten, dass sich Ihr Fuß mindestens 2,5 Zentimeter oberhalb der Hüfte befindet.

Haltung: Stellen Sie sich hinter einen Stuhl, strecken Sie die Arme aus und ergreifen Sie die Stuhllehne.

Bewegung: Beugen Sie sich vor und winkeln Sie dabei die Arme an. Heben Sie das rechte Bein bis zur Waagerechten an und drehen Sie dabei leicht das Becken nach außen. Die Zehen sind gestreckt.
Oberkörper und Bein bilden eine Linie. Ziehen Sie das Knie in Richtung Schulter. Halten Sie dabei die Hüfte nach außen gedreht und das Knie etwas höher als Ihren Fuß. Strecken Sie das Bein wieder nach hinten aus.

> Erzeugen Sie einen Kreuzvektor, indem Sie Ihre rechte Schulter nach vorne ziehen, während Sie das Bein nach hinten strecken.

Ablauf: Mit der Vorwärtsbewegung zieht sich das Bein zusammen, mit der Rückwärtsbewegung streckt es sich. Das Knie anziehen und wieder ausstrecken. Anziehen und ausstrecken.

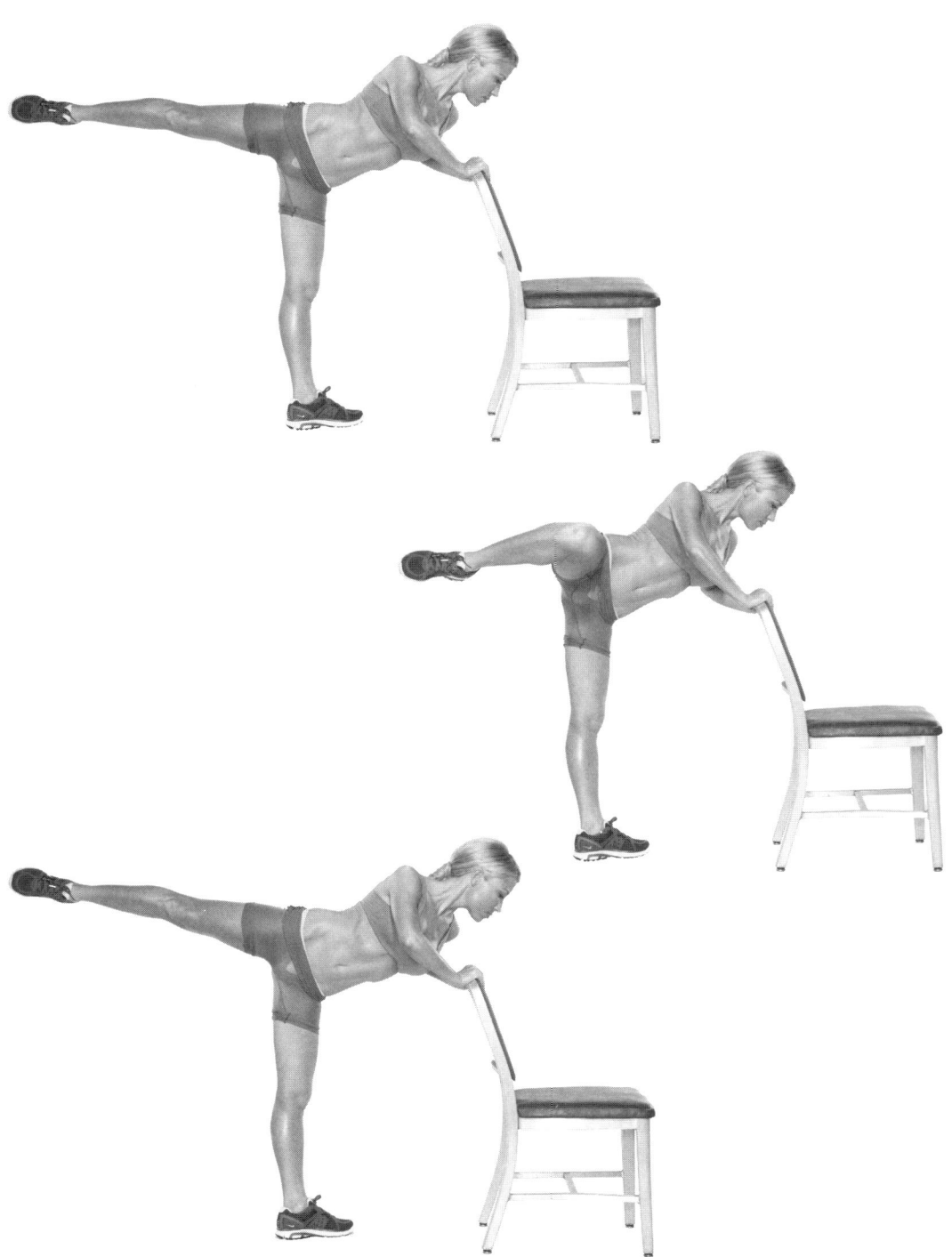

ÜBUNG 18: HORIZONTALES BEINHEBEN MIT SCHWUNG

Sie haben bereits die Messlatte dafür gesetzt, wie hoch Sie das Bein nach hinten anheben können. Jetzt dürfen Sie nicht nachlassen. Achten Sie weiterhin auf eine korrekte Ausführung.

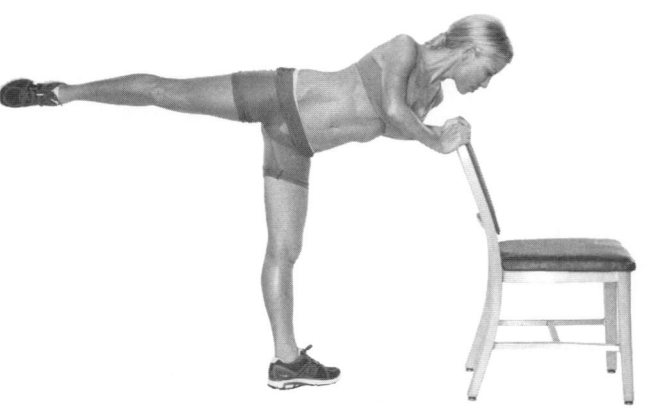

Haltung: Stellen Sie sich hinter den Stuhl, strecken Sie die Arme aus und ergreifen Sie die Stuhllehne.

Bewegung: Strecken Sie Ihr rechtes Bein wie in der vorigen Übung waagerecht nach hinten aus. Die Hüfte ist leicht nach außen gedreht. Führen Sie das gestreckte rechte Bein horizontal zur Seite, bis es einen rechten Winkel mit Ihrem Oberkörper bildet. Schwingen Sie es dann wieder nach hinten und heben Sie es in einer kurzen Bewegung einmal leicht an.

Ablauf: Zur Seite, zurückschwingen, heben. Zur Seite, zurückschwingen, heben.

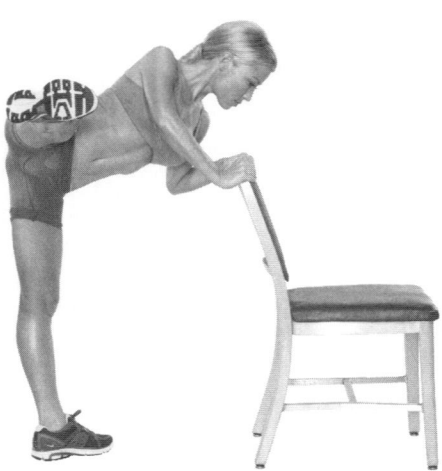

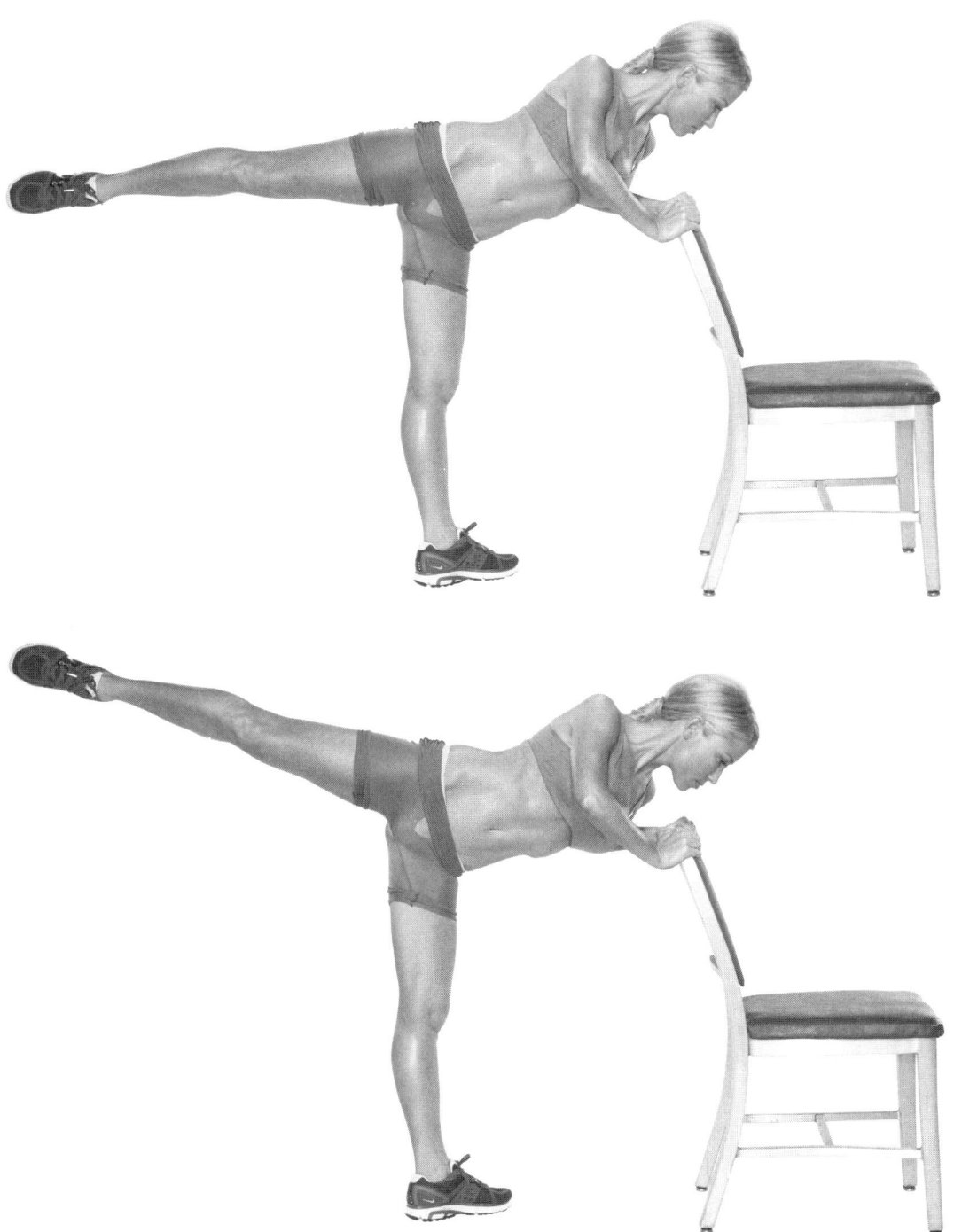

ÜBUNG 19: BEINHEBEN UND -STRECKEN MIT HAND AM BODEN

Hier beginnen Sie nun wirklich, alle Muskeln miteinander zu verbinden.

Haltung: Knien Sie sich mit dem linken Knie auf die Sitzfläche eines Stuhls und platzieren Sie Ihre linke Hand vor dem Stuhl auf dem Boden.

> *Es wird schwierig sein, den Arm auf dem Boden zu halten. Und das ist auch gut so. Sie werden sich da wirklich durchkämpfen müssen.*

Bewegung: Heben Sie Ihr rechtes Bein seitlich an, wobei das Knie einen rechten Winkel bildet. Bringen Sie das angewinkelte Bein dann zurück in die Ausgangsposition (das Knie nicht ablegen) und führen Sie es diagonal nach hinten und links oben. Drücken Sie die stabilisierende Hand in den Boden, sodass Sie einen Kreuzvektor mit dem nach links oben ziehenden rechten Bein bildet. Führen Sie das Bein wieder zurück, das Knie bleibt im rechten Winkel gebeugt.

Ablauf: Knie senken, zur Seite anheben, wieder zurück, nach hinten strecken.

> *Achten Sie darauf, dass Sie die Übung korrekt ausführen. Wenn Sie in dem Moment, in dem Ihr Fuß seine höchste Position erreicht, kein Ta-ta!-Erlebnis haben, dann stimmt etwas nicht.*

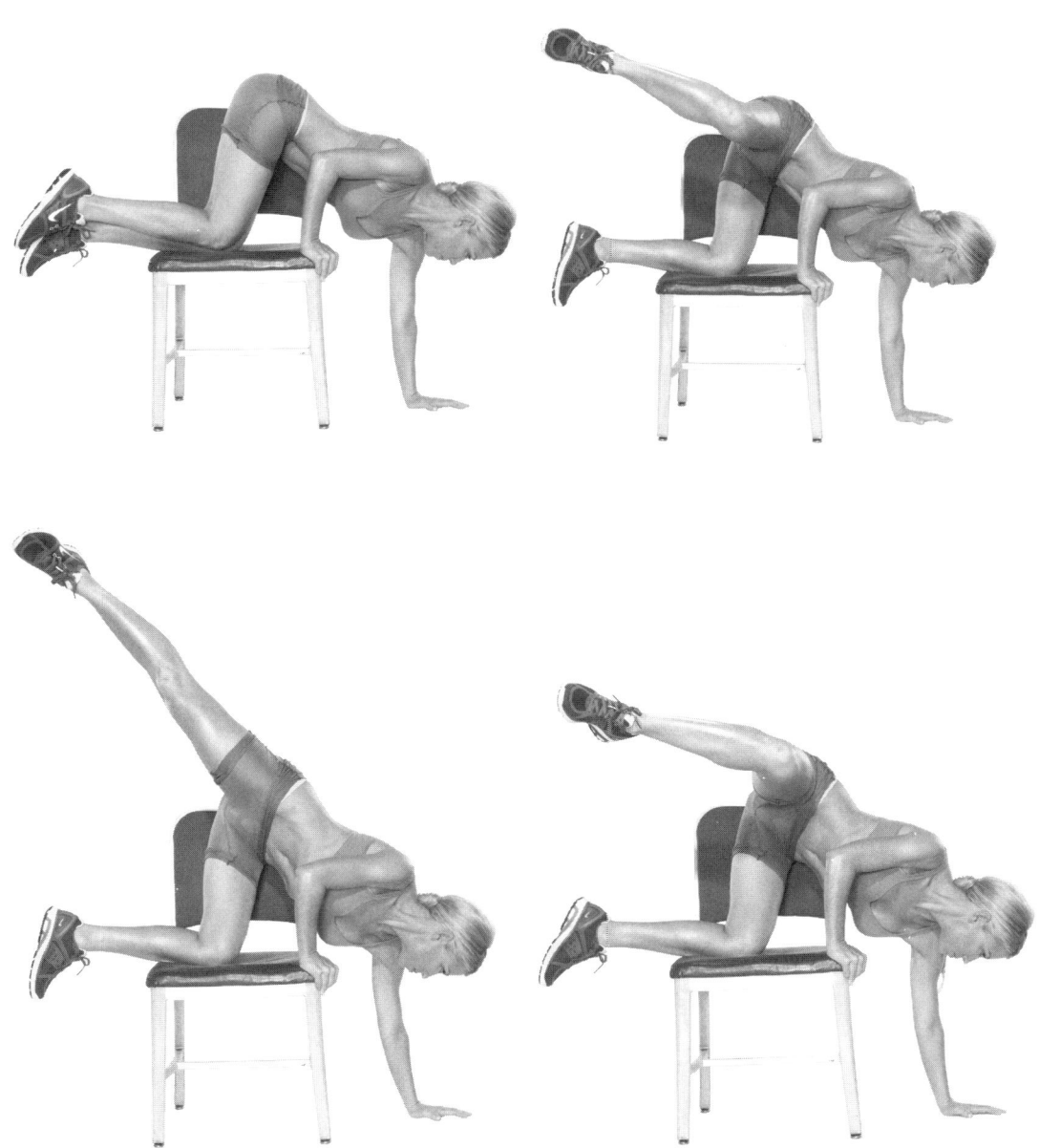

ÜBUNG 20: STEP-UP MIT BEINHEBEN

Für manche Menschen ist es eine echte Herausforderung, sich auf einen Stuhl zu stellen. Achten Sie also darauf, dass Ihrer möglichst stabil ist.

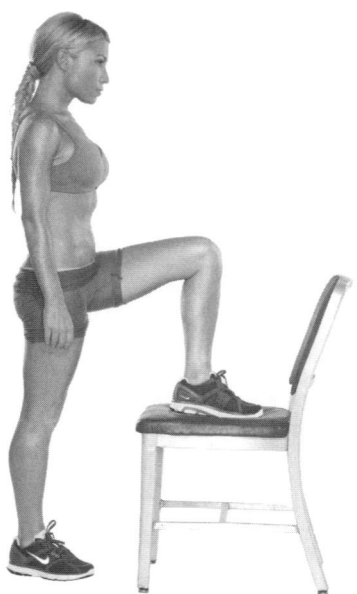

Haltung: Stellen Sie Ihren linken Fuß auf die Sitzfläche eines Stuhls (von vorne) und halten Sie sich an der Stuhllehne fest.

Bewegung: Steigen Sie nun auf den Stuhl, finden Sie Ihr Gleichgewicht und heben Sie dann Ihr angewinkeltes rechtes Bein so weit nach hinten oben, wie Sie können. Die Fußspitze sollte dabei nach oben zeigen. Senken Sie das Bein dann ab, steigen Sie kurz vom Stuhl und gleich wieder hinauf.

Ablauf: Hoch, Bein heben, herunter. Hoch, Bein heben, herunter.

Versuchen Sie bei dieser Übung zu vermeiden, dass Sie die Hüfte des Spielbeins nach außen drehen. Um den Kreuzvektor zu spüren, muss die rechte Hüfte zum Boden ziehen, während Sie das rechte Bein heben und hinter dem Körper anwinkeln. Die Kraft fließt also gleichzeitig in zwei Richtungen.

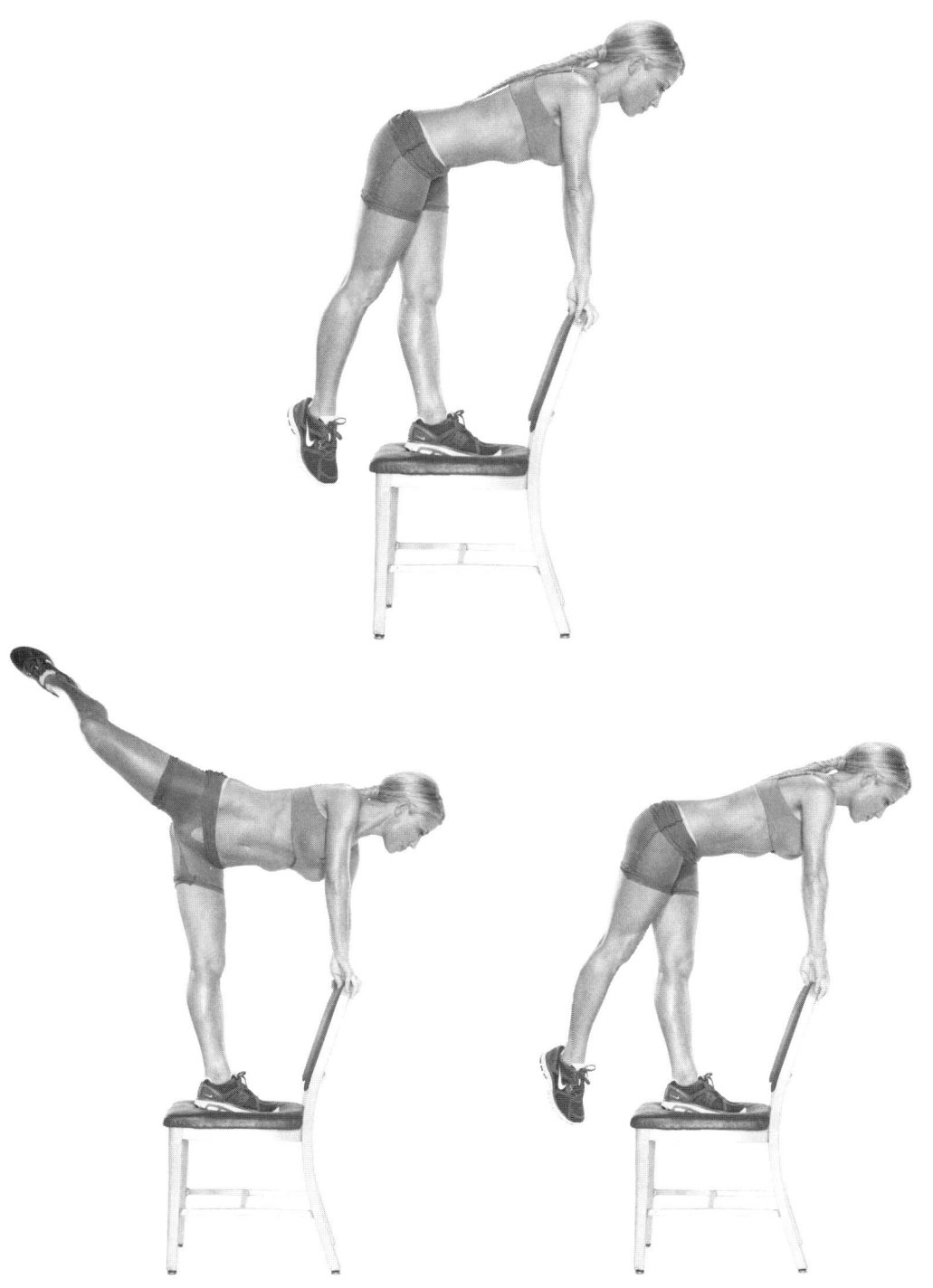

ÜBUNG 21: DIAGONALES BEINSTRECKEN MIT KNIEABLEGEN

Dieser Bewegungsablauf enthält eine Beinposition, die Sie aus der ersten Sequenz bereits kennen, allerdings erscheint sie hier in einem neuen Gewand. Der Stuhl erinnert Sie daran, auf eine saubere Ausführung zu achten und das Bein über Hüfthöhe auszustrecken.

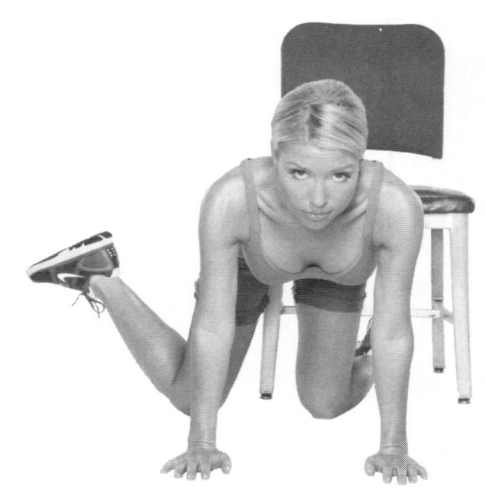

Haltung: Nehmen Sie vor dem Stuhl den Vier-füßlerstand ein. Ihr linker Fuß befindet sich unter der Rückenlehne. Ihr rechtes Knie ist angewinkelt und leicht nach innen gedreht, der rechte Fuß zeigt nach außen. Die Knie sind eng zusammen.

Bewegung: Führen Sie das Bein mit nach innen gedrehtem Knie nach hinten, bis es gestreckt ist und der Fuß sich in einer Linie mit der Hüfte befindet. Heben Sie es dann bis auf Höhe der Stuhllehne an und bringen Sie es auf demselben Weg zurück in die Ausgangsposition (Knie nebeneinander auf dem Boden, der rechte Fuß zeigt nach außen).

Ablauf: Strecken, anheben und zurück. Strecken, anheben und zurück.

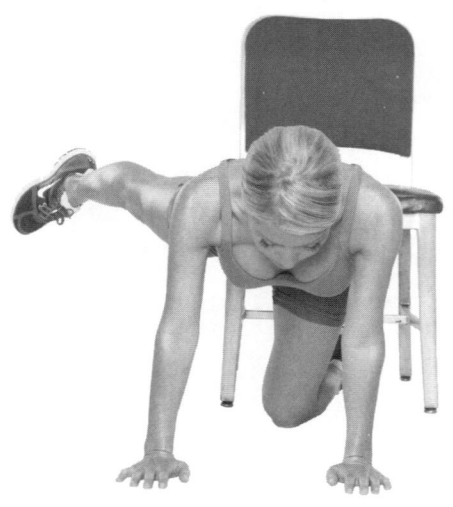

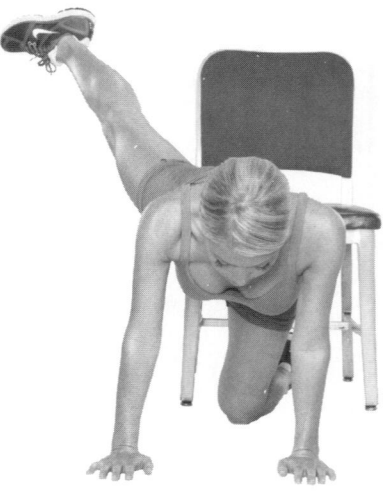

ÜBUNG 22: DIAGONALES BEINANZIEHEN UND -AUSSTRECKEN

Strecken Sie das Bein links und rechts am Stuhl vorbei nach hinten aus und verwenden Sie dabei den Stuhl als Bezugspunkt für Ihre räumliche Wahrnehmung.

Haltung: Knien Sie sich so vor den Stuhl, dass Ihr linker Fuß zwischen den vorderen Stuhlbeinen liegt.

Bewegung: Strecken Sie das angewinkelte rechte Bein rechts am Stuhl vorbei nach oben aus. Ziehen Sie es dann wieder unter den Körper zurück. Verlagern Sie Ihr Gewicht auf die Hände, sodass Sie den rechten Fuß nun links an der Sitzfläche vorbeiführen und das Bein ausstrecken können.

Ablauf: Achten Sie darauf, dass der Winkel bei beiden diagonalen Bewegungen in etwa gleich ist. Rechte Seite, linke Seite. Rechte Seite, linke Seite.

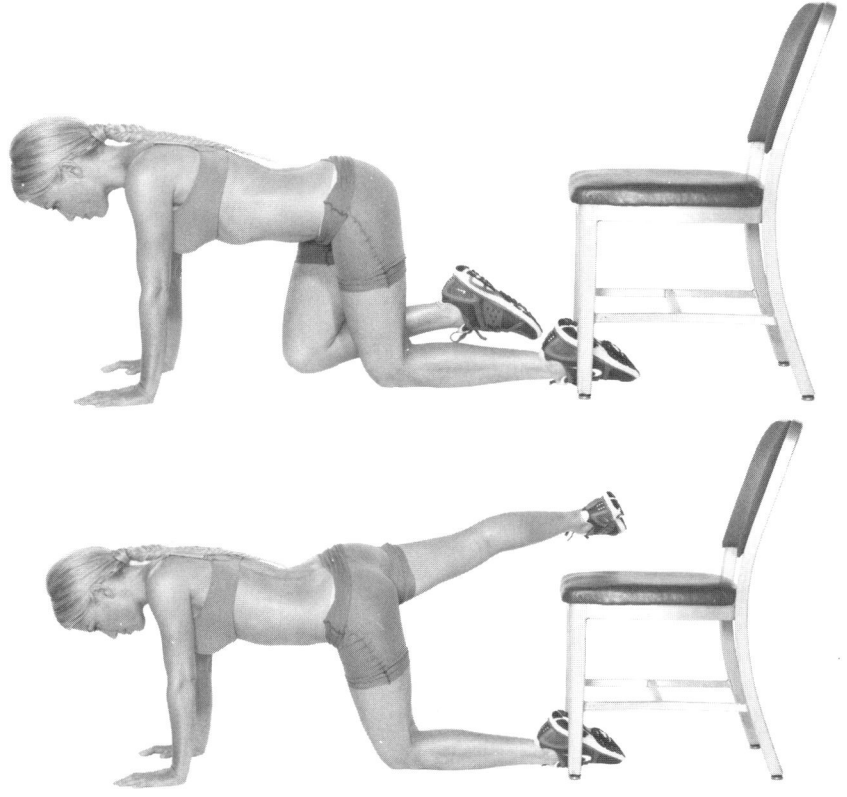

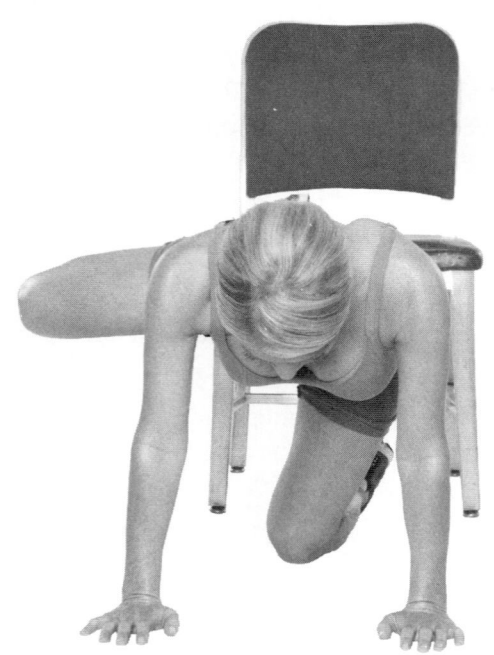

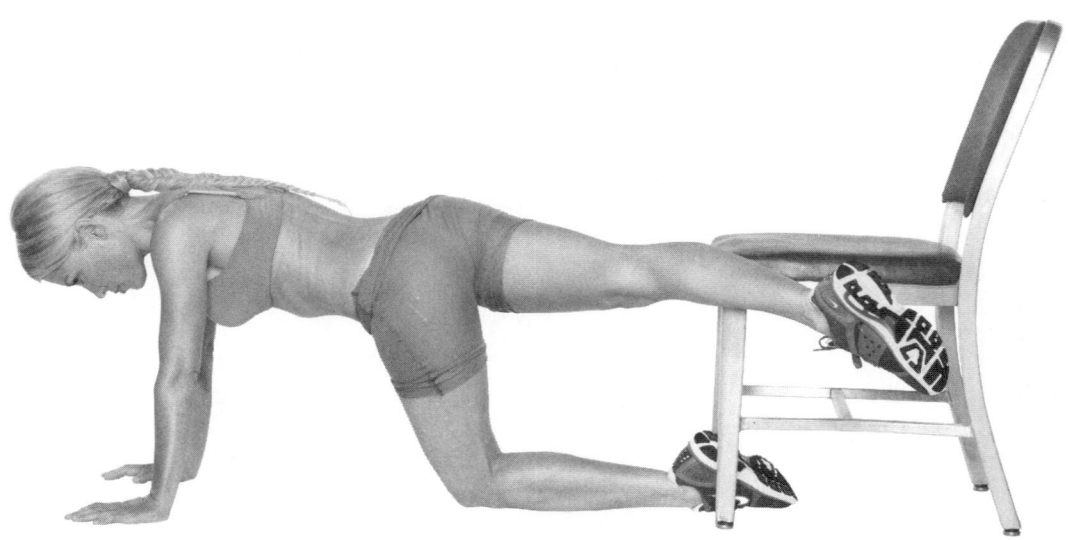

ÜBUNG 23: SEITLICHE BEINSCHERE

Für diese letzte Beinübung benötigen Sie keinen Stuhl. Stellen Sie sich einfach vor, Sie laufen in Seitenlage und teilen dabei scherenförmig ausgeführte Kicks mit ausgestreckten Beinen aus.

Haltung: Legen Sie sich auf die linke Seite und stützen Sie sich mit den Armen ab. Beide Knie sind leicht angewinkelt.

Bewegung: Ziehen Sie das obere Knie in Richtung Brust. Dann führen Sie gleichzeitig das obere Bein nach hinten und das untere Bein nach vorne und strecken beide Beine aus. Während sich das obere Bein zur Brust bewegt, ist das untere Bein gebeugt. Führen Sie das obere Bein dann gebeugt nach hinten und strecken Sie es aus, sobald Oberschenkel und Oberkörper eine Linie bilden. Gleichzeitig führen Sie das untere Bein nach vorne und strecken es aus.

> *Erzeugen Sie einen Kreuzvektor, indem Sie die rechte Hüfte nach vorne schieben, während sich der rechte Fuß nach hinten streckt.*

Ablauf: Das obere Bein gebeugt nach vorne ziehen, angewinkelt wieder zurückführen und ausstrecken. Gleichzeitig das untere Bein nach vorne bringen und ausstrecken. Dann das obere Bein wieder nach vorne ziehen, während das untere Bein in die neutrale, angewinkelte Stellung zurückkehrt. Knie zur Brust, Beine strecken und zurück.

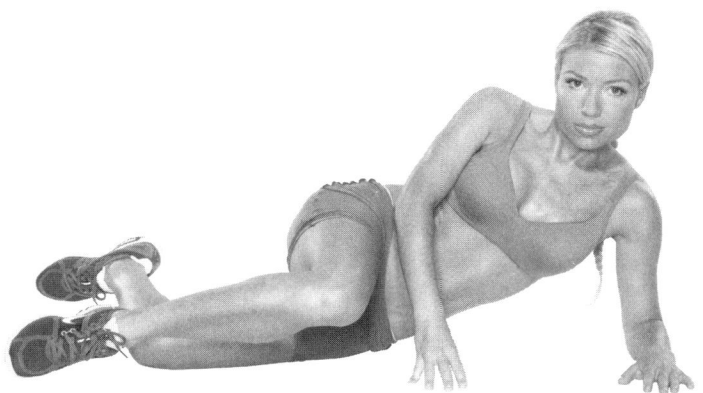

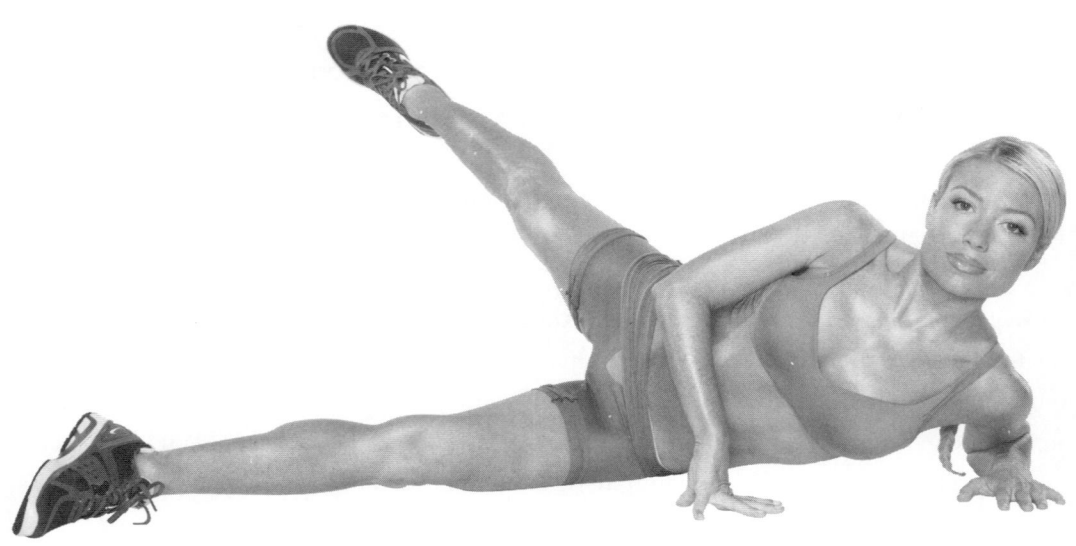

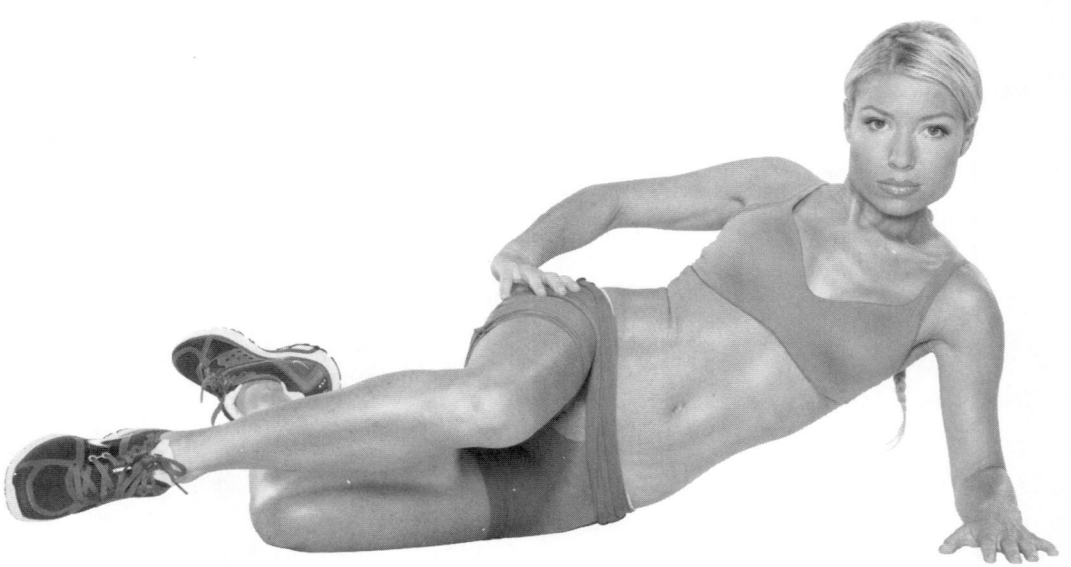

ÜBUNG 24: CRUNCH MIT GESTRECKTEN BEINEN UND ARM-HEBEN

Diese Übung ähnelt den Übungen 8 und 9 – nur strecken Sie diesmal einen Arm nach oben. Das beansprucht Ihre Bauchmuskeln auf völlig andere Weise.

Haltung: Legen Sie sich auf den Rücken, die Beine sind gerade ausgestreckt, die Zehen zeigen nach vorne. Legen Sie die linke Hand in den Nacken, um Ihren Kopf zu stützen. Zum jetzigen Zeitpunkt sollten Sie noch keine Crunches ohne Unterstützung des Nackens ausführen.

Bewegung: Heben Sie Kopf und Schultern unter Anspannung der Bauchmuskeln an und greifen Sie mit dem rechten Arm nach oben, während Sie mit der linken Hand Ihren Kopf stabilisieren. Wechseln Sie dann die Seite. Kopf und Schultern aufrichten, den linken Arm nach oben strecken, den Nacken mit der rechten Hand stützen.

Ablauf: Crunch und rechten Arm strecken, Crunch und linken Arm strecken.

> *Während Sie den rechten Arm strecken, sollte sich die linke Schulter nach unten in den Boden stemmen. Wenn Sie den linken Arm nach oben strecken, sollte sich die rechte Schulter nach unten drücken. Um die Kreuzvektoren optimal nutzen zu können, müssen Sie sich wirklich lang machen.*

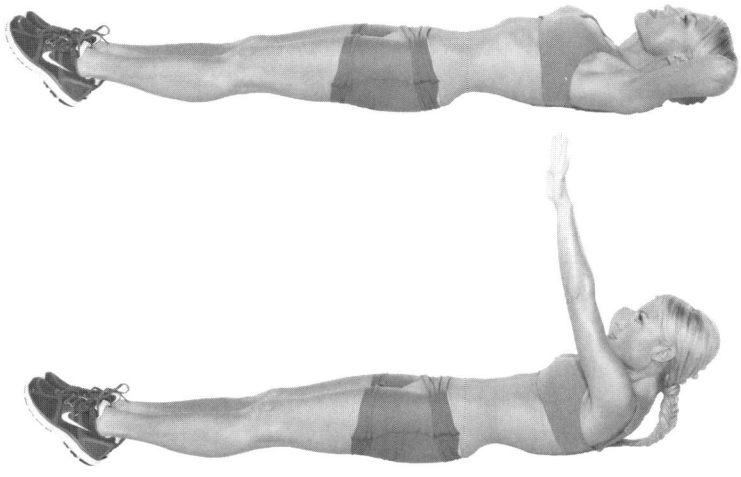

ÜBUNG 25: CRUNCH MIT DIAGONALEM BEINSTRECKEN

Das ist eine extrem wichtige, aber auch sehr anstrengende Übung. In den ersten zehn Tagen sollten Sie darauf achten, die Beine beim Crunch mit Beinstrecken nicht einfach zu Boden fallen zu lassen. Nun wird sich zeigen, ob Sie sich daran gehalten haben, denn jetzt müssen Sie in der Lage sein, diese Position zu halten – nur auf einem völlig anderen Level.

Haltung: Legen Sie sich auf den Rücken, die Beine sind gerade ausgestreckt, die Zehen zeigen nach vorne. Die Hände sind hinter dem Kopf verschränkt.

Bewegung: Spannen Sie die Bauchmuskeln an und heben Sie Ihren Oberkörper an. Ziehen Sie beide Knie in Richtung Kinn und strecken Sie sie wieder aus. Halten Sie dabei das rechte Bein höher als das linke und drehen Sie sich leicht nach links. Halten Sie das linke Bein knapp über dem Boden.
Ziehen Sie die Knie wieder an und halten Sie beim nächsten Mal das linke Bein höher und drehen Sie sich leicht nach rechts, während Sie die Beine strecken.

> *Bei dieser Übung kommt es ganz besonders auf eine saubere Ausführung an. Die meisten Frauen trainieren ihre Bauchmuskeln sehr einseitig, aber dadurch erzielt man höchstens einen muskulösen Bauch – keinen flachen. Viel besser ist es, wenn Sie Ihre Muskeln mit komplexen Bewegungsfolgen auf möglichst vielfältige Weise beanspruchen. Vor allem nach einer Schwangerschaft kann so die Haut gestrafft und unschönes Narbengewebe reduziert werden. Letztlich geht es also auch hier darum, alle Bauchmuskeln auf eine neuartige Weise miteinander zu verbinden. Der weibliche Körper neigt nun einmal dazu, gerade am Unterbauch das eine oder andere Pölsterchen anzusetzen. Deshalb ist ein systematisches Vorgehen entscheidend.*
>
> *Diese Übung lässt sich abwandeln, indem man das untere Bein auf dem Boden ablegt, während man das andere zur Brust zieht. Das obere Bein führt die Bewegung also normal aus. Wenn Sie sich kräftig genug fühlen, können Sie das untere Bein aber jederzeit mit anheben.*

Ablauf: Halten Sie die Bauchspannung die ganze Zeit über aufrecht und stützen Sie den Kopf mit den Händen. Beine anziehen, ausstrecken und dabei drehen. Beine einziehen, ausstrecken und drehen. Jedes Mal die Seite wechseln.

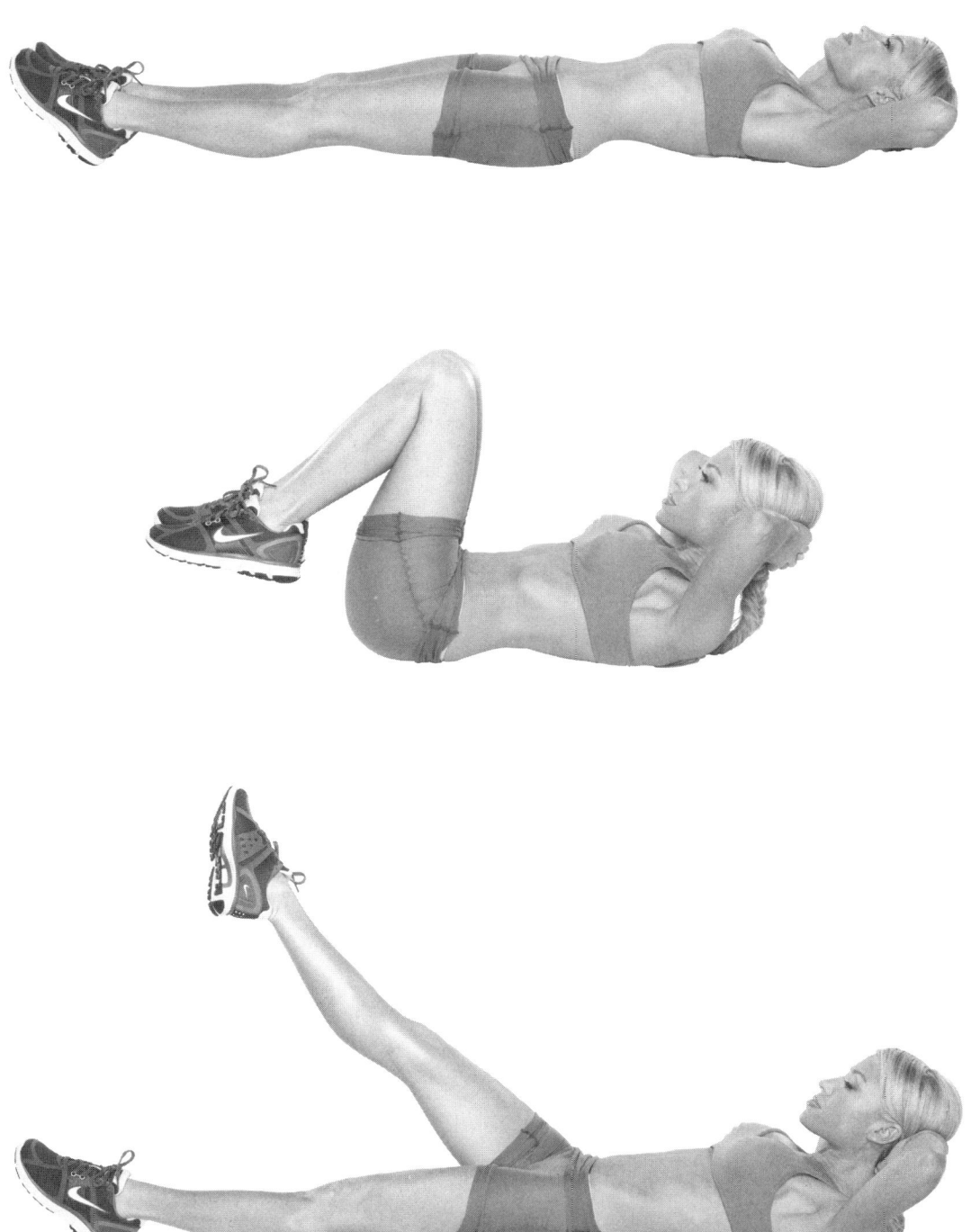

ÜBUNG 26: CRUNCH MIT GEÖFFNETEN BEINEN UND DIAGONALEM ARMHEBEN

Nur keine Panik ... bei dieser Übung dürfen Sie die Beine auf dem Boden halten.

Haltung: Legen Sie sich auf den Rücken, die Beine sind gestreckt und etwas mehr als mattenbreit gespreizt. Die Zehen zeigen nach vorne. Die Hände sind hinter dem Kopf verschränkt.

Bewegung: Spannen Sie die Bauchmuskeln an, heben Sie Kopf und Schultern und strecken Sie den rechten Arm schräg nach unten in Richtung rechtes Bein. Machen Sie den Arm so lang wie möglich. Senken Sie dann den Oberkörper wieder ab und strecken Sie den Arm mit dem nächsten Crunch nach oben zur Decke.

Stützen Sie Ihren Kopf jeweils mit dem Arm, der nicht nach oben greift.

Ablauf: Wechseln Sie mit jedem Crunch die Armbewegung: Einmal strecken Sie den Arm nach unten zum Bein, das nächste Mal senkrecht nach oben aus. Führen Sie zunächst alle Wiederholungen mit rechts aus und wechseln Sie dann die Seite.

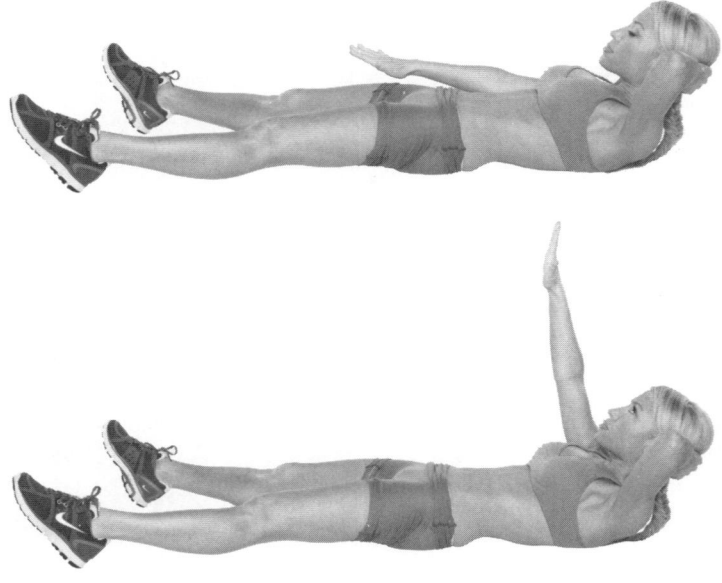

ÜBUNG 27: CRUNCH MIT DOPPELTER BEINARBEIT

Das Beinheben zur Decke ist enorm wichtig für Ihre Bauchmuskeln. Geben Sie sich also wirklich Mühe, diese Übung richtig auszuführen.

Haltung: Legen Sie sich auf den Rücken, die Beine sind ausgestreckt und liegen eng aneinander. Die Zehen zeigen nach vorne. Die Hände sind hinter dem Kopf verschränkt.

Bewegung: Spannen Sie Ihre Bauchmuskeln an und heben Sie beide Beine gestreckt nach oben, sodass sie einen rechten Winkel zum Oberkörper bilden.
Beugen Sie das linke Bein, während Sie das rechte Bein gestreckt absenken und knapp über dem Boden halten. Bringen Sie beide Beine wieder in die Senkrechte und führen Sie dann das linke Bein gestreckt nach unten. Wechseln Sie mit jeder Wiederholung die Seite.

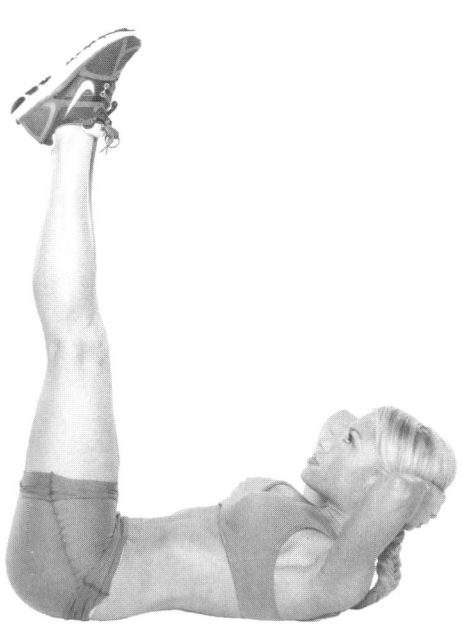

Ablauf: Bauch anspannen und beide Beine heben. Das linke Bein beugen, das rechte gestreckt absenken und über dem Boden halten. Jetzt das linke Bein wieder strecken und das rechte heben. Beugen Sie dann das rechte Bein und senken Sie das linke gestreckt ab. Wechseln Sie jedes Mal die Seite.

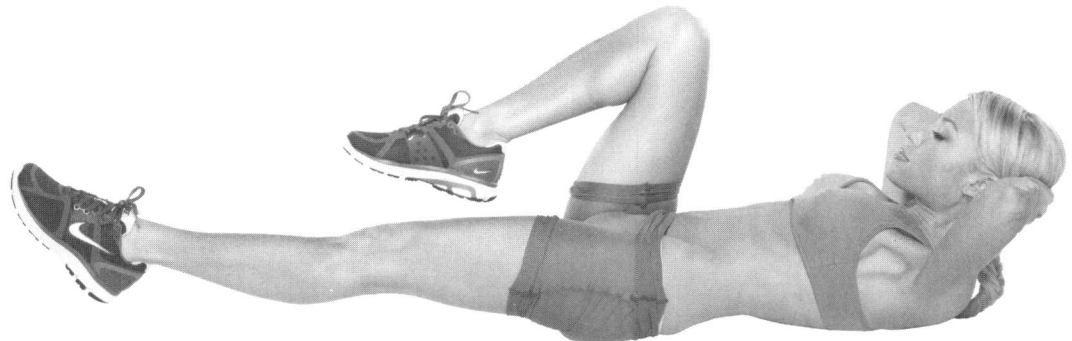

ÜBUNG 28: LIEGESTÜTZ MIT DIAGONALEM RÜCKWÄRTSKICK

Diese Alternative zum klassischen Liegestütz fordert den gesamten Körper. Halten Sie die Arme während der Übung stets gerade.

Haltung: Beginnen Sie in einer Liegestützposition, die Beine sind etwas mehr als schulterbreit auseinander. Das Gewicht ist gleichmäßig auf Arme und Beine verteilt. Spannen Sie Ihre Bauchmuskeln an. Dies ist Ihre Ausgangsposition.

Bewegung: Lassen Sie die Arme ausgestreckt und senken Sie das Becken in Richtung Boden ab.
Kehren Sie in die Ausgangsposition zurück und winkeln Sie dabei Ihr rechtes Bein an. Heben Sie es schräg nach hinten in Richtung Zimmerecke, bis sich Ihr rechter Fuß auf Höhe der linken Hüfte befindet. Kehren Sie in die Ausgangsposition zurück, senken Sie das Becken wieder ab, die Arme bleiben gestreckt. Wechseln Sie nun die Seite. Diesmal heben Sie das angewinkelte linke Bein schräg nach hinten oben.

> *Kreuzvektoren werden bei dieser Übung aktiv, wenn Sie das Becken absenken und zugleich die Brust zur Decke heben und wenn Sie sich mit Ihren unteren Bauchmuskeln zurück in die Liegestützposition bringen – dann sollte sich Ihre rechte Hüfte nach vorne bewegen, also weg von der rechten Ferse.*

Ablauf: Becken absenken, wieder anheben und das rechte Bein angewinkelt nach hinten oben heben.
Becken absenken, dann wieder hoch und das linke Bein angewinkelt anheben.

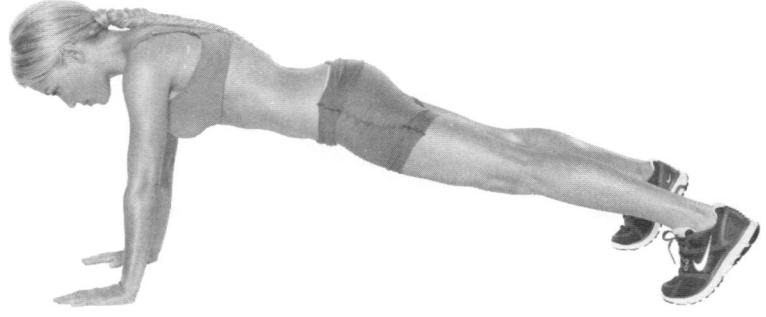

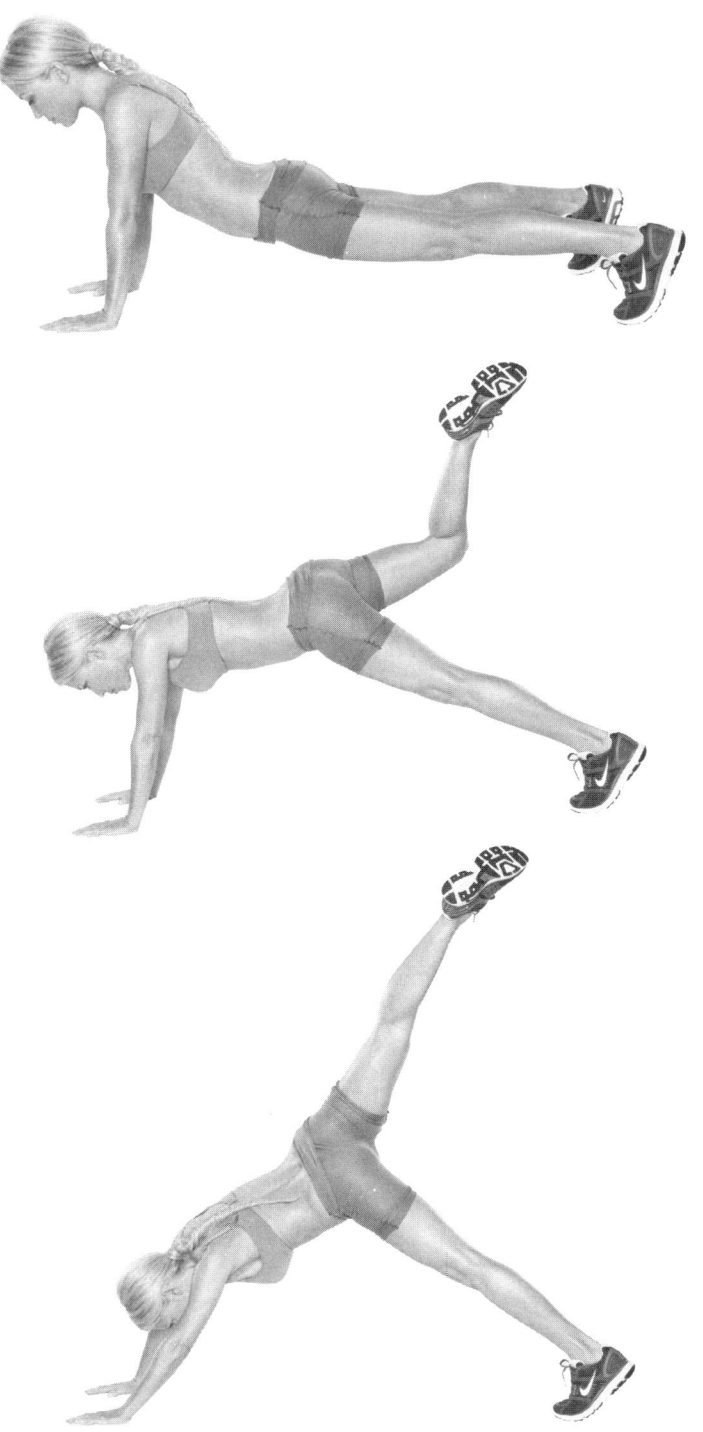

ÜBUNG 29: EINFACH, EINFACH, DOPPELT

In der zweiten Sequenz absolvieren wir die Armübungen im Stehen. Die erste Übung enthält dieselbe Schlagbewegung wie das Abwechselnde Dribbeln aus Sequenz 1, aber diesmal schlagen Sie mit mehr Rhythmus: einfacher Schlag, einfacher Schlag und doppelter Schlag.

Haltung: Nehmen Sie eine gerade, aufrechte Haltung ein. Strecken Sie beide Arme kraftvoll nach beiden Seiten hin aus, die Handflächen zeigen nach vorne, die Ellbogen sind leicht gebeugt.

Bewegung: Ziehen Sie nun den rechten Arm kraftvoll nach rechts, während Sie von der Hüfte aus gegensteuern, um Ihren Oberkörper in Balance zu halten. So entsteht ein wirkungsvoller Kreuzvektor.
Stellen Sie sich vor, Sie wollten einen Basketball, der sich gerade noch in Ihrer Reichweite befindet, aufspringen lassen und ihn dann wegschlagen. Die Arme bleiben gestreckt, die Bewegung kommt aus dem Handgelenk. Schlagen Sie zunächst auf beiden Seiten jeweils einmal nach unten, um den Ball aufspringen zu lassen, und dann auf einer Seite nach unten und nach vorne.

Ablauf: Den rechten Arm zur Seite, nach unten schlagen. Den linken Arm zur Seite, nach unten schlagen. Den rechten Arm zur Seite, nach unten schlagen, nach vorne schlagen. Den linken Arm zur Seite, nach unten schlagen. Den rechten Arm zur Seite, nach unten schlagen. Den linken Arm zur Seite, nach unten schlagen, nach vorne schlagen. Einfacher Schlag, einfacher Schlag, doppelter Schlag. Einfach, einfach, doppelt.

Achten Sie darauf, mit den Hüften nach links zu lehnen, wenn Sie den Schlag nach rechts ausführen, und umgekehrt.

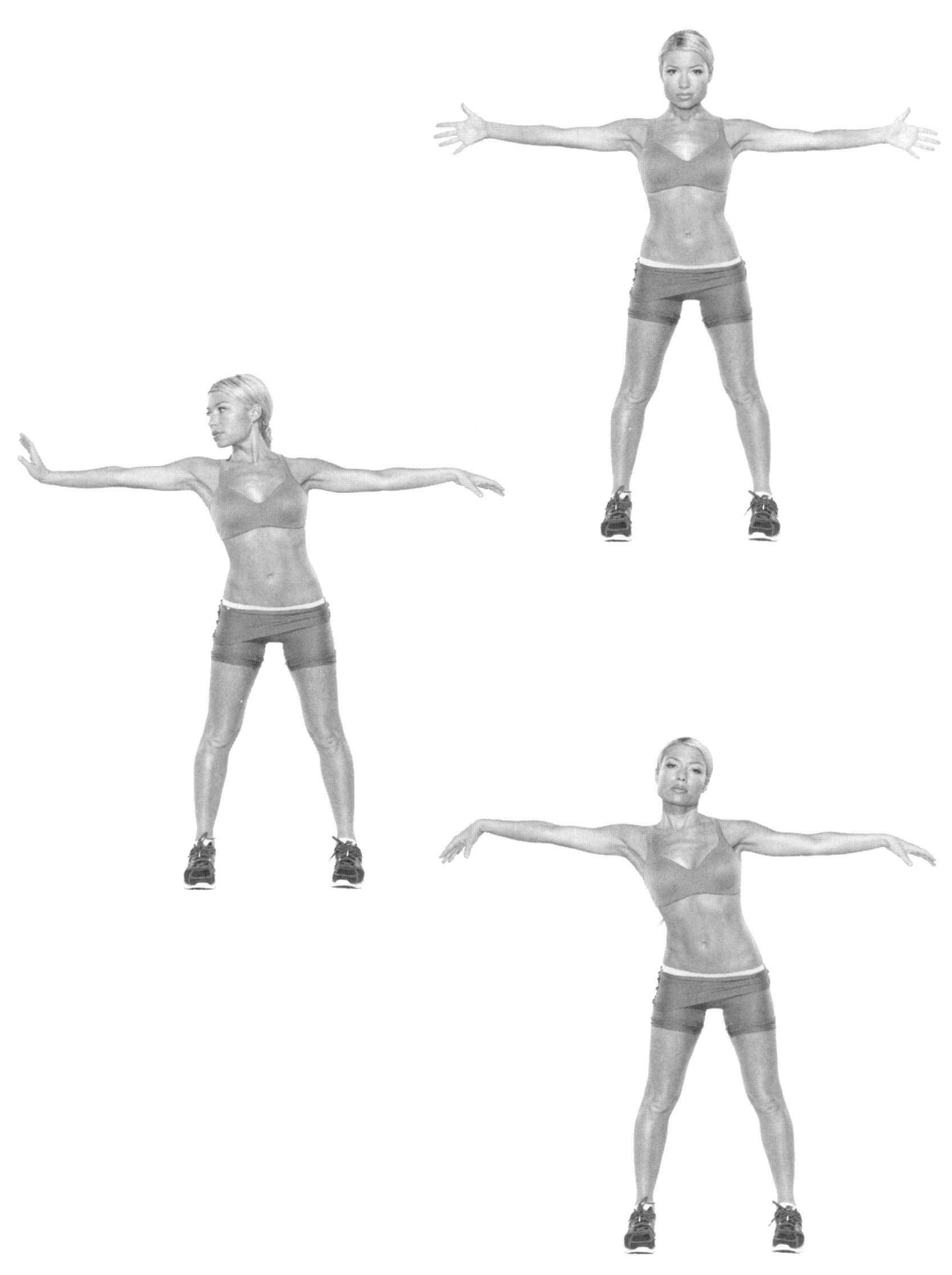

ÜBUNG 30: DAUMEN HOCH UND DAUMEN RUNTER

Halten Sie während des gesamten Übungsablaufs die Körperspannung, bewegen Sie sich fließend und konzentriert.

Haltung: Nehmen Sie eine aufrechte Haltung ein, die Füße sind schulterbreit voneinander entfernt, die Arme greifen kraftvoll nach außen. Die Handflächen zeigen nach vorne, die Daumen nach oben.

Bewegung: Heben Sie Ihre Arme etwas über Schulterhöhe, die Handflächen zeigen nach vorne, die Daumen nach oben. Malen Sie nun mit den Armen und Händen ein U in die Luft. Am tiefsten Punkt des U ballen Sie die Hände zu Fäusten. In der Rückwärtsbewegung zeigen die Daumen nach unten.

Ablauf: Handflächen vorne, Daumen nach oben. Hände zu Fäusten ballen. Handflächen hinten, Daumen unten.

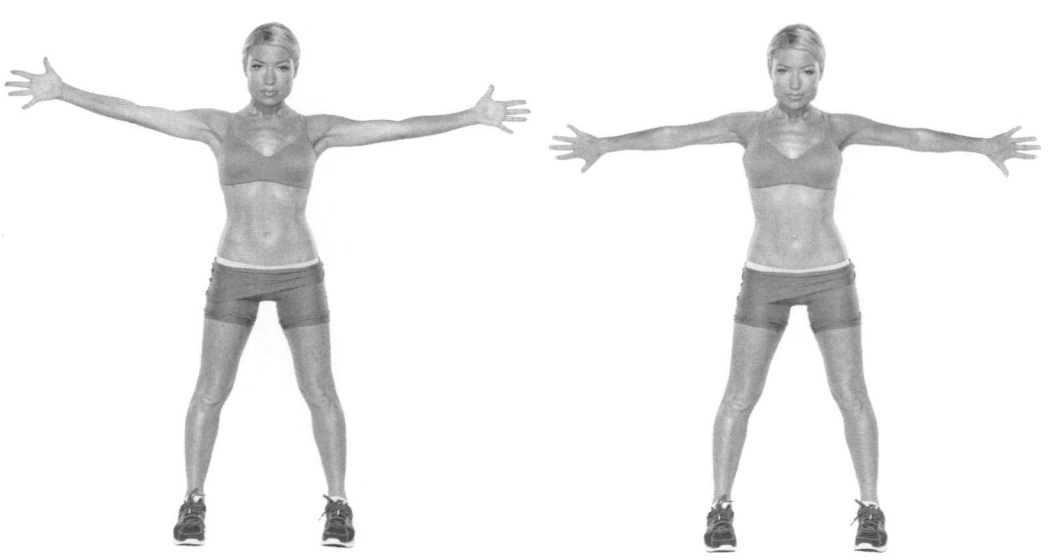

ÜBUNG 31: RÜCKWÄRTSSCHLAG MIT GERADEM ARM

Hier entsteht der Kreuzvektor, indem Sie die Schulter nach vorne strecken, während das Handgelenk und der Arm nach hinten ziehen, so als wollten Sie jemandem, der hinter Ihnen steht, aus einer wirklich seltsamen Position heraus einen Klaps geben.

Haltung: Stellen Sie sich aufrecht auf Ihre Matte, die Füße sind etwas mehr als schulterbreit voneinander entfernt. Legen Sie Ihre linke Hand auf die Hüfte, strecken Sie den rechten Arm seitlich aus, die Handfläche zeigt nach hinten.

Bewegung: Schlagen Sie mit dem rechten Arm auf Schulterhöhe nach hinten und bringen Sie den Arm wieder in die Ausgangsposition. Wiederholen Sie die Bewegung, diesmal aber deutlich höher, als wollten Sie jemandem hinter Ihnen, der viel größer ist als Sie, einen Klaps geben.
Führen Sie bei beiden Bewegungen die Hand weit hinter die Schulter zurück, die Schlagbewegung kommt aus dem Handgelenk. Achten Sie auf eine saubere Ausführung und auf Ihre Körperspannung.

Ablauf: Tiefer Schlag, hoher Schlag, tiefer Schlag, hoher Schlag. Führen Sie zunächst alle Wiederholungen auf der rechten Seite aus, bevor Sie zur linken Seite wechseln.

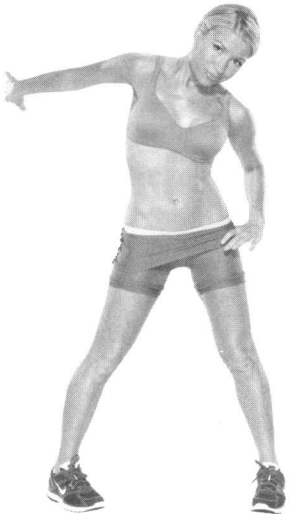 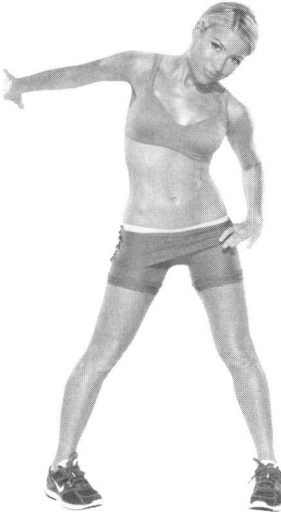

ÜBUNG 32: VOM V ZUM W UND ZURÜCK

Für heute haben Sie es fast geschafft!

Haltung: Nehmen Sie eine aufrechte Körperhaltung ein, die Füße sind etwas mehr als schulterbreit auseinander. Die linke Hand ruht auf der Hüfte, der rechte Arm ist gerade nach oben und leicht nach außen gestreckt, sodass er ein halbes V bildet. Die Handfläche zeigt zu Ihrem Körper.

Bewegung: Ziehen Sie nun den Ellbogen nach unten in Richtung Hüfte, sodass Sie ein halbes W formen. Heben Sie den Arm wieder, drehen Sie am obersten Punkt der Bewegung die Handfläche nach unten und führen Sie den Arm seitlich ausgestreckt nach unten. Kehren Sie dann wieder in die V-Position zurück.

Ablauf: Aus der W-Position nach oben bringen, Handfläche nach unten drehen, gestreckt zur Seite führen, wieder hoch ins V und runter ins W. Hoch und zur Seite. Nachdem Sie auf beiden Seiten ausreichend Wiederholungen gemacht haben, führen Sie die Übung mit beiden Armen gleichzeitig aus, sodass Sie ein vollständiges W bzw. V formen und beide Arme seitlich ausgestreckt nach unten drücken.

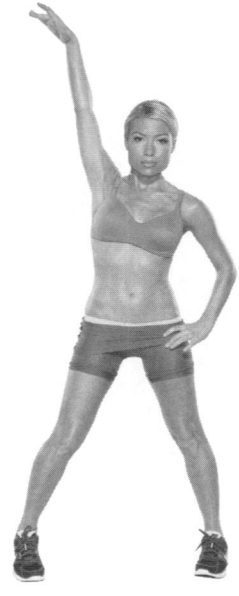

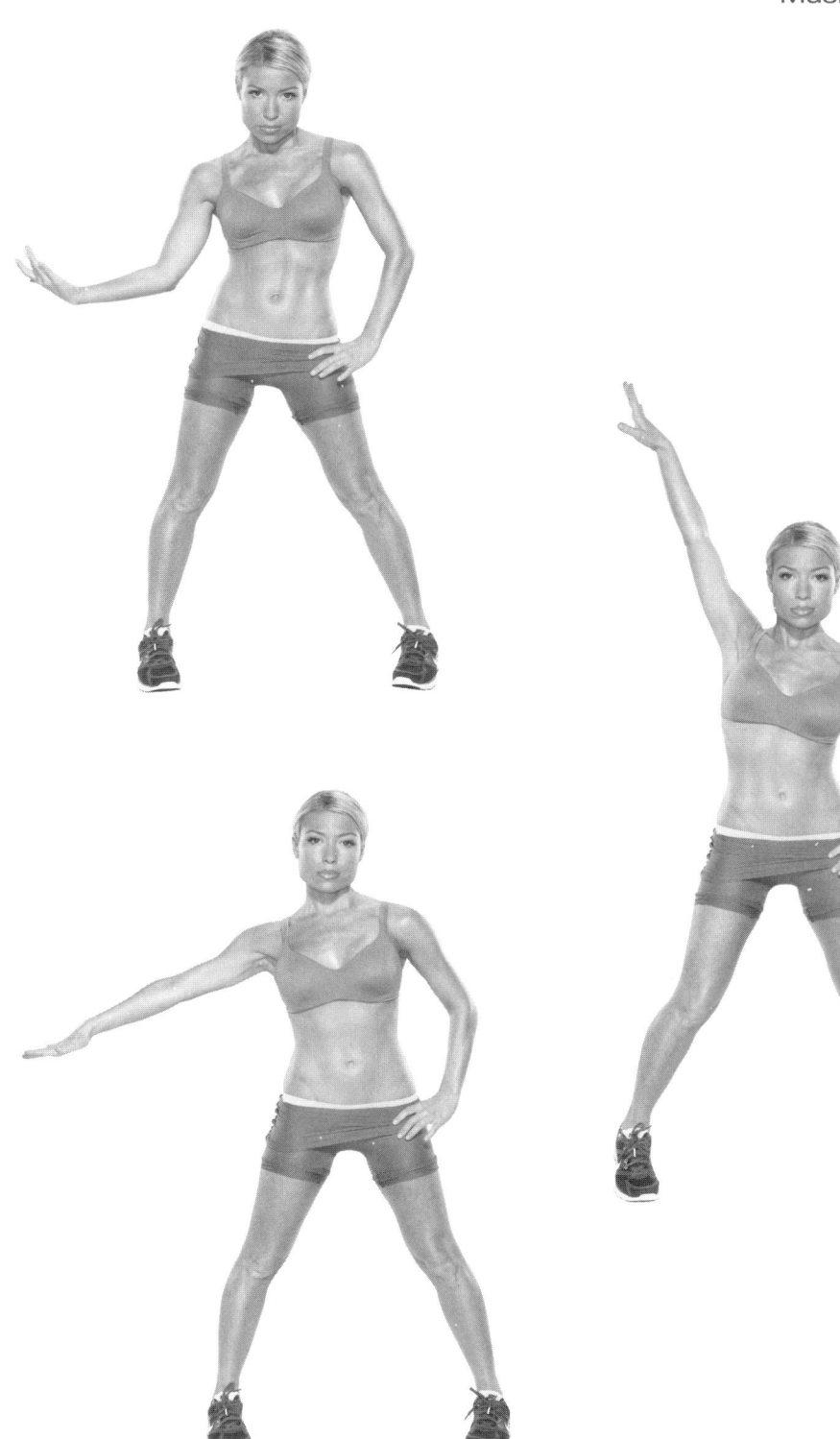

Sequenz 3:
Tag 21–30

Innerhalb dieser letzten zehntägigen Sequenz werden wir Ihren Körper noch einmal auf möglichst vielfältige Weise fordern. Auch der Stuhl kommt wieder zum Einsatz, allerdings benutzen wir ihn nicht als Balancierhilfe, sondern um unsere Muskeln erneut auf ungeahnte Weise zu beanspruchen. Auch die Art, wie Sie den Stuhl halten, ist extrem wichtig. Achten Sie auf jeden Fall auf die exakte Haltung Ihrer Hände, denn schon der taktile Reiz einer bestimmten Handhaltung kann bewirken, dass sich bestimmte Muskeln an- oder entspannen.

Der dritte Abschnitt ist logischerweise der spannendste Teil des 30-Tage-Programms. Denn inzwischen sollten Sie die ersten echten Ergebnisse sehen. Und weil Sie sich in Sequenz 3 auf ein völlig neues Leistungsniveau bringen werden, ist es kein Wunder, dass sich von nun an immer erstaunlichere Resultate einstellen werden.

Die Übungen der folgenden zehn Tage sind so konzipiert, dass sie bevorzugt die Körperbereiche beanspruchen, bei denen es sich besonders lohnt, seine Muskeln zu verschweißen. Ich spreche von den »Wunder«-Zonen, die dafür sorgen werden, dass unser Unterbauch schön flach wird, Hüftröllchen keine Chance mehr haben (das Gleiche gilt für Rückenfett und schlaffe Oberarme) und unser Po sich perfekt wölbt.

Normalerweise wird bei Problemzonen als Fitnessmaßnahme vorgeschlagen, das Problem gezielt an der entsprechenden Stelle zu bekämpfen. Nehmen wir an, Ihr Bauch sieht nicht so aus, wie er sollte. Herkömmliche Fitnessprogramme geben in diesem Fall vor, die entsprechenden Muskeln zu beanspruchen, also die Bauchmuskeln – aber dadurch verschwindet das Problem nicht. In meinem Programm erhalten nicht nur die Bauchmuskeln selbst ein Workout, ich fordere stattdessen auch diejenigen Muskeln, an die bisher nie jemand gedacht hat. Ich konzentriere mich also nicht nur auf die Problemzonen, sondern auch auf die umliegenden Muskeln. Indem ich ihrem Verlauf und ihren Ansatzpunkten folge, kann ich eine Kontraktion bewirken, die wesentlich effektiver ist und – anders als alle herkömmlichen Trainingsmethoden – endlich zu dem gewünschten Ergebnis führt.

Spätestens auf diesem Level müssen Sie verstanden haben, wie stark Ihr Gehirn Ihre persönlichen Leistungen beeinflusst. Wenn Sie zwar körperlich anwesend sind, aber sich nicht voll und ganz konzentrieren, wenn Sie abgelenkt sind statt bei der Sache, wenn Sie nur von Punkt A nach Punkt B kommen, ohne körperlich und geistig präsent zu sein, dann wird sich Ihre Verwandlung nur sehr langsam oder gar nicht vollziehen. Aber wenn Sie sich wirklich konzentrieren, Sie Ihre Bewegungen wirklich spüren und Ihre Kraft nutzen, wenn Sie Ihre Instinkte benutzen statt Ihren Verstand – wie ein pfeilschneller, geschmeidiger Jaguar, der seine Beute jagt –, können Sie in einen regelrechten Adrenalinrausch geraten. Und dann werden die Ergebnisse nicht lange auf sich warten lassen.

ÜBUNG 33: KNIEHEBEN AUS DEM KNIESTAND

Der Kreuzvektor kommt gleich von Anfang an ins Spiel, wenn Sie das Knie heben. Es gilt, das Knie so hoch wie möglich zu heben.

Haltung: Knien Sie seitwärts vor einem Stuhl. Stellen Sie den rechten Fuß vor sich auf den Boden, das Knie bildet einen rechten Winkel. Ihre linke Hand ruht auf der Sitzfläche des Stuhls.

Bewegung: Führen Sie das Bein angewinkelt nach hinten (das Knie im 90-Grad-Winkel gebeugt). Spannen Sie das Gesäß an und heben Sie das Knie nach oben. Während des gesamten Bewegungsablaufs kommen der Hüftbeuger und weitere Muskeln zum Einsatz, die rechte Hüfte schiebt sich leicht nach vorn. Ihr Bein zieht nicht nur nach hinten, sondern auch nach oben. Das Knie bleibt die ganze Zeit über gebeugt. Zurück in die Ausgangsposition.

Ablauf: Anheben und das angewinkelte Bein nach hinten oben führen, dann wieder zurück in die Ausgangsposition. Heben und zurückführen, vor und abstellen.

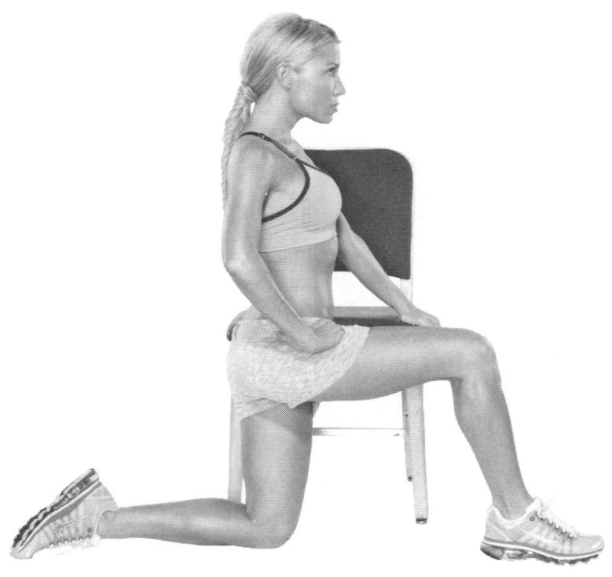

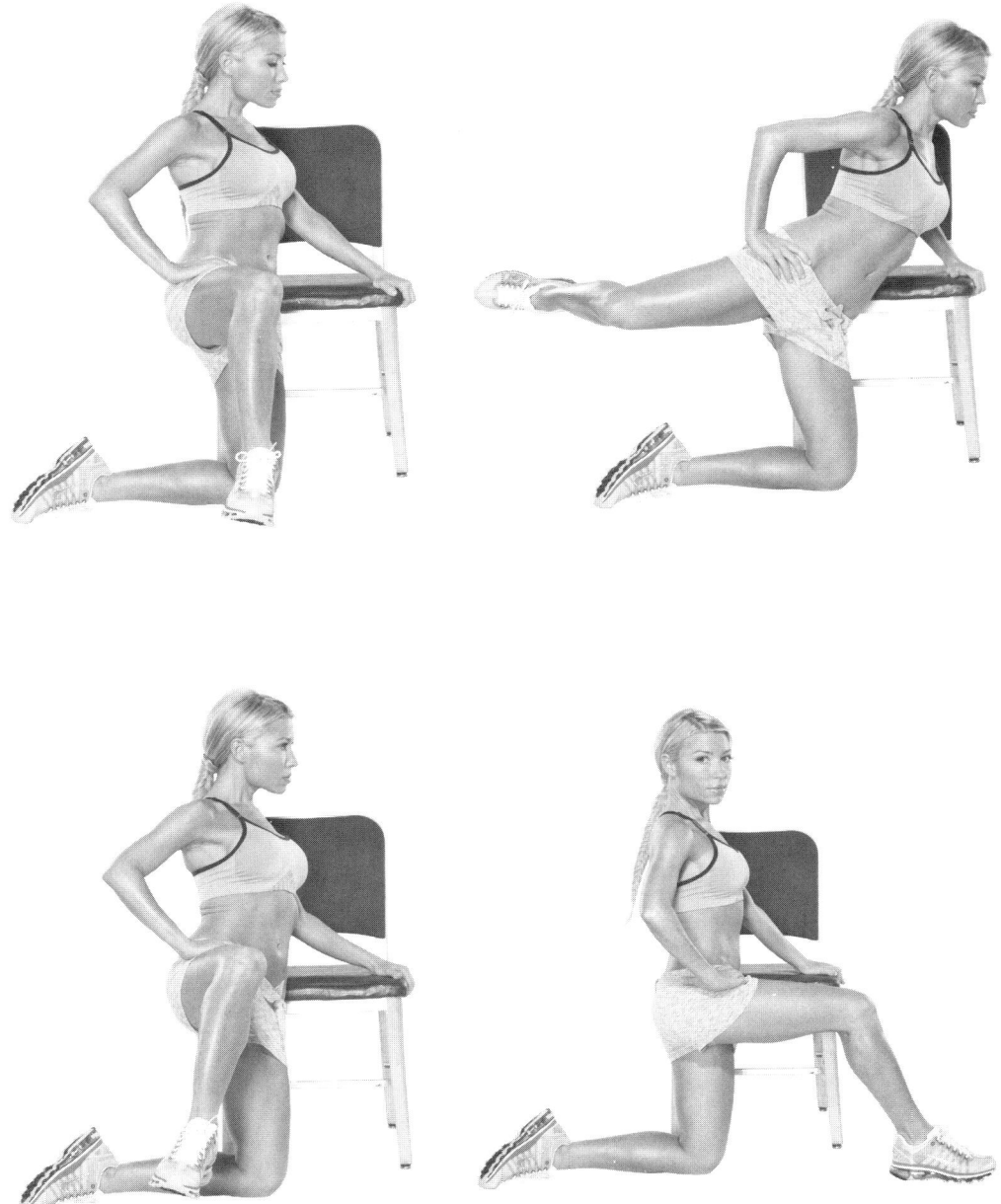

ÜBUNG 34: AUFSTEIGENDE KICKS MIT ANGEWINKELTEM BEIN

Der Kreuzvektor entsteht, indem sich die rechte Schulter nach vorne und der Fuß nach hinten strecken. Achten Sie auf diese kleinen Dinge. Sie sind wirklich wichtig.

Haltung: Nehmen Sie seitwärts vor einem Stuhl den Vierfüßlerstand ein. Ihre linke Hand stützt sich auf die Sitzfläche, die rechte ruht auf Ihrer Hüfte oder auf dem Boden.

Bewegung: Heben Sie das angewinkelte rechte Bein auf Hüfthöhe nach hinten. Kicken Sie nun mit dem Fuß einmal nach unten, dann einmal etwas höher und schließlich ein drittes Mal so hoch, wie Sie nur können. Nach dem hohen Kick beginnen Sie wieder auf Hüfthöhe und arbeiten sich erneut in drei Stufen hoch. Kehren Sie nach jedem Durchgang in die Ausgangsposition zurück. Halten Sie während der Kicks immer mit der rechten Schulter dagegen.

Ablauf: Tief, höher, ganz hoch. Tief, höher, ganz hoch.

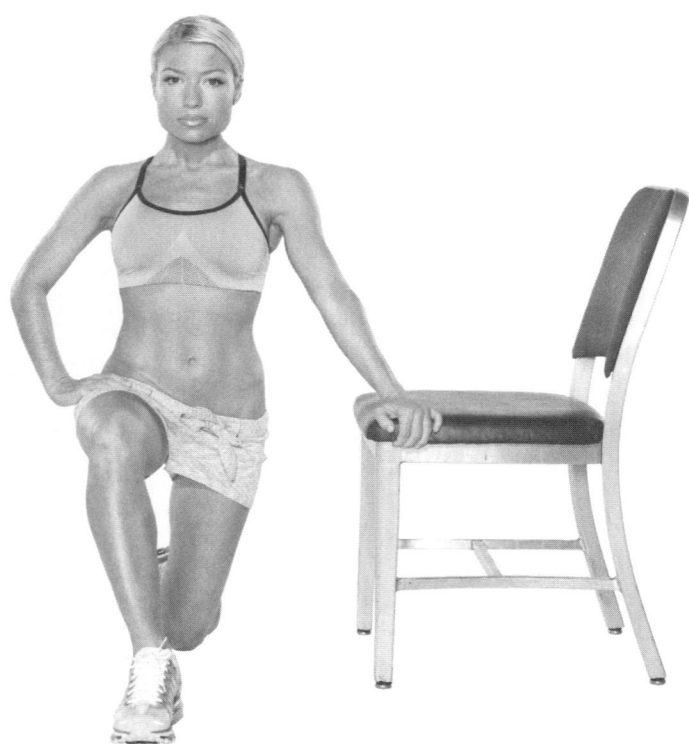

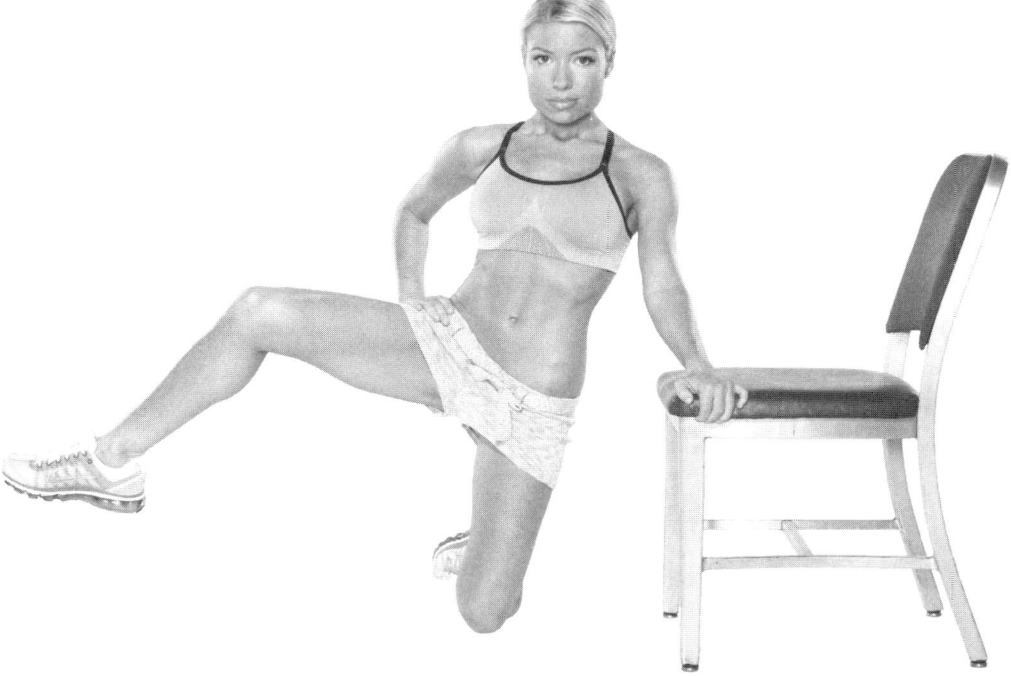

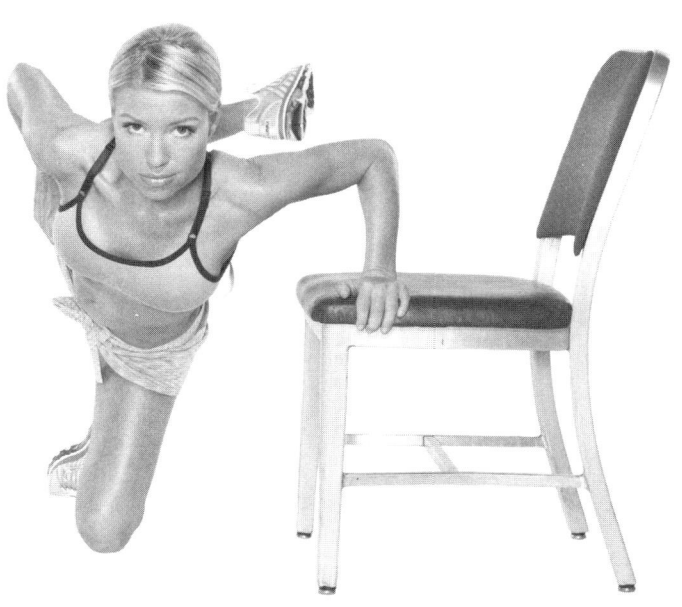

ÜBUNG 35: LIEGESTÜTZ MIT RÜCKWÄRTSKICK

Diese Übung ist für Ihren Bauch, die Arme, den Po ... wir stricken jetzt alles sehr engmaschig zusammen.

Haltung: Gehen Sie vor dem Stuhl in eine Liegestützposition. Ihre linke Seite ist dem Stuhl zugewandt. Die Füße sind etwas mehr als schulterbreit voneinander entfernt. Die linke Hand stützt sich auf die Sitzfläche, die rechte ruht auf dem Boden.

Bewegung: Ziehen Sie das rechte Knie in Richtung Brust und strecken Sie das Bein dann diagonal nach hinten oben aus. Anziehen und ausstrecken. Die größte Kraftentwicklung entsteht bei dieser Übung in der linken Hüfte, die Ihren Körper stabilisieren muss, während Sie das rechte Bein nach hinten oben ausstrecken.

Ablauf: Knie anziehen und ausstrecken. Knie anziehen und ausstrecken.

Diese Übung werden Sie in Ihren schrägen (unteren) Bauchmuskeln spüren, die hier viel zu tun haben, weil sie Ihren Körper stabilisieren müssen. Nach den ersten 20 Tagen meines Programms werden Ihre Muskeln allerdings schon ziemlich fit sein, weshalb Sie dies auf eine völlig neue Weise spüren werden. Genau das macht diese Übung so reizvoll.

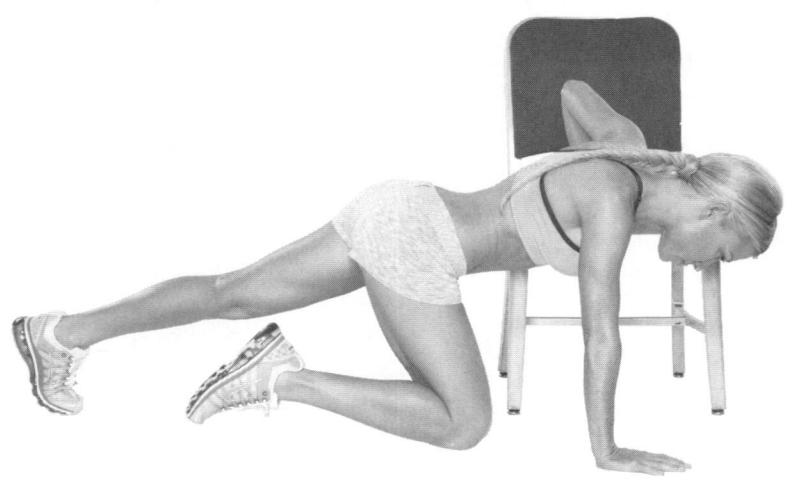

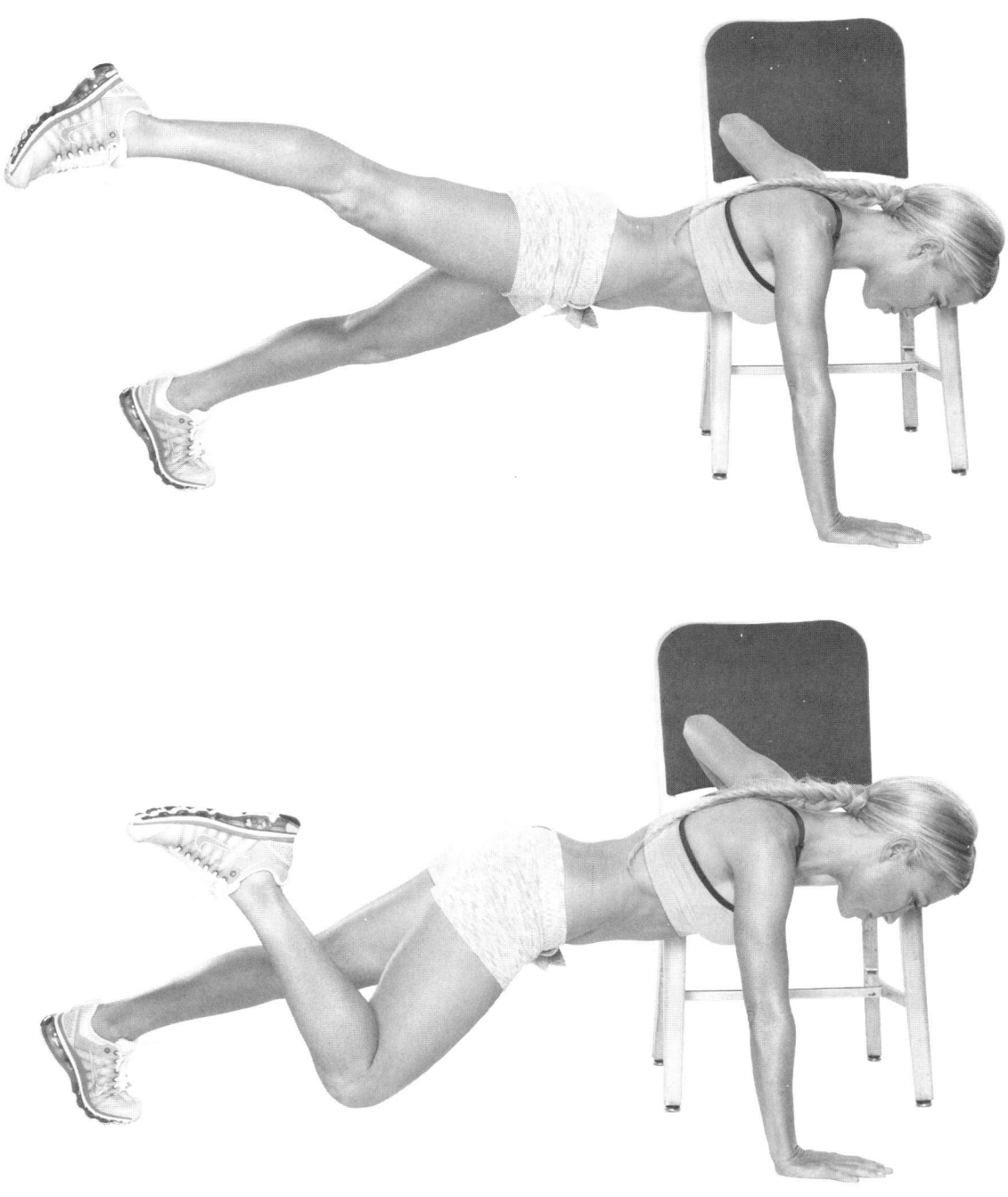

ÜBUNG 36: HANDGESTÜTZTES OBERSCHENKELTRAINING

Diese Bewegung zielt auf die inneren Oberschenkel ab. Der Kreuzvektor verläuft durch die Hüften.

Haltung: Setzen Sie sich vorne an die Stuhlkante und halten Sie sich am Rand der Sitzfläche fest. Die Beine befinden sich angewinkelt vor dem Körper. Rutschen Sie vorwärts mit dem Gesäß vom Stuhl. Ihre Beine und die gestreckten Arme halten Sie in der Luft.

Bewegung: Spreizen Sie das rechte Bein seitlich ab und strecken Sie es aus. Führen Sie es zurück zur Körpermitte und beugen Sie dabei das Knie, als wollten Sie die Beine übereinanderschlagen.

> *Auch hier ist der Kreuzvektor wieder in den Hüften. Während Ihr Fuß sich nach außen bewegt, sollte sich die rechte Hüfte nach vorne strecken. Gleichzeitig sinken Sie in der linken Hüfte etwas ein.*

Ablauf: Spreizen Sie das Bein wieder ab, strecken Sie es aus und führen Sie es zurück und am linken Oberschenkel vorbei. Abspreizen, strecken, überkreuzen.

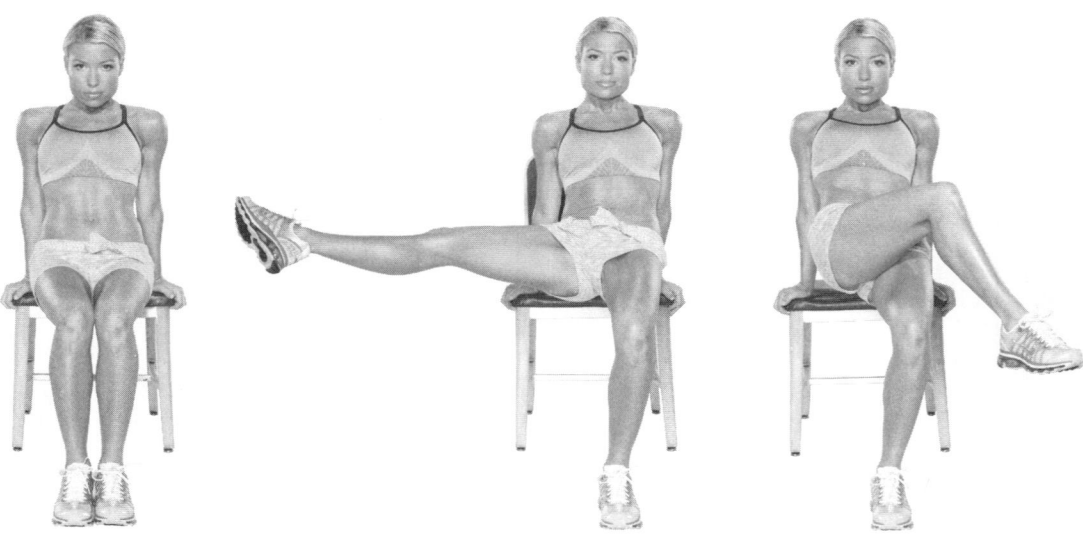

ÜBUNG 37: SEITLICHES BEINHEBEN AUS DEM NACH UNTEN SCHAUENDEN HUND

Wenn Sie jemals Yoga gemacht haben, wird Ihnen diese Übung bekannt vorkommen: Ausgangspunkt ist eine Haltung, die der des Nach unten schauenden Hundes sehr ähnlich ist. Die Rückenlehne des Stuhls zeigt Ihnen, wie hoch Sie das Bein mindestens heben müssen.

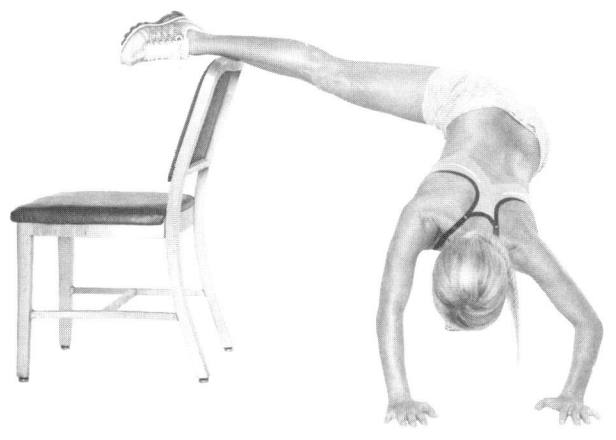

Haltung: Nehmen Sie links neben einem Stuhl die Yoga-Haltung »Nach unten schauender Hund« ein. Hände und Füße ruhen schulterbreit auseinander auf dem Boden, Becken und Gesäß sind nach oben gestreckt.

Bewegung: Heben Sie das gestreckte rechte Bein so hoch wie möglich an, sodass eine lange Gerade von der Hand bis zur Fußspitze entsteht. Senken Sie das Bein nun ab und führen Sie es nach außen bis knapp über die Stuhllehne, das Knie zeigt nach vorne. Bringen Sie es dann wieder zurück und nach oben. Während Sie das Bein so hoch wie möglich anheben, stützen Sie sich in Ihre gestreckten Arme, um das Gleichgewicht zu bewahren und die Körperspannung zu halten. Wenn Sie das Bein zur Seite führen, halten Sie dagegen, indem Sie mehr Gewicht auf die Arme verlagern und diese möglichst durchstrecken.

> *Der Kreuzvektor verläuft wieder durch die Hüften. Wenn sich Ihr Bein nach hinten oben bewegt, kommt Ihre Hüfte nach vorne. Während das Bein zur Seite geht, müssen Sie Ihre Hüften gerade halten.*

Ablauf: Bein nach hinten oben heben, dann zur Seite und wieder zurück. Nach hinten oben heben, dann zur Seite.

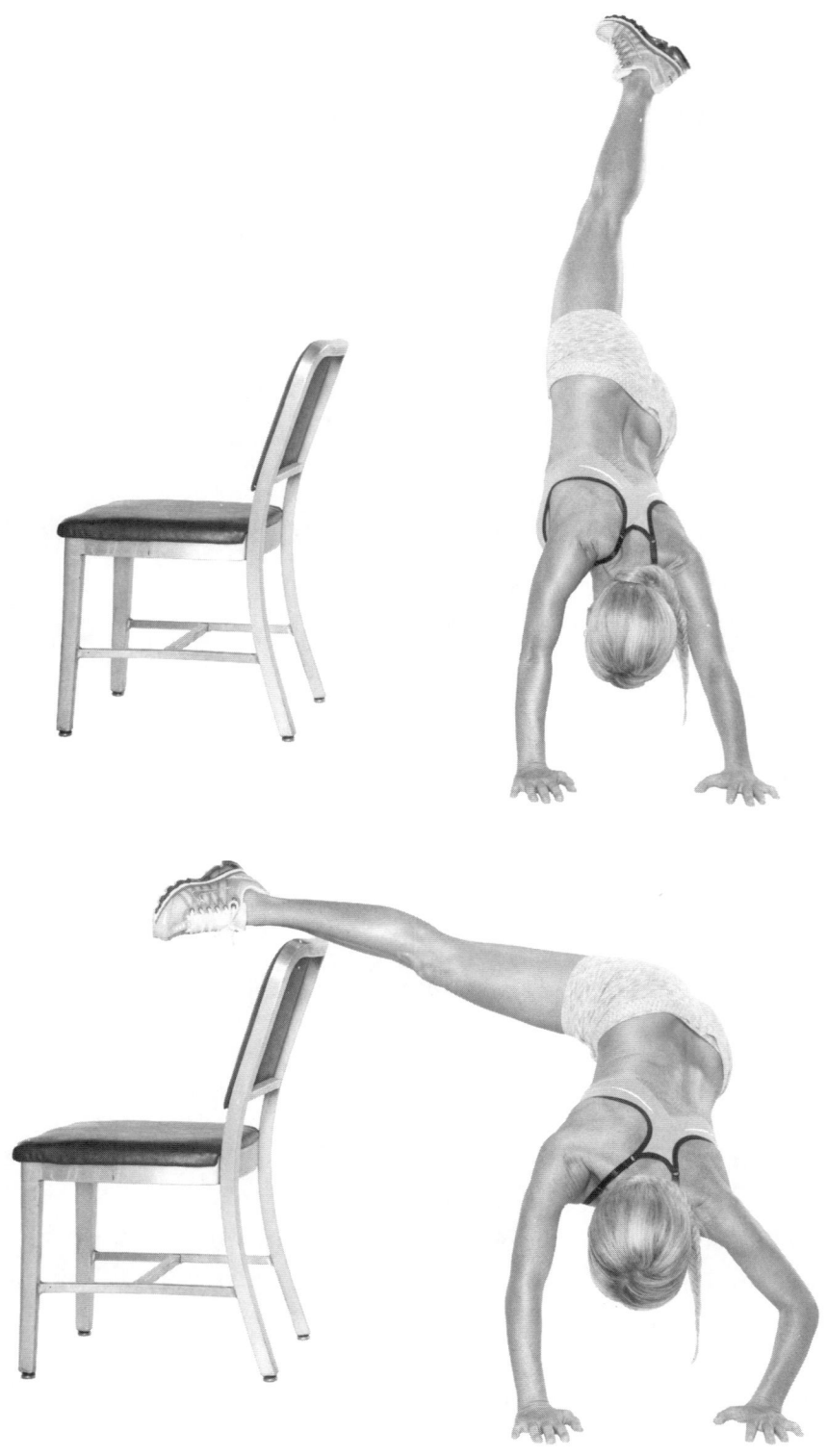

ÜBUNG 38: DIAGONALES BEINSTRECKEN MIT KNIEABLE-GEN AUF DEM STUHL

Nutzen Sie hier nicht den Schwung Ihres Beins – ich möchte vielmehr, dass Sie Ihre Muskeln kontrolliert einsetzen.

Haltung: Nehmen Sie links vor einem Stuhl den Vierfüßlerstand ein.

> *Jedes Mal, wenn Sie in die neutrale Position zurückkehren, legen Sie das Bein komplett auf dem Stuhl ab. Ich möchte, dass Sie es beim nächsten Durchgang wieder anheben – und somit Ihre Muskeln aufs Neue fordern müssen.*

Bewegung: Heben Sie das rechte Bein angewinkelt zur Seite hin an und legen Sie das Knie auf der Sitzfläche ab. Strecken Sie es nach rechts oben aus, sodass sich Ihr Fuß zum oberen Ende der Stuhllehne hinbewegt. Stabilisieren Sie Ihren Stand, indem Sie in der Streckbewegung die linke Hüfte vorschieben und mehr Gewicht auf Ihren linken Arm verlagern. Kehren Sie in die neutrale Position (Ausgangsposition) zurück.

Ablauf: Das Bein anheben, strecken, beugen, ablegen.

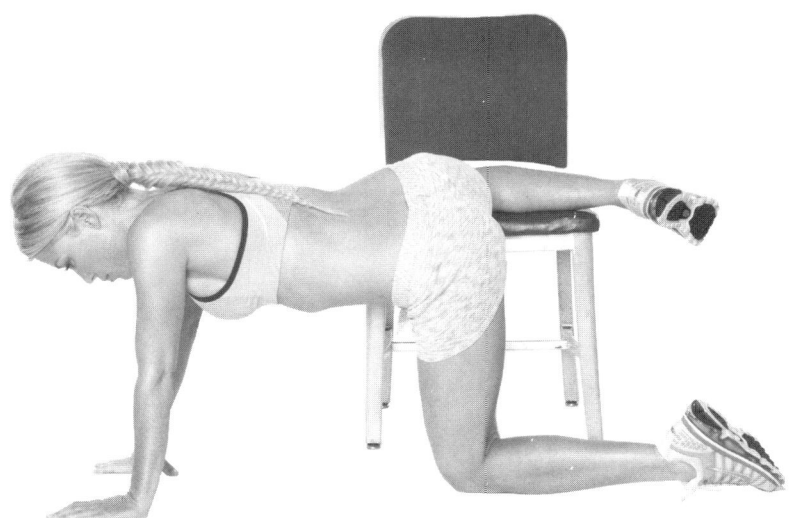

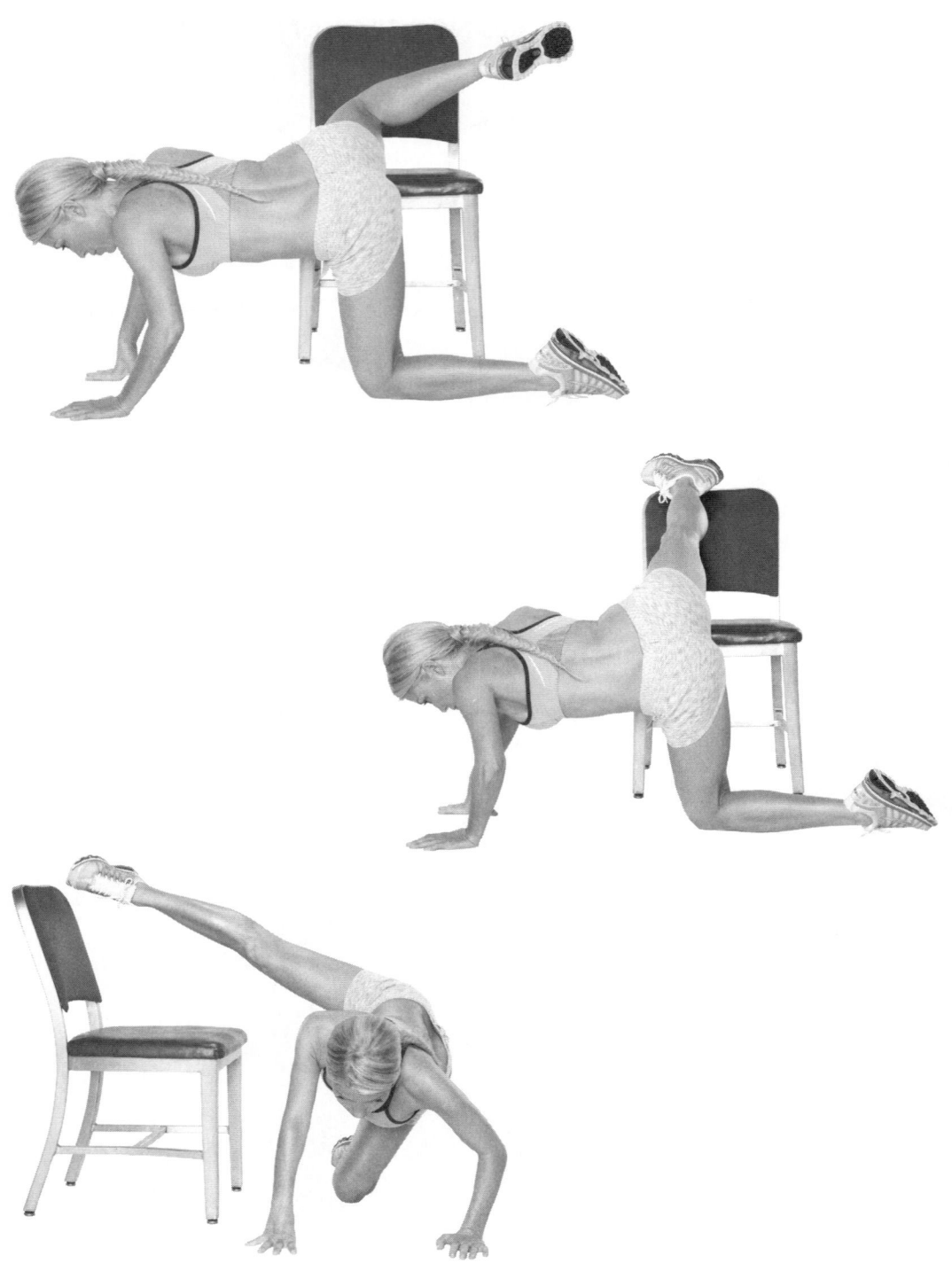

ÜBUNG 39: GESTÜTZTER HIGH-KICK NACH HINTEN

Eine tolle Übung für den Po – achten Sie darauf, mit dem Bein möglichst hoch nach hinten zu treten.

Haltung: Stellen Sie sich vor Ihren Stuhl. Heben Sie Ihr rechtes Bein und stellen Sie den Fuß auf der Sitzfläche ab. Die Fußspitze zeigt nach rechts. Die Hände ruhen auf den Hüften.

Bewegung: Heben Sie das Knie an und strecken Sie das Bein nach hinten oben aus. Beugen Sie sich dabei nach vorne. Die rechte Hand stützt sich auf die Sitzfläche, die linke berührt den Boden. Heben Sie das Bein so hoch wie möglich und bringen Sie das Knie dann erneut an den Stuhl.

Ablauf: Bein heben und nach vorne beugen, möglichst hoch nach hinten treten.

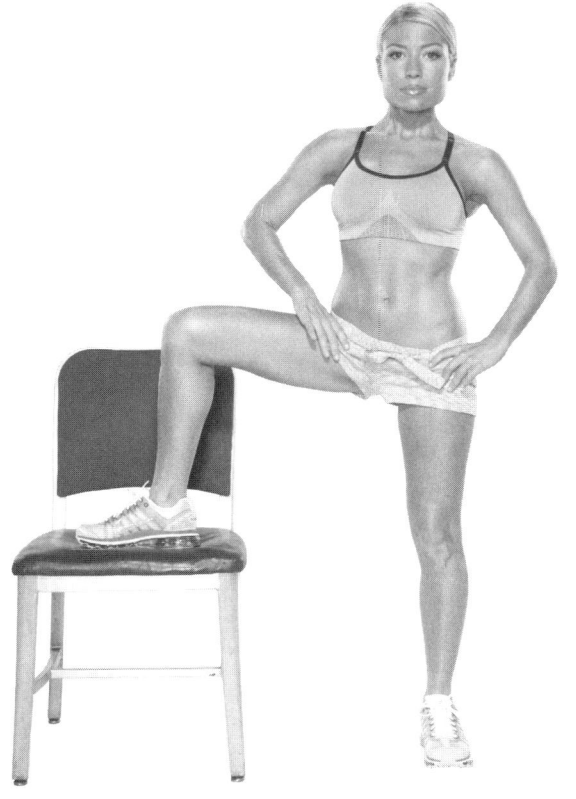

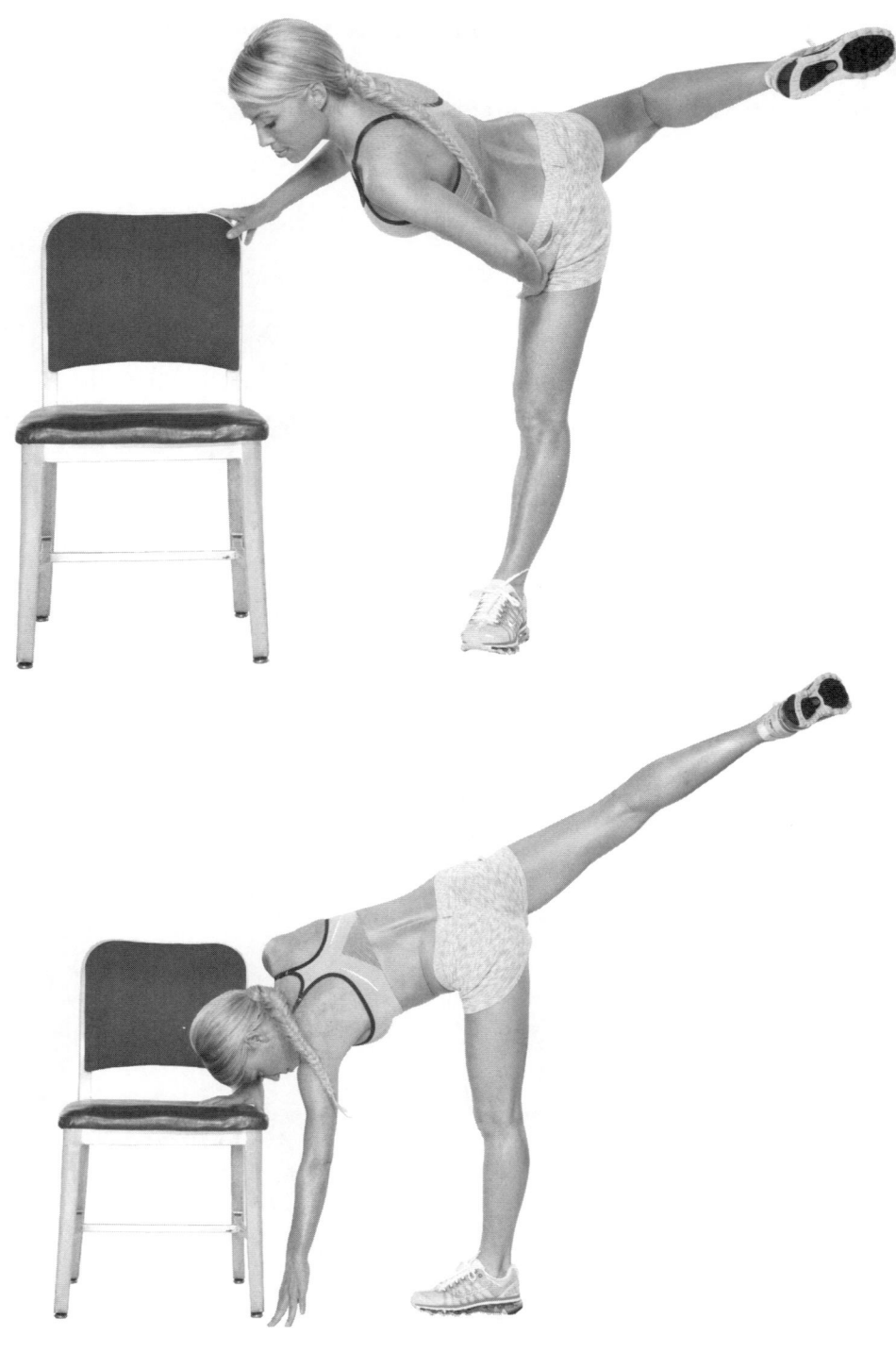

ÜBUNG 40: RÜCKWÄRTSKICK MIT DREHUNG

Diese Übung erfordert eine kleine Drehung ... halten Sie dabei die Körperspannung!

Haltung: Stellen Sie sich links neben einen Stuhl. Legen Sie den rechten Fuß auf der Sitz-fläche ab, das Knie ist gebeugt. Die Hände ruhen auf den Hüften.

Bewegung: Drehen Sie sich nun in der Hüfte, sodass Sie dem Stuhl zugewandt sind. He-ben Sie dabei das rechte Bein zur Seite und hinter den Körper und strecken Sie es mit einer Kick-Bewegung aus. Währenddessen stützen Sie sich mit der rechten Hand auf dem Stuhl ab und berühren mit der linken den Boden. Richten Sie sich dann wieder auf und drehen Sie sich in der Hüfte, sodass diese wieder nach vorne zeigt. Stellen Sie das angewinkelte Bein erneut auf dem Stuhl ab.

Ablauf: Bein heben, Stuhl und Boden berühren, nach vorne drehen und in die neutrale Position zurückkehren (Bein ablegen). Wiederholen.

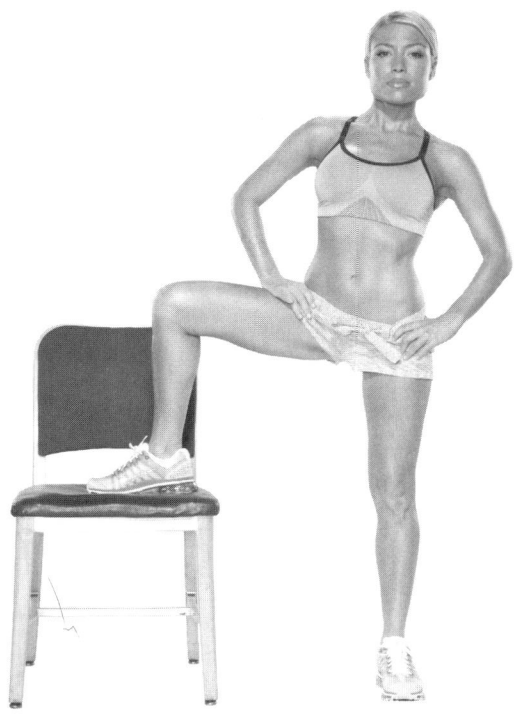

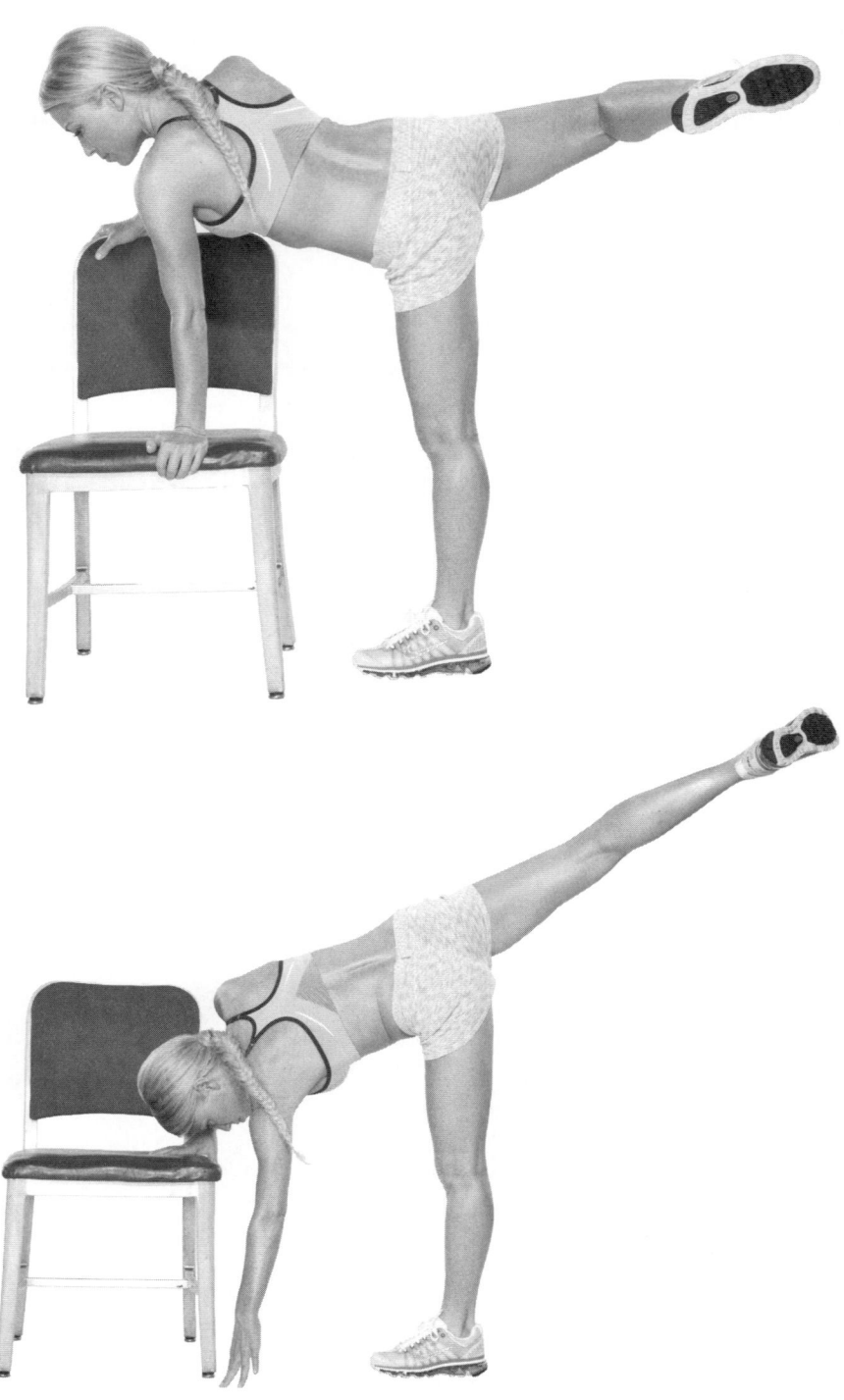

ÜBUNG 41: KNIEBEUGE MIT SEITWÄRTSKICK NACH HINTEN

Halten Sie die Bauchmuskeln in dieser Übung angespannt, während Sie das Bein anziehen, sich aufrichten, das Bein heben und drehen.

Haltung: Stellen Sie sich vor einen Stuhl und umfassen Sie mit beiden Händen die Sitzfläche. Die Beine sind eng zusammen. Nehmen Sie eine leicht vornübergebeugte Haltung ein.

Bewegung: Verlagern Sie Ihr Gewicht auf die Fußballen und gehen Sie in die Hocke. Richten Sie sich nun mithilfe Ihrer Arme auf, bis die Beine durchgestreckt sind. Heben Sie das rechte Bein seitlich an und führen Sie es angewinkelt nach hinten links. Strecken Sie das Bein nach hinten aus, sobald es die Körpermitte überschritten hat. Führen Sie das Bein dann angewinkelt zurück in die Standposition und gehen Sie wieder in die Hocke.

Ablauf: In die Hocke gehen, die Hände auf dem Stuhl, Beine strecken. Das angewinkelte Bein seitlich nach hinten führen und nach hinten oben ausstrecken, wieder anwinkeln und in die Ausgangsposition zurück.

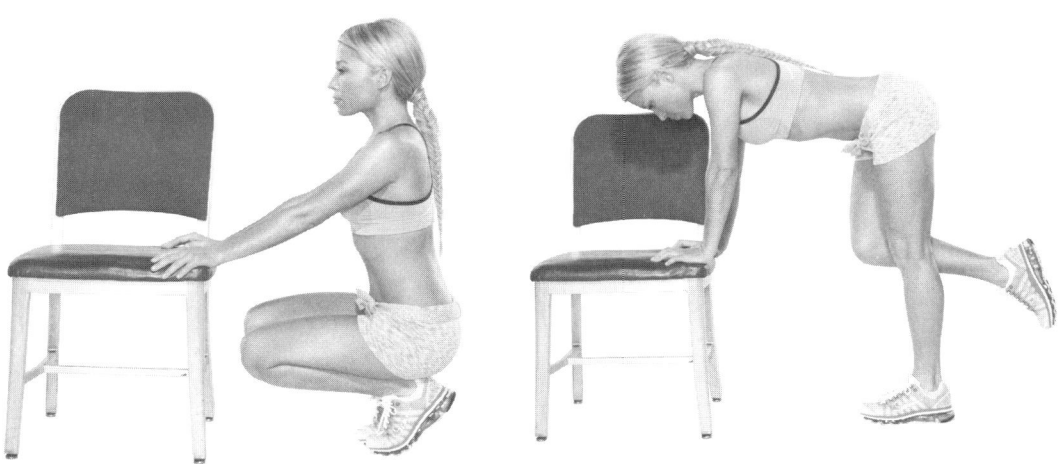

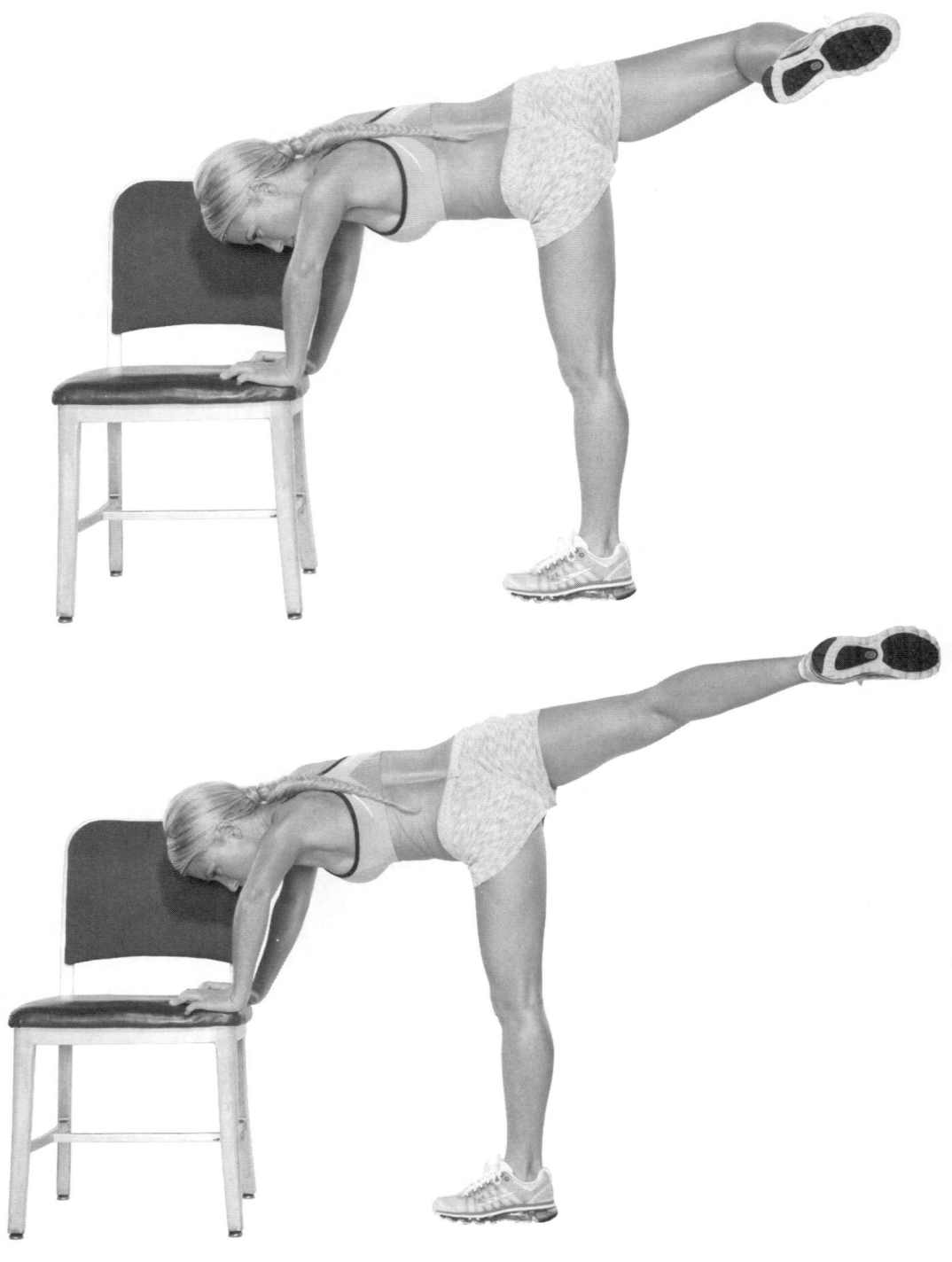

ÜBUNG 42: CRUNCH MIT DOPPELTEM BEINHEBEN

*Dies ist eine jener Übungen, bei denen ich Ihren Körper in eine ungewöhnliche Position brin-
ge, um einen speziellen Nebenmuskel zu bearbeiten – in diesem Fall einen Teil Ihrer Bauchmuskeln. Diese Übung ist etwas knifflig, weil Sie dabei Ihren Arm um Ihren Körper winden
müssen.*

Haltung: Legen Sie sich auf den Rücken, die Beine sind gestreckt.

Bewegung: Drehen Sie sich auf die rechte Seite und führen Sie die linke Hand vor den
Körper. Die Fingerspitzen berühren den Boden. Den rechten Arm strecken Sie in einem
rechten Winkel vom Körper weg. Ziehen Sie nun Ihr rechtes Knie zur Schulter und strecken Sie das Bein knapp über dem Boden wieder aus. Dann heben Sie das Bein gestreckt
nach oben und senken es wieder und führen es wieder zur Brust. Die Zehen bleiben die
ganze Zeit über gestreckt.

Ablauf: Anziehen, strecken, heben, senken. Anziehen, strecken, heben, senken.

> *Wenn Sie Ihren Nacken stützen müssen, können Sie Ihre linke Hand hinter den Kopf legen.*

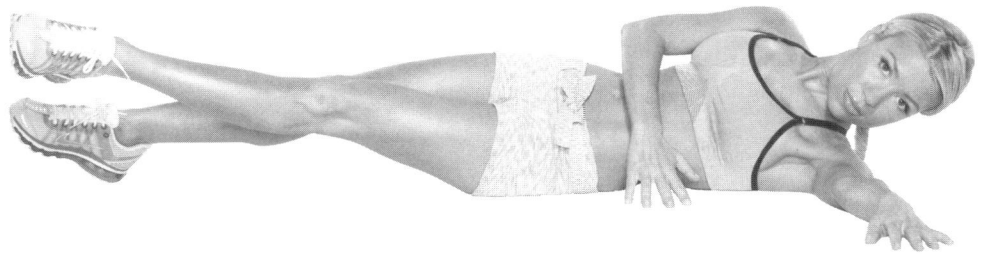

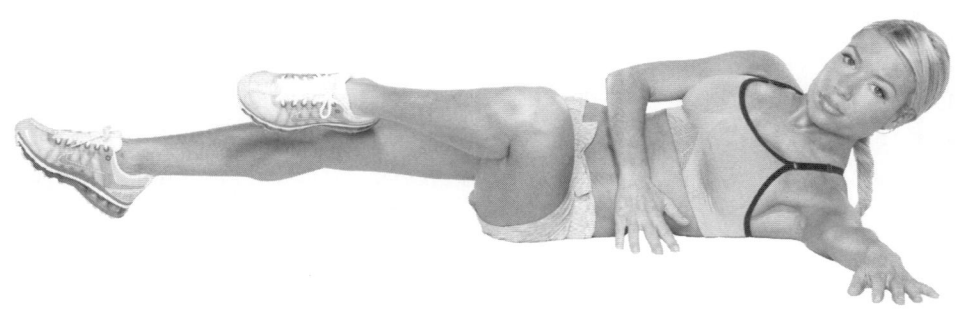

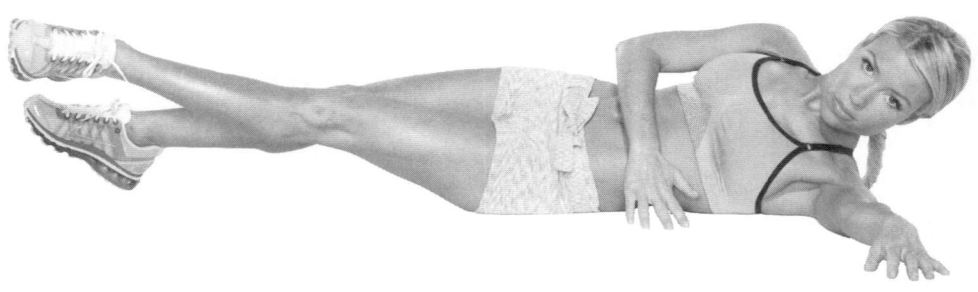

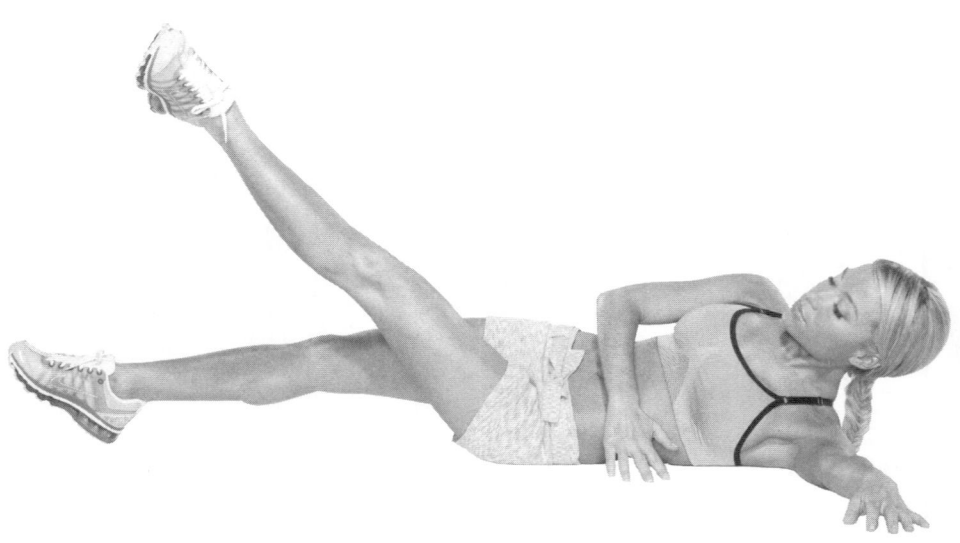

ÜBUNG 43: HALBES KLAPPMESSER MIT AUSGESTRECK-TEM ARM

Eine ähnliche Übung wie die vorherige, allerdings mit einer kleinen Erweiterung, um sie schwieriger zu gestalten – und noch bessere Ergebnisse zu erzielen.

Haltung: Legen Sie sich auf den Rücken, die Beine sind gerade ausgestreckt. Strecken Sie Ihren rechten Arm im rechten Winkel vom Körper weg, die Handfläche zeigt nach unten, die Finger liegen auf dem Boden. Stützen Sie Ihren Kopf mit Ihrem linken Arm und heben Sie ihn vom Boden ab.

Bewegung: Heben Sie beide Beine angewinkelt, mit nach außen zeigenden Knien, vom Boden ab, wobei Sie das rechte Bein etwas höher heben und zur Nase ziehen. Dann strecken Sie die Beine aus und bringen dabei den rechten Fuß über den linken.

Ablauf: Beine anheben und anziehen, Beine absenken und kreuzen.

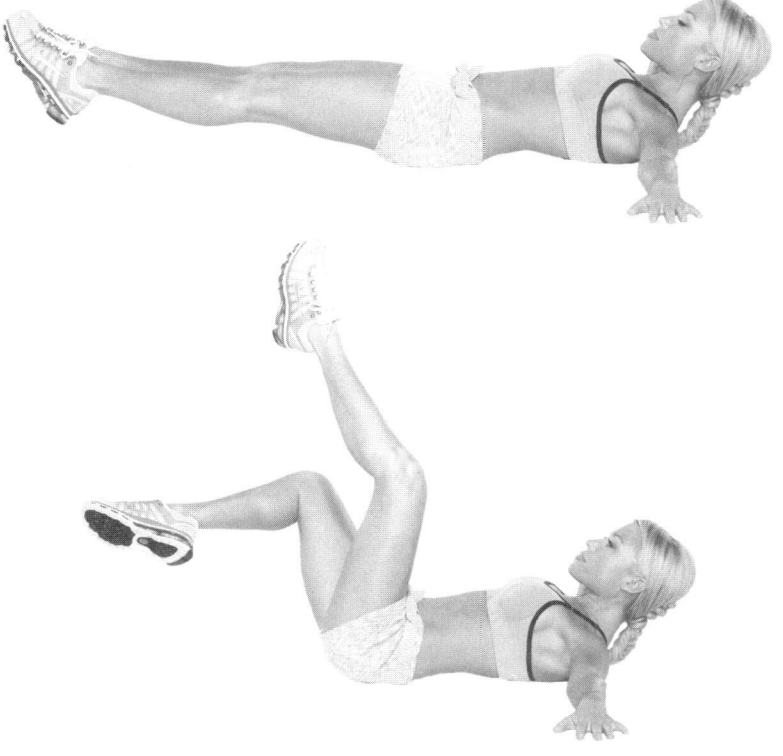

ÜBUNG 44: RECHTS, LINKS, MITTE UND FROSCH

Sie werden mir später dankbar sein für dieses Bauchmuskeltraining.

Haltung: Legen Sie sich auf den Rücken, die Beine sind gestreckt, die Hände hinter dem Kopf verschränkt.

Bewegung: Spannen Sie die Bauchmuskeln an und heben Sie Kopf und Schultern. Führen Sie das gestreckte rechte Bein über das linke, das Sie am linken Mattenrand abstellen. Legen Sie dann das rechte Bein am rechten Mattenrand ab und kreuzen Sie es mit dem linken. Bringen Sie beide Beine in der Mitte zusammen und führen Sie das rechte über das linke Bein. Ziehen Sie die Knie zur Brust wie ein auf dem Rücken liegender Frosch. Zurück in die Ausgangsposition.

Ablauf: Rechts, links, Mitte und die Beine anziehen wie ein Frosch. Rechts, links, Mitte und Frosch.

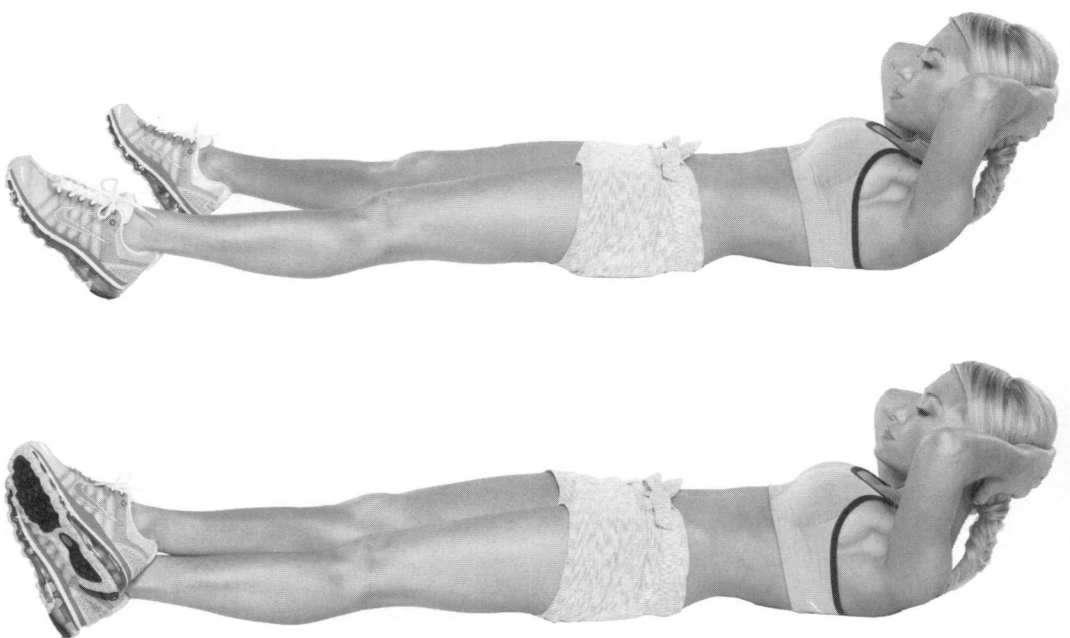

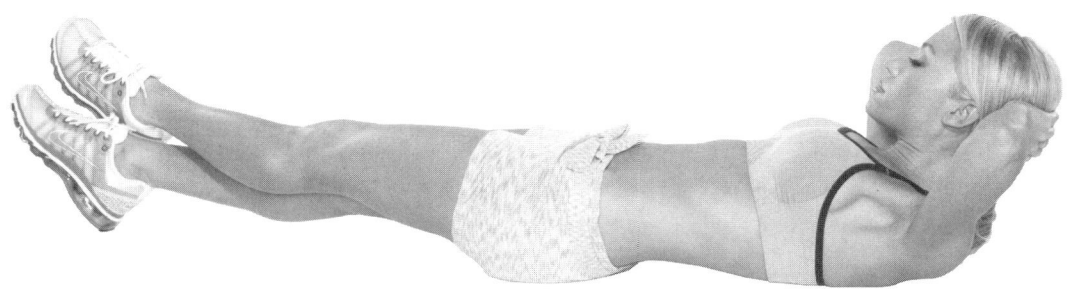

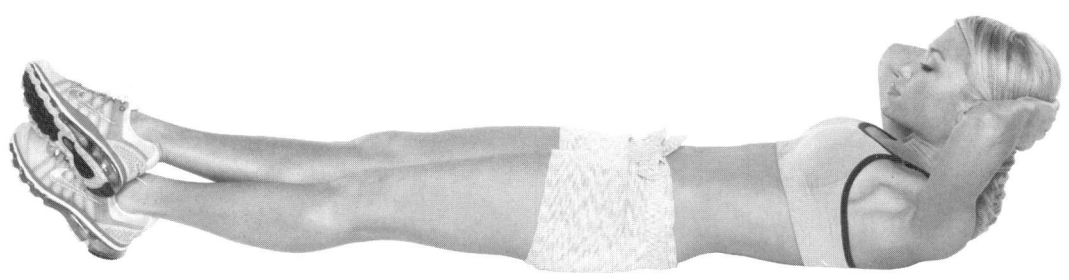

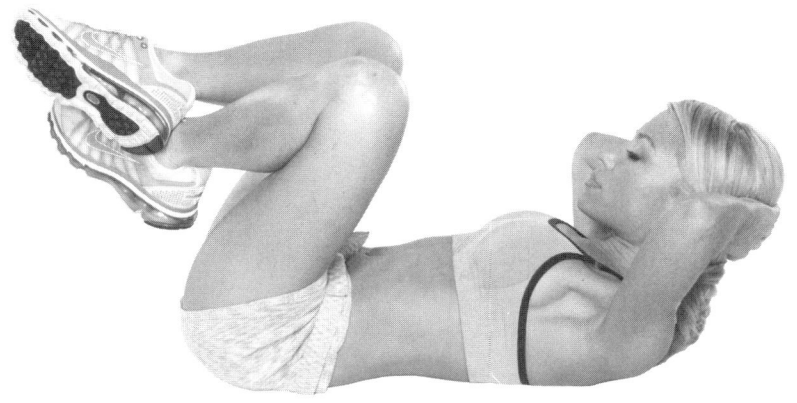

ÜBUNG 45: ABWECHSELNDES ARMSTRECKEN

Die letzte Übungsreihe für die Arme führen wir im Stehen aus.

Haltung: Nehmen Sie eine aufrechte Haltung ein und strecken Sie Ihre Arme kraftvoll nach beiden Seiten hin aus. Die Finger sind gespreizt, die Handflächen zeigen nach vorne. Winkeln Sie Ihren rechten Arm an.

Bewegung: Strecken Sie den rechten Arm zur Seite aus, halten Sie die Finger gespreizt und die Handflächen so, dass sie nach vorne zeigen. Ziehen Sie den Arm wieder an und beugen Sie ihn dabei. Strecken Sie ihn dann diagonal nach oben und ziehen Sie ihn wieder an.

> *Diese Übung steht und fällt mit der isolierten Bewegung des Brustkorbs. Halten Sie die Hüften ruhig und schieben Sie Ihre Rippen in kleinen isolierten Bewegungen über die Hüften. Das funktioniert mithilfe der Arme ganz gut. Wenn Ihr Arm sich nach rechts streckt, geht die Hüfte nach links, aber der Brustkorb nach rechts. Der Kreuzvektor entsteht durch die Gewichtsverlagerung von rechts nach links.*

Ablauf: Einmal zur Seite, einmal nach oben. Zweimal rechts, zweimal links.

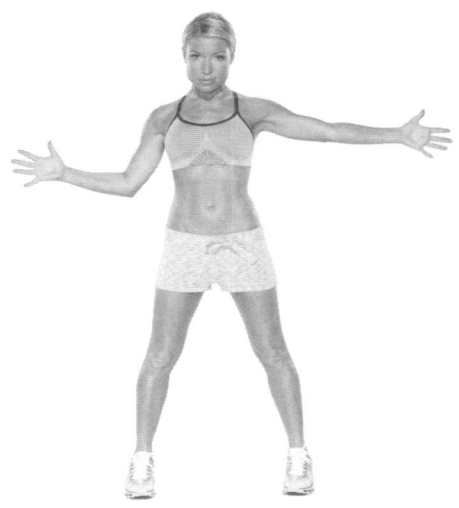

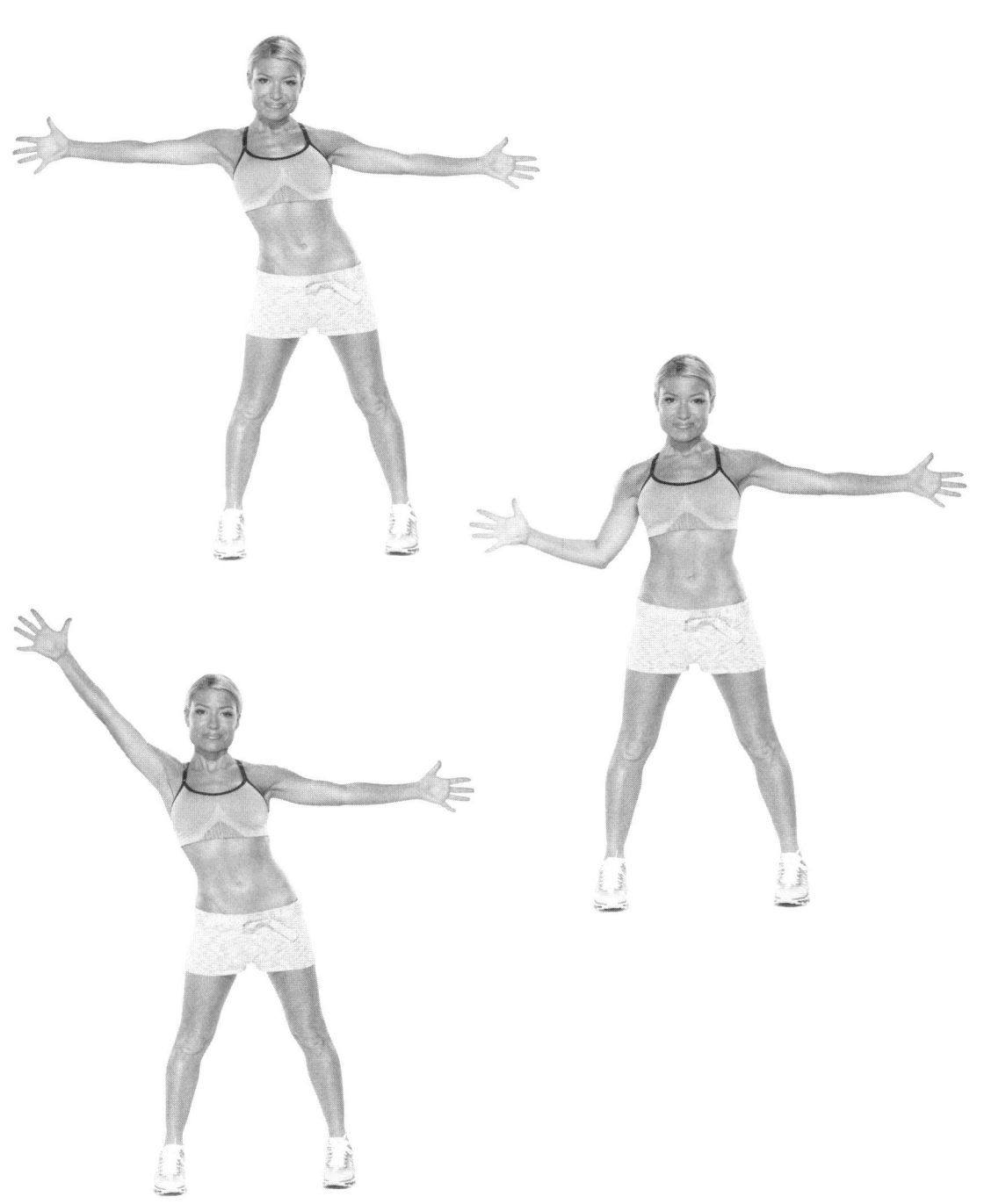

ÜBUNG 46: HÄNDE NACH VORNE DRÜCKEN UND FEDERN

Bei dieser Übung bleiben beide Arme aktiv. Halten Sie den linken Arm ausgestreckt, während Sie den rechten Arm trainieren, und umgekehrt.

Haltung: Nehmen Sie einen aufrechten Stand ein, Ihre Arme sind seitlich ausgestreckt.
Die Finger sind gespreizt, die Handflächen zeigen nach vorne. Die Füße können leicht
nach innen zeigen.

Bewegung: Während Sie den linken Arm kraftvoll zur Seite ziehen, schieben Sie den rechten Arm nach vorne, als wollten Sie etwas von sich wegdrücken. Führen Sie den angewinkelten Arm wieder zurück und schieben Sie ihn dann federnd etwas nach vorne.

Ablauf: Drücken und federn. Drücken und federn.

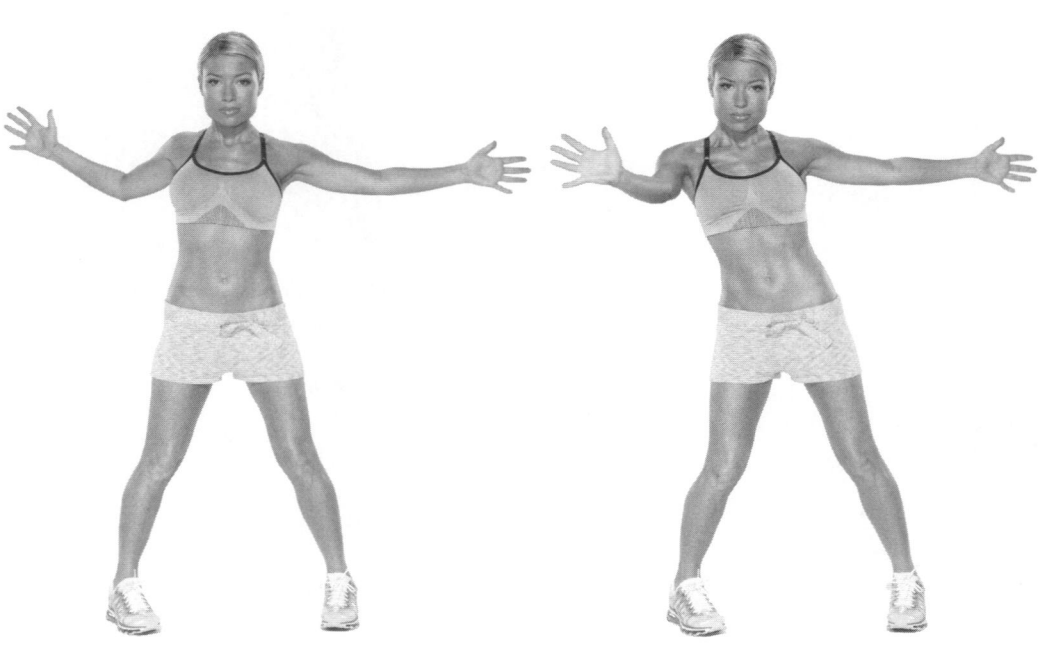

ÜBUNG 47: WEIT NACH HINTEN UND NACH OBEN GREIFEN

Diese Übung erfordert einen großen Bewegungsradius und trainiert Ihre Schultern. Vergessen Sie nicht, Ihre Arme in jeder Position nach hinten zu ziehen, auch wenn sie nach oben und zur Seite ausgestreckt sind.

Haltung: Nehmen Sie einen aufrechten Stand ein. Heben Sie Ihre Arme V-förmig nach oben. Die Handflächen zeigen nach außen.

Bewegung: Senken Sie die Arme zur Seite ab und drehen Sie zugleich die Handflächen nach oben. Dann führen Sie die Arme nach vorne, die Daumen zeigen zum Körper. Heben Sie nun beide Arme nach hinten und nach oben, sodass sie ein V bilden. Die Handflächen zeigen nach unten, die kleinen Finger nach hinten. Bringen Sie die Arme wieder schwungvoll nach vorne. Achten Sie darauf, dass Sie die Schulterblätter möglichst zusammenschieben.

Ablauf: Arme heben, zur Seite, nach vorne, zur Seite. Heben, zur Seite, nach vorne, zur Seite.

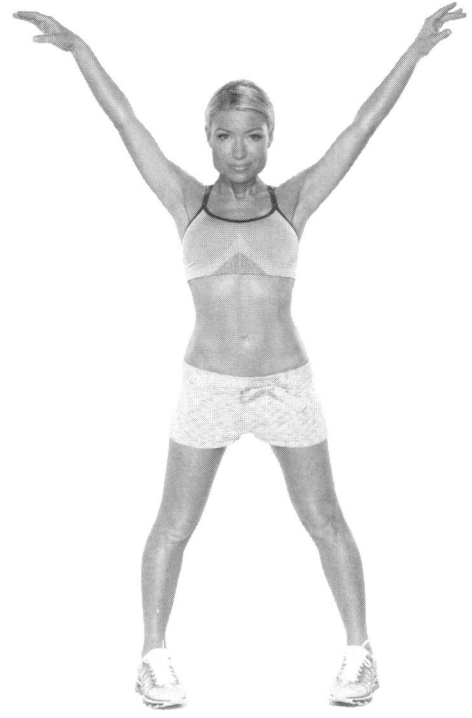

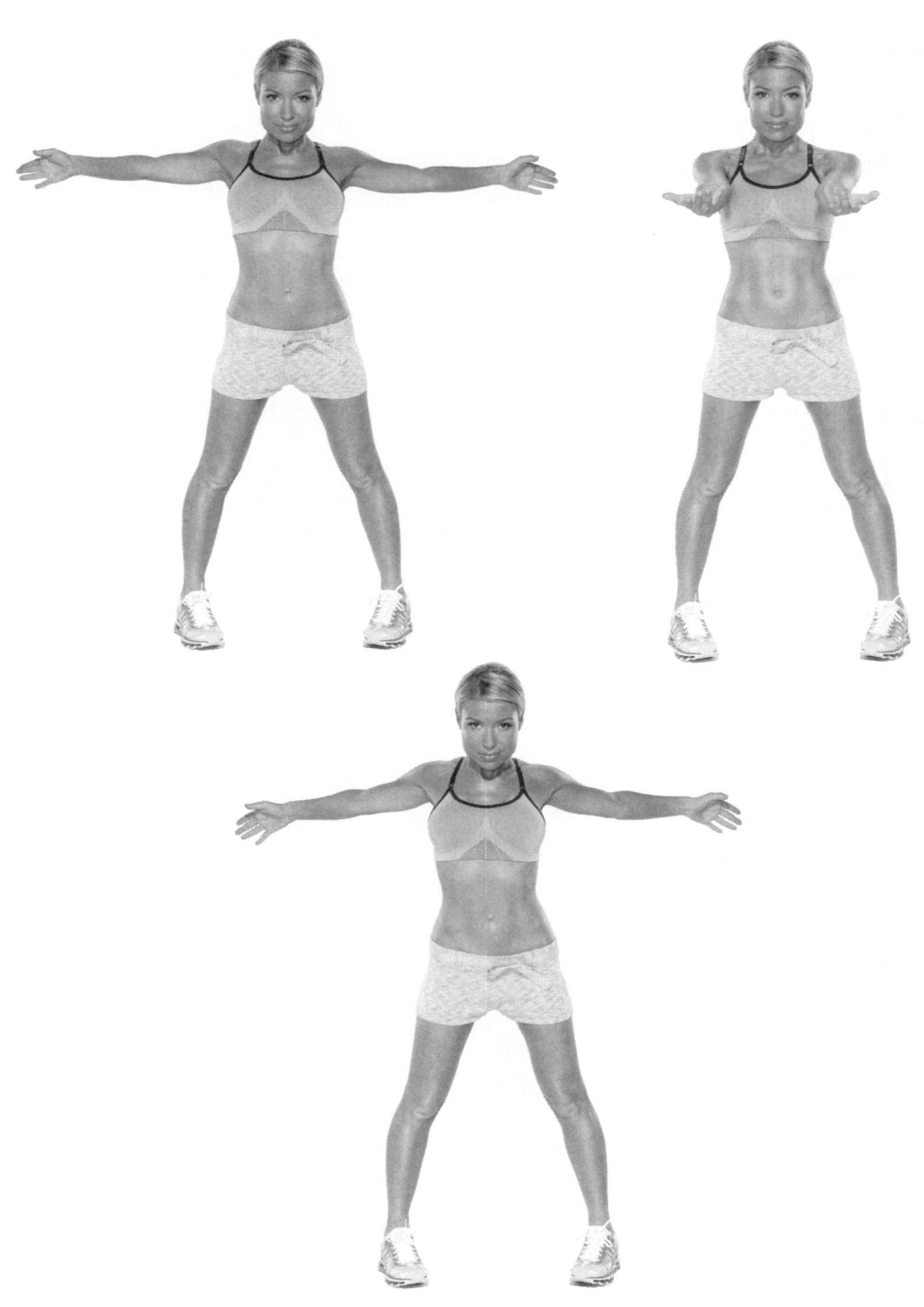

ÜBUNG 48: DREIFACHER DOPPELSCHLAG NACH VORNE UND EINFACHER SCHLAG NACH HINTEN

Schlackern Sie nicht einfach nur mit den Händen aus dem Handgelenk heraus – strengen Sie sich an. Im Gegensatz zum bloßen Winken aktiviert kraftvolles Zuschlagen Ihre Muskeln.

Haltung: Nehmen Sie eine aufrechte Haltung ein. Die Füße sind etwas mehr als schulterbreit auseinander, die Zehen weisen leicht zueinander. Beide Handflächen zeigen zunächst nach rechts. Dies ist die neutrale Position.

Bewegung: Es folgen vier Schlagbewegungen: zunächst ein Schlag auf Schulterhöhe mit beiden Armen. Beim zweiten Schlag heben Sie die Arme höher. Das dritte Mal schlagen Sie wieder auf Schulterhöhe. 1, 2, 3. Zuletzt schwingen Sie den rechten Arm möglichst weit nach rechts, hinter den Körper.

Ablauf: Schlag auf Schulterhöhe, auf Kopfhöhe, wieder auf Schulterhöhe, Schlag mit einem Arm nach hinten. Wiederholen.

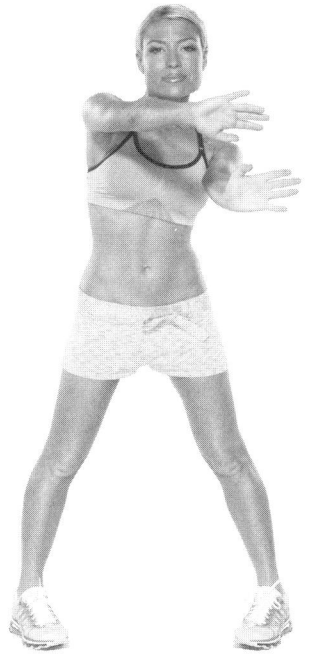
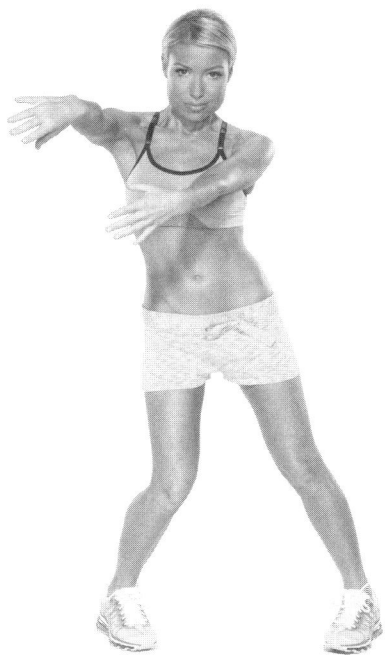

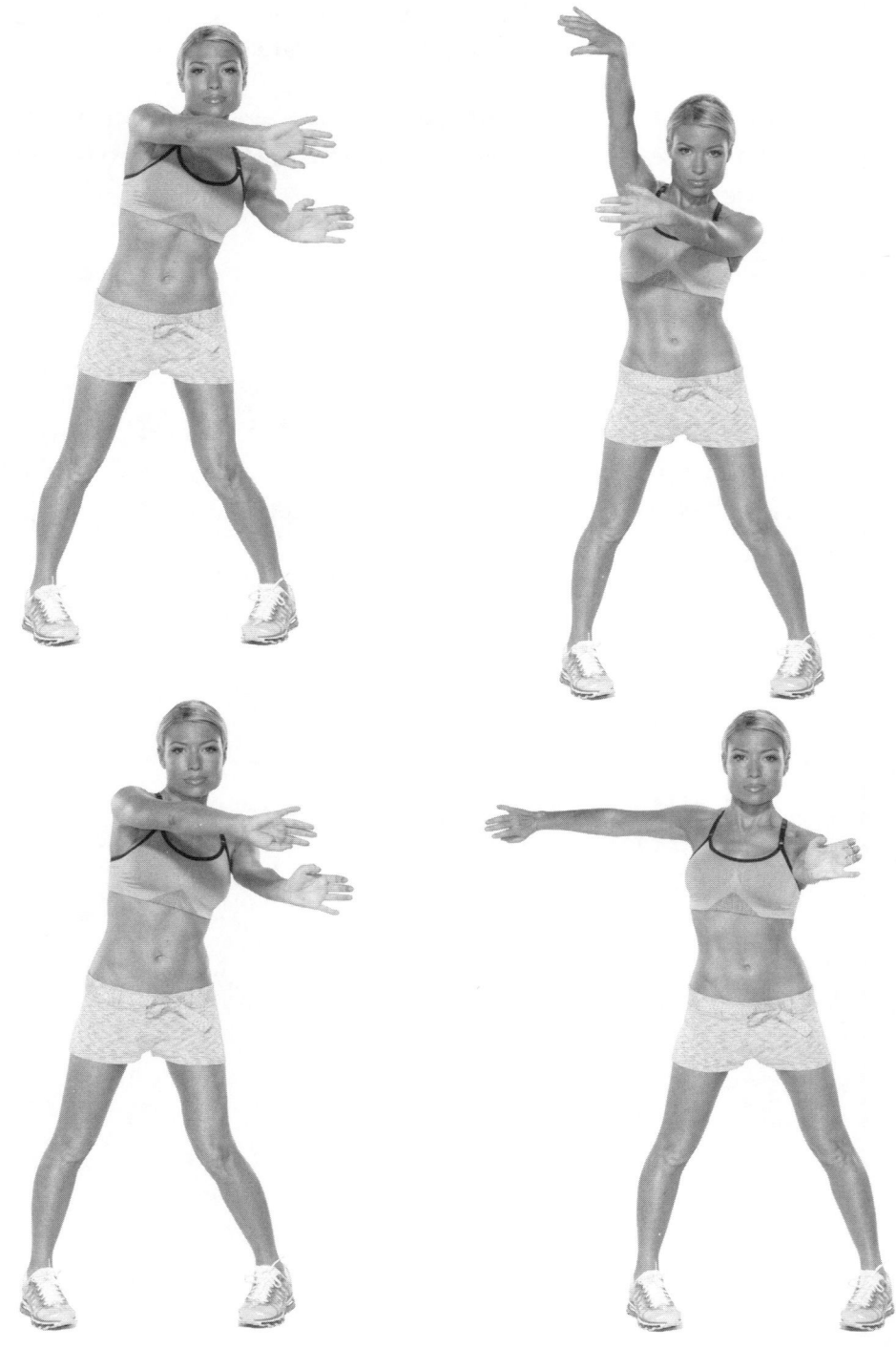

Cardio-Ergänzung
Dance Aerobic zur Fettverbrennung

Die Cardio-Ergänzung ist der zweite große Bestandteil meines 30-Tage-Programms. Zusätzlich zum Muskeldesign-Workout, das sich über die gesamten 30 Tage erstreckt, werden Sie täglich ein Ausdauertraining absolvieren. Um während Ihres knapp vierwöchigen Boot Camps Gewicht zu verlieren, ist dies absolut notwendig, denn auf diese Weise unterstützen Sie Ihren Körper aktiv bei der Fettverbrennung, während Sie parallel dazu Ihre Muskeln mit dem Krafttraining neu formen sowie mithilfe meiner Rezepte Ihre Ernährungsgewohnheiten verändern.

Sie haben vielleicht bemerkt, dass dieses Kapitel ziemlich kurz ist. Das bedeutet aber nicht, dass es weniger wichtig wäre. Da man Tanzen schwer nur mit Worten und Fotografien vermitteln kann, habe ich beschlossen, diesem Buch eine DVD, mit der Sie zu Hause üben können. Die DVD enthält zwei zehnminütige Choreografien – und somit alle Hilfsmittel, die Sie benötigen, um in der für Ihr Fitnessniveau angemessenen Intensität trainieren zu können. Doch dazu in Kürze mehr …

Cardio ist nicht gleich Cardio

Alle Lebewesen nehmen Kalorien zu sich und verbrennen sie wieder. Das ist eine unumstößliche Tatsache. Allerdings ist es nicht egal, auf welche Weise wir die in unserem Körper gespeicherte Energie freisetzen, denn wir haben ja ein bestimmtes Ziel vor Augen: eine straffe, schlanke, feminine Figur.

Die meisten Fitnesskonzepte raten zwar zu einem ergänzenden Ausdauertraining, geben aber kaum konkrete Anweisungen, wie es genau aussehen soll. Die üblichen Konditionssportarten wie Laufen oder Spinning treiben vielleicht Ihren Puls in die Höhe und helfen sicher auch beim Kalorienverbrennen, aber sie erfüllen leider nicht die hohen Anforderungen, die ich an mein 30-Tage-Programm stelle.

Herkömmliches Herz-Kreislauf-Training wie Laufen, Crosstraining oder Fahrradfahren beansprucht immer dieselben Muskelgruppen, wodurch diese an Umfang zunehmen, während andere ein Schattendasein fristen. Außerdem werden dabei meist auch die Gelenke stark belastet. Wenn Sie dieselben Bewegungen immer und immer wieder ausführen, erreichen Sie lediglich, dass Ihre Gelenke vor der Zeit verschleißen und Ihre großen Muskeln übermäßig wachsen.

Wie Sie auf der DVD sehen werden, üben wir mit meiner Cardio-Ergänzung ein großes Spektrum an Bewegungen ein, statt immer wieder die gleichen Bewegungsfolgen abzuspulen. Bei meinem Ausdauertraining handelt es sich um eine Choreografie, in der Sprungfiguren mit speziellen Bewegungen kombiniert werden, die ich eigens dafür entwickelt habe, jeden einzelnen Muskel in Ihrem Körper zu aktivieren. Im Prinzip ist es ganz einfach: Damit Sie sich – wie bei einer komplexen Tanzchoreografie – drehen, wenden, strecken und das Gleichgewicht halten können, müssen Sie viele verschiedene Muskeln einsetzen, die alle im Verbund miteinander arbeiten. Sehen Sie sich einmal Tänzer, Turner, Kampfsportler oder die Akrobaten des Cirque du Soleil an – sie erlangen Ihre kraftvollen, schlanken Körper nicht durch ständige Wiederholung, sondern durch Abwechslung. Anders als beim Laufen, Crosstraining oder Radfahren, bei dem Sie durch gleichförmige Bewegungsabläufe lediglich dicke Muskeln entwickeln, sorgt meine effiziente Trainingsmethode, bei der sich Ihr Körper in alle Richtungen bewegt, dafür, dass Ihre Muskulatur stark, aber zugleich schlank und straff wird.

Bleiben Sie in Bewegung

Ein schlankes Erscheinungsbild erzielt man nicht durch körperliche Aktivität, sondern durch *dauerhafte* körperliche Aktivität. Im Laufe der Jahre habe ich erkannt, dass abrupte Unterbrechungen und Übergänge ein Workout völlig wirkungslos machen können. In einem Tanzkurs beispielsweise werden die Bewegungsabläufe der Tänzer permanent durch Erklärungen oder Korrekturen des Lehrers oder der Lehrerin unterbrochen. Speziell zum Abnehmen ist das nicht hilfreich – es erklärt aber, wie ich es geschafft habe, während meiner Tanzausbildung sogar noch *zuzunehmen*. Wer ein Ballett am Stück durchtanzt, nimmt ab, weil Aufführungen nicht zu Unterrichtszwecken unterbrochen werden, sondern einen kontinuierlichen Bewegungsfluss darstellen, wobei laufend Energie freigesetzt wird. Dieses Wissen hat mein eigenes Cardio-Workout maßgeblich beeinflusst.

Schon vor über einem Jahrzehnt habe ich meine ersten Dance-Aerobic-Übungen entwickelt, und im Laufe der Entstehung meines Fitnesskonzepts haben sie sich kaum verändert. Durch meine Ausbildung zur Tänzerin habe ich nicht nur gelernt, wie sich bestimmte Bewegungsabfolgen auf den Körper auswirken – man verbrennt Energie und lässt seine Muskeln auf komplexe Weise zusammenspielen –, sondern auch, welche Rolle die ästhetische Darbietung spielt. Bei meiner Cardio-Ergänzung »hüpft« man nicht einfach herum – es handelt sich um ein echtes Tanzen, das Sie mit einer Reihe von Bewegungen vertraut machen wird, die Sie auch selbst in längere Choreografien einbauen können, so wie Sie sie beispielsweise auf meinen DVDs für Fortgeschrittene finden.

Ich liebe es zu tanzen. Und sobald sich Ihre Ausdauer verbessert hat, werden Sie feststellen, dass auch Sie ganz verrückt danach sein werden. Der menschliche Körper hat einen unbändigen Bewegungsdrang, und sobald Sie diesem nachgeben, gibt es kein Zurück mehr.

Machen Sie keine halben Sachen!

Mit der DVD werden Sie lernen, gemeinsam mit mir in eine bestimmte Richtung zu springen, sich zu drehen, einen Kick auszuführen und dann blitzschnell wieder die Richtung zu wechseln. Da es sich um ein 30-tägiges Boot Camp handelt und nicht nur um eine komplexe Tanzchoreografie, die es zu erlernen gilt – Letzteres würde nur wieder zu Unterbrechungen führen –, stelle ich Ihnen der Einfachheit halber zwei fertige Workouts mit genau aufeinander abgestimmten Bewegungen zur Verfügung, die Sie ohne Unterbrechung absolvieren können. Allerdings sollten Sie, sobald sich Ihre

Kondition verbessert hat, die Länge des Cardio-Workouts steigern. Während Sie die vorgegebenen Schrittfolgen ausführen, werden Sie sich immer wieder an die speziellen Bewegungsmuster erinnert fühlen, mit denen wir schon beim Muskeldesign gearbeitet haben, um Ihre Muskelstruktur zu verändern. Somit ist das Cardio-Workout die ideale Ergänzung zum Muskel-Workout und sorgt zusätzlich dafür, dass Sie möglichst viele Kalorien verbrennen und Ihren Körper straffen – statt seinen Umfang zu vergrößern.

Ich weiß, dass das 30-tägige Boot Camp eine Herausforderung darstellt, und gerade deshalb bitte ich Sie darum, mir in dieser Zeit Ihren Körper gewissermaßen vollständig zu überlassen. Das heißt also: keine Spinning-Kurse. Kein Laufen. Ich sage nicht, dass Sie diese Sportarten nie wieder ausüben sollen. Ich stelle nur schlicht und ergreifend fest, dass Ihnen diese Aktivitäten im Rahmen Ihres hoch dosierten, täglichen Trainings nicht die Ergebnisse liefern werden, nach denen Sie streben.

Um Ihre Ziele zu erreichen, müssen Sie zwar sehr wohl regelmäßig Ihre Ausdauer trainieren – aber eben auf *meine* Art und Weise. Sollten Sie sich gegen mein Dance Cardio entscheiden und versuchen, es durch etwas anderes zu ersetzen, verändern Sie mein Programm entscheidend und bringen sich dadurch um ein optimales Ergebnis. Wenn Sie sich jedoch an meine Cardio-Ergänzung halten, das Muskeldesign täglich absolvieren und obendrein meine Ernährungstipps beherzigen, dann kann ich Ihnen wirklich erstaunliche Resultate versprechen.

Die Vorteile meines Cardio-Trainings

Meine Dance Aerobic ist eine optimierte Form des Fitnesstrainings, die nicht nur Ihr Herz-Kreislauf-System aktiviert, sondern auch viele weitere wichtige Vorteile hat. Sie hilft Ihnen dabei, ein Maximum an Fett und Kalorien zu verbrennen, und wirkt sich positiv auf Ihre Hautspannung, Ihre Kondition, Ihren allgemeinen Gesundheitszustand, Ihre emotionale Verfassung – ja sogar auf Ihr Liebesleben aus!

Maximale Fett- und Kalorienverbrennung: Mein Cardio-Training ist so konzipiert, dass Ihr Körper in der festgesetzten Zeit die maximale Menge an Fett und Kalorien verbrennt. Dabei wird der gesamte Körper gefordert, nicht nur die untere Hälfte, wie dies beispielsweise bei vielen Fitnessgeräten der Fall ist. Selbst Ihr Gehirn wird gefordert, weil Sie im Gegensatz zum gleichförmigen Laufen oder Radfahren ständig verschiedene Bewegungsabläufe ausführen müssen. Im Unterschied zu Sportarten wie Tennis, Golf oder den typischen, von kurzen Pausen gekennzeichneten Aerobic-Kursen trainieren Sie bei mir ohne Unterbrechung, damit sich schnell ansehnliche Ergebnisse einstellen.

Hauttonus: Mein Cardio-Training sorgt dafür, dass sich die Elastizität Ihrer Haut erhöht, die Ihnen ja gewissermaßen zu groß wird, während Sie abnehmen und auf eine schlanke, feminine Figur hinarbeiten. Indem wir dafür sorgen, dass sich Ihre Haut fest an Ihren neuen, gestrafften Körper schmiegt, bekämpfen wir zugleich jenes Phänomen, das alle Frauen auf der ganzen Welt fürchten: Cellulitis. Möchten Sie dauerhaft die sogenannten Reiterhosen vermeiden? Kein Problem. Halten Sie sich nur jeden Tag an mein Ausdauertraining.

Kondition: Durch meine Cardio-Ergänzung verbessert sich Ihre Ausdauer, aber zugleich unterstützt sie die Wirkung meines Muskeldesign-Workouts, mit dem Sie Ihre Muskulatur strategisch umstrukturieren, festigen und straffen. Die durch das Cardio-Workout verbesserte Ausdauer hilft Ihnen außerdem dabei, meine speziell entwickelten Übungen und Choreografien korrekt auszuführen. Wenn Sie erst einmal 20 Minuten Ausdauertraining am Stück schaffen, werden auch die Workouts des Muskeldesigns nicht mehr so furchteinflößend auf Sie wirken. Und wenn Sie erst einmal 40 Minuten meiner Dance Cardio bewältigen können, sind Sie bereits auf dem besten Weg zu einer echten Veränderung Ihres Lebensstils.

Körperliche Gesundheit: Jedes Cardio-Workout wird Sie so richtig zum Schwitzen bringen, und das ist gut so, denn dabei entgiften Sie Ihren Körper jedes Mal ein wenig mehr. Sie werden sehen: Schon bald können Sie sich eines strahlenden Teints erfreuen und mit federnden Schritten durch die Welt gehen. Außerdem verbessern Sie Ihre Herz- und Lungenkapazität und verringern das Risiko von Herz- oder Krebserkrankungen. Und für uns Frauen besonders wichtig: Sie tun auch Ihren Knochen Gutes und leisten einen aktiven Beitrag, der Osteoporose vorzubeugen. Das ist wahrlich keine schlechte Nebenwirkung.

Seelische Gesundheit: Sich großartig zu fühlen umfasst mehr, als einfach nur gut auszusehen – es geht dabei um Ihr allgemeines Wohlbefinden. Indem Sie Ihre Ausdauer verbessern und Ihre Muskeln stärken, verändern Sie die Art und Weise, wie Sie sich in Ihrer eigenen Haut fühlen. Ihre Laune steigt. Ihr Selbstbewusstsein wächst. Sie schlafen sogar besser.

Ihr Liebesleben! In demselben Maß, in dem Sie meine Tanzchoreografien zu meistern und die Koordination Ihrer Muskeln besser zu kontrollieren lernen, werden Sie auch ein neues Körpergefühl entwickeln. Das wirkt sich auf viele Lebensbereiche aus … Nicht nur, dass Sie sich einer neuen Figur erfreuen können, Sie werden auch anmutiger sein und sich ganz von selbst viel eleganter und geschmeidiger bewegen. Viele meiner Klientinnen berichten sogar, dass allein der Umstand, dass sie sich selbst als sinnlicher und begehrenswerter wahrnehmen, ganz neuen Schwung in ihr Liebesleben gebracht hat!

Nehmen Sie es genau

Anfangs höre ich meine Klienten immer klagen, dass sie vom Cardio-Training eigentlich nicht so begeistert sind. Ausnahmen bestätigen die Regel, aber im Großen und Ganzen haben fast alle Probleme damit, meine Dance Aerobic formvollendet auszuführen. Das geschieht nicht über Nacht, doch Übung macht den Meister. Und je besser Sie werden, desto mehr Spaß wird es Ihnen bereiten. Ich verspreche Ihnen, dass Sie sich wirklich entspannen und Freude daran finden werden, wenn Sie sich erst einmal an die körperliche Anstrengung gewöhnt haben. Eine meiner Klientinnen, die bei jedem Studiobesuch darüber klagte, nicht in der richtigen Stimmung zu sein, gab neulich zu, dass sie ab einem gewissen Punkt anfing, das Cardio-Workout mehr als Tanzen denn als Training zu betrachten. Doch dieser Gesinnungswandel vollzog sich erst, als sie sich die nötige Ausdauer dafür erarbeitet hatte.

Abhängig von Ihrem aktuellen Fitnessniveau kann es ein paar Tage oder Wochen dauern, bis Sie sich bei der Cardio wohlfühlen. Seien wir mal ehrlich: Es ist kein Sonntagsspaziergang. Es ist Arbeit – harte körperliche Arbeit, die am Anfang durchaus unangenehm sein kann.

Wenn Sie sich zwischen den einzelnen Cardio-Workouts einen oder mehrere Tage freinehmen, vergisst Ihr Körper, wie gut es sich anfühlt, ins Schwitzen zu kommen. Deshalb ist es kontraproduktiv, sich einzureden, dass es auf lange Sicht keine Rolle spielt, ob man ausnahmsweise einmal ein oder zwei Tage ausgesetzt hat oder nicht. Reden Sie sich also nicht ein, dass Sie das irgendwann wieder wettmachen werden. Denn das können Sie nicht. Zeit ist mehr wert als Geld. Die Zeit, die Sie mit Training verbringen, ist eine Investition in sich selbst, in Ihre Gesundheit und das neue Körpergefühl, das Sie fortan jeden Morgen schon beim Aufwachen spüren werden.

Ich habe die Erfahrung gemacht, dass Sie Ihr Ausdauertraining fest in Ihren Alltag integrieren müssen, da Sie sonst stets schnell eine Ausrede zur Hand haben werden, warum Sie es lieber gleich sein lassen sollten. Sicher, der Geist ist willig – deshalb haben Sie sich ja auch vorgenommen, Ihr Workout zu absolvieren. Sie ziehen sich also um und bereiten Ihre Umgebung vor. Dann fangen Sie an, sich zu bewegen – und stellen fest: Das fühlt sich aber unangenehm an. Im Geist gehen Sie alle erdenklichen Gründe durch, warum das Workout gerade jetzt so äußerst ungünstig ist. Sie versuchen sich selbst zum Durchhalten zu überreden, weil Sie ja schließlich besser aussehen und gesünder sein wollen. Schon zehn Minuten später haben Sie allerdings Ihre Playlist ausgeschaltet und checken wieder Ihre E-Mails.

Lassen Sie solche Vermeidungsstrategien gar nicht erst entstehen. Ausdauertraining ist wie Geschirrspülen. Wenn Sie sich gleich darum kümmern, ist die Aufgabe leicht zu bewältigen. Wenn Sie es aber schleifen lassen und aufschieben, wird der Aufwand immer größer, und es kostet Sie obendrein wesentlich mehr Überwindung. Es ist viel einfacher, jeden Tag ein wenig Cardio zu machen, als irgendwann auf die Waage zu steigen und festzustellen, dass aus fünf Kilogramm Übergewicht zehn geworden sind.

Nur indem Sie jeden Tag trainieren, werden Sie lernen, Ihren inneren Schweinehund zu besiegen, der versucht, Sie zum Aufhören zu bewegen. Ihr Körper wird sich ans Schwitzen gewöhnen, und Sie werden Gefallen daran finden. Außerdem geht es beim regelmäßigen Training nicht nur um die sichtbaren Ergebnisse, es ist auch für die Gelenke schonender. Je routinierter Sie mit der Cardio-Ergänzung werden, umso bewegungsfreudiger, geschmeidiger und geschickter wird auch Ihr Körper werden, was nachhaltig Verletzungen vorbeugt. Auf diese Weise können Sie sich, im wahrsten Sinne des Wortes, Ihren Zielen mit großen Schritten nähern!

Wie Sie Ihre Cardio-Zeit optimal nutzen

Wir haben bereits darüber geredet, wie wichtig es ist, einen festen Platz für Ihr

Workout zu schaffen. Wie Sie sich erinnern, sollte das Zimmer für das Ausdauertraining möglichst einen harten Bodenbelag haben. Und vergessen Sie nicht, den Raum warm zu halten und gegebenenfalls die Klimaanlage auszuschalten oder die Heizung aufzudrehen. Ohne Schweiß kein Preis! Schnüren Sie sich Ihre Sportschuhe, die im Übrigen eine feste Sohle aufweisen sollten, stellen Sie die Spiegel auf, räumen Sie das Sofa aus dem Weg – und werden Sie aktiv. Entscheidend ist, dass Sie dauernd in Bewegung bleiben. Bei meiner Dance Aerobic gibt es keine Pausen oder Unterbrechungen – sie ist darauf angelegt, Energie möglichst kontinuierlich und effektiv zu verbrennen.

Auf der beiliegenden DVD finden Sie alle Bewegungsfolgen, die Sie während des gesamten Cardio-Workouts ausführen werden. Ich möchte, dass Sie die Schritte wirklich erlernen und sie korrekt austanzen. Um die größtmögliche Menge an Kalorien und Fettreserven in Ihrer Cardio-Zeit zu verbrennen, müssen Sie die Leistung Ihres Herz-Kreislauf-Systems richtig hochfahren. Das bedeutet vor allem, dass Sie nicht herumflachsen dürfen. Unterlassen Sie es, gedankenlos auf und ab zu hüpfen, ständig auf die Uhr zu sehen oder sich in Fantasien über die nächste Mahlzeit zu ergehen. Denken Sie an Ihre Lieblingsschauspieler oder -musiker. Sie sehen ihnen unter anderem deshalb so gerne bei ihrer Arbeit zu, weil

sie sich voll und ganz auf ihre Darbietung konzentrieren. Wenn Sie Ergebnisse sehen wollen, müssen Sie Ihrer Cardio-Choreografie dieselbe professionelle Haltung entgegenbringen. Behandeln Sie jede Einheit so, als würden Sie für die größte Rolle Ihres Lebens vortanzen. Oder in einem Meisterschaftsfinale antreten. Denn wissen Sie was? Gewissermaßen tun Sie das auch. Für Sie ist nun die Zeit gekommen, erstmals ernsthaft und nachhaltig abzunehmen – dies ist Ihre Zeit, also holen Sie das Beste aus sich heraus. Und ich verspreche Ihnen, die Ergebnisse werden Sie begeistern!

Wie man Spitzenleistungen vollbringt

Zunächst einmal gilt: Bevor Sie mit einem Ausdauertraining beginnen, sollten Sie unbedingt einen Arzt konsultieren und Ihren Gesundheitszustand untersuchen lassen. Das Beste an meinem Programm ist jedoch, dass es auch für Anfänger bestens geeignet ist. Ganz gleich, wie es im Moment um Ihre Fitness steht, mit diesem Buch und der dazugehörigen DVD werden Sie in der Lage sein, sich selbst in eine bessere Form zu bringen. Das Cardio-Workout auf der beigefügten DVD ist auf jeden Fall machbar. Sie müssen keine komplizierten Schrittfolgen einüben oder eine Choreografie auswendig lernen. Alle Bewegungen sind so gestaltet, dass man sie auch ohne Erfahrung ausführen kann und dennoch in den Genuss ihrer Vorzüge kommt. Mit meinem Cardio-Dance-Workout verbessern Sie Ihre Ausdauer, verbrennen Kalorien und Fett und stellen die Weichen für dauerhafte künftige Erfolge.

Was ist, wenn ich keine begnadete Tänzerin bin?

Sie müssen keine hervorragende, gute oder überhaupt eine Tänzerin sein, um dieses Ausdauertraining bewältigen zu können. In jedem von uns steckt ein angeborenes Rhythmusgefühl. Wenn Sie gehen können, dann schaffen Sie auch mein Cardio-Workout. Sie dürfen nur nicht vergessen, dass für einen völligen Neuling das Erlernen von Dance Aerobic in etwa mit dem Erwerb einer Fremdsprache vergleichbar ist. Gwyneth Paltrow, Courtney Cox und Molly Sims sahen zu Beginn alle ein wenig ratlos aus, als es darum ging, Dance Aerobic zu lernen. Keine von ihnen war eine geborene Tänzerin, doch inzwischen sind sie alle recht gut darin! Sie mussten allerdings – ebenso wie Sie – anfangs ein wenig Zeit und Energie investieren. Und das schaffen Sie auch!

Ihr großes Ziel sollte es sein, beide Cardio-Sequenzen auf der DVD inklusive der Sprungfiguren zweimal hintereinander auszuführen, was 40 Minuten Cardio-Workout bedeutet. Wenn Sie ein längeres Ausdauertraining nicht gewohnt sind, kann das eine echte Herausforderung sein – aber eine, die sich am Schluss bezahlt machen wird.

Bevor es losgeht

Falls Sie von Ihren bisherigen Fitness- bzw. Cardio-Trainingseinheiten keine Sprünge gewohnt sind, möchte ich Sie darum bitten, diese in der ersten Cardio-Sequenz der DVD zunächst wegzulassen. Führen Sie als Anfänger die Bewegungen wie unten beschrieben aus, und konzentrieren Sie sich erst einmal darauf, Ihre Ausdauer auszubauen.

Beschränken Sie sich so lange auf die gemäßigte Step-Touch- bzw. Seitschritt-Technik, bis Sie dazu in der Lage sind, beide Sequenzen zweimal hintereinander auszuführen und so 40 Minuten am Stück zu trainieren. Erst dann sollten Sie damit fortfahren, die Sprungelemente einzubauen, und zwar indem Sie im Abstand von drei Tagen die in einer Sequenz verwendeten Step-Touches in Zehn-Minuten-Schritten durch Sprünge ersetzen. In der Tabelle unten finden Sie die Vorgehensweisen für vier verschiedene Fitnessniveaus: Anfänger ohne Vorkenntnisse, Anfänger mit Vorkenntnissen, Erfahrene und Fortgeschrittene.

Sobald Sie das 40-minütige Dance-Workout ohne Probleme bewältigen können, können Sie auch eine 60-minütige Playlist erstellen und die beiden Dance-Workouts ein drittes Mal wiederholen. Mehr als eine Stunde Ausdauertraining pro Tag sollten Sie aber wirklich nicht absolvieren. Auf lange Sicht ist das nicht nur zeitlich schwer umsetzbar, sondern außerdem gar nicht nötig.

Anfänger ohne Vorkenntnisse

Tag 1–3   Falls Sie völlig untrainiert sind, sollten Sie mit der auf der DVD befindlichen ersten Sequenz anfangen, wobei Sie zunächst nur Step-Touches ausführen. Als unvorbereitete Anfänger sollten Sie Sprünge tunlichst vermeiden!

Tag 4–6   Führen Sie beide auf der DVD vorhandenen Dance-Workouts aus. Lassen Sie dabei die Sprünge weg und ersetzen Sie diese durch Seitschritte bzw. Step-Touches. Absolvieren Sie einen kompletten Durchlauf à 20 Minuten.

Tag 7–9   Führen Sie beide auf der DVD vorhandenen Dance-Workouts mit Seitschritten aus und wiederholen Sie dann die erste Sequenz. So kommen Sie auf eine Gesamttrainingsdauer von 30 Minuten.

Tag 10–12   Führen Sie beide auf der DVD vorhandenen Dance-Workouts mit Seitschritten zweimal hintereinander aus. Gesamtdauer: 40 Minuten.

Tag 13–30   Bauen Sie nun Sprungfiguren in die Choreografie ein: Springen Sie durch die gesamte erste Sequenz und kehren Sie für die restlichen 30 Minuten zu den Seitschritten zurück.

Tag 16–18   Führen Sie beide auf der DVD vorhandenen Dance-Workouts zunächst mit Sprungfiguren aus. Im zweiten 20-minütigen Durchgang gehen Sie wieder zu den Seitschritten über.

Tag 19–21   30 Minuten mit Sprüngen, 10 Minuten mit Seitschritten.

Tag 22–30   Sie haben es zur Meisterschaft gebracht! Zwei Durchgänge à 20 Minuten mit durchgehend ausgeführten Sprungfiguren. Wenn Ihnen die 40 Minuten leichtfallen, können Sie auch eine 60-minütige Playlist erstellen – aber trainieren Sie Ihre Ausdauer nicht länger als 60 Minuten täglich.

Anfänger mit Vorkenntnissen

Tag 1–3   Wer es gerne ein wenig langsamer angehen lassen möchte, kann in den ersten drei Tagen beide auf der DVD vorhandenen Dance-Workouts zweimal ausführen und sich dabei auf Seitschritte beschränken.

Tag 4–6   Beziehen Sie nun auch Sprünge in die Choreografie ein: Springen Sie während der gesamten ersten Sequenz und kehren Sie für die verbleibenden 30 Minuten zu den Seitschritten zurück.

Tag 7–9   Führen Sie beide Dance-Workouts zunächst mit Sprungfiguren aus. Im zweiten 20-minütigen Durchgang gehen Sie wieder zu den Seitschritten über.

Tag 10–12   30 Minuten mit Sprüngen, 10 Minuten mit Seitschritten.

Tag 13–30   Glückwunsch! Sie haben sich an Ihre Grenzen gebracht und schaffen nun zwei Durchgänge à 20 Minuten mit durchgehend ausgeführten Sprungfiguren. Wenn Ihnen die 40 Minuten leichtfallen, können Sie auch eine 60-minütige Playlist erstellen – aber trainieren Sie Ihre Ausdauer nicht länger als 60 Minuten täglich.

Erfahrene

Tag 1–3   Sportler mit einem durchschnittlichen Fitnessniveau können beide Cardio-Sequenzen von Anfang an mit Sprungfiguren ausführen. Im zweiten 20-minütigen Durchgang sollten Sie dann allerdings einen Gang herunterschalten und zu den Seitschritten wechseln.

Tag 4–6   30 Minuten mit Sprüngen, 10 Minuten mit Seitschritten.

Tag 7–30   Alle Achtung: Sie haben es zur Meisterschaft gebracht! Sie schaffen 40 Minuten Dance Aerobic mit Sprüngen. Wenn Ihnen die 40 Minuten leichtfallen, können Sie auch eine 60-minütige Playlist erstellen – aber trainieren Sie Ihre Ausdauer nicht länger als 60 Minuten täglich.

Fortgeschrittene

Tag 1–3   Wenn Sie schon sehr sportlich sind, können Sie wie auf der DVD dargestellt von Anfang an durchgehend springen. Führen Sie die beiden Sequenzen zweimal aus. Vergessen Sie nicht, auf die Form und Ästhetik Ihrer Darbietung zu achten!

Tag 4–30   Wenn Ihnen die 40 Minuten leichtfallen, können Sie auch eine 60-minütige Playlist erstellen – aber trainieren Sie Ihre Ausdauer nicht länger als 60 Minuten täglich.

Wie Sie typische Verletzungen vermeiden oder beheben

Wenn Sie jemals gesehen haben, wie humpelnde Profisportler vor die Presse traten oder ein Freizeit-Marathonläufer mit einem dicken Verband im Büro erschien, dann wissen Sie, dass körperliche Aktivitäten auch schädlich sein können, wenn man nicht aufpasst. (Deshalb empfehle ich Ihnen, ein neues Paar Sportschuhe zu kaufen.)

Die drei Hauptsymptome, die auftreten können, während Sie sich an die Cardio gewöhnen, sind das Schienbeinkantensyndrom, Seitenstechen und anfängliche Erschöpfungszustände.

Das **Schienbeinkantensyndrom** ist ein unangenehmes, aber keineswegs seltenes Problem, unter dem Läufer und Tänzer oft leiden. Dauerhafte Stöße auf den Bewegungsapparat können die Muskeln verletzen oder sogar kleine Ermüdungsbrüche in den Schienbeinen verursachen. Um das Schienbeinkantensyndrom zu verhindern, sollten Sie unbedingt darauf achten, dass Ihre Sportschuhe Sie ausreichend stützen und Sie sich vor dem täglichen Workout dehnen. Falls Sie sich einmal ein Schienbeinkantensyndrom zugezogen haben, sollten Sie vorübergehend auf Sprungfiguren verzichten – nicht aber auf das komplette Ausdauertraining. Sofern Sie Symptome eines Schienbeinkantensyndroms bemerken, zu denen eine Weichheit an der Innen- oder Außenseite der Schienbeine sowie Schmerzen zählen, sollten Sie den Raum zusätzlich aufwärmen und sich auf Seitschritte beschränken. Zwei Tage ohne Sprünge dürften ausreichen. Sobald Sie sich besser fühlen, sollten Sie wieder zur Tagesordnung übergehen und normal weitertrainieren.

Seitenstechen ist ein Zeichen dafür, dass Sie sich an Ihre Grenzen bringen – was eigentlich gut ist, denn es zeigt, dass Sie dabei sind, Ihre Ausdauer zu verbessern. Hören Sie aber auf Ihren Körper und legen Sie eine Pause ein, während der Sie im Raum auf und ab schreiten. Machen Sie erst weiter, nachdem es aufgehört hat, doch benutzen Sie das Seitenstechen nicht als Ausrede, um ganz mit dem Workout aufzuhören. Falls Sie dauerhaft an Seitenstechen leiden, kann es sein, dass Ihr Körper etwas mehr Kalium benötigt. (Ich gönne mir in diesem Fall einen kaliumangereicherten Fitnessdrink.)

Erschöpfung ist etwas, womit Sie zu Beginn Ihres Ausdauertrainings rechnen können und sollten. In den ersten Tagen werden Sie sich voraussichtlich ziemlich matt und aus-gelaugt fühlen. Sie werden entweder das Bedürfnis nach einem Mittagsschlaf entwickeln oder schon um 21 Uhr ins Bett gehen wollen. Aber das gibt sich schnell wieder. Nicht lange, und Ihre Trainingseinheiten werden Ihnen einen Energieschub verleihen, statt Sie zu erschöpfen. Und schließlich wird die Energie den ganzen Tag über anhalten …

Lassen Sie sich von der Musik mitreißen!

Die Musik, die Sie während des Trainings hören, ist extrem wichtig. Jede Sequenz ist auf eine bestimmte Musik hin ausgelegt, aber wenn Sie möchten, können Sie den Ton auch stumm schalten und Ihre eigene Playlist benutzen. (Ich habe am Ende des Kapitels einige meiner Lieblingslieder aufgelistet.) Ihre Playlist sollte 40 Minuten lang sein. Und natürlich muss sie jede Menge schnelle, antreibende Stücke enthalten. Schließlich wollen Sie, dass Ihre Füße in Bewegung bleiben. In meinem Studio achte ich darauf, aktuelle Hits zu spielen, die mitreißen und inspirieren. Die Musik, die Sie für Ihr Cardiotraining wählen, spiegelt Ihre Einstellung in Hinblick auf das tägliche Workout wider. Die meisten Menschen vertreten die Meinung, Ausdauertraining mache grundsätzlich keinen Spaß. Aber mit einer tollen Playlist lässt sich dem gut entgegenwirken. Und wenn Sie erst einmal die Bewegungen beherrschen, wird die Dance Aerobic mit Sicherheit zu einer Ihrer Lieblingsbeschäftigungen avancieren. Warten Sie's nur ab.

Tracys Cardio Playlist

»In the Sun« (JAW Breakers Remix), Michael Stipe mit Chris Martin

»Diva« (Karmatronic Club Remix), Beyoncé

»Circus« (Villains Remix), Britney Spears

»Don't Stop the Music« (The Wideboys Club Mix), Rihanna

»Read My Mind« (Pet Shop Boys »Stars Are Blazing« Mix), the Killers

»Sober« (Bimbo Jones Extended Club Mix), Pink

»Boom Boom Boom« (DJ Ammo/Poet Named Life Megamix), Black Eyed Peas

»Love Sex Magic« (Jason Nevins Sex Club Mix), Ciara featuring Justin Timberlake

»Talk« (Thin White Duke Mix), Coldplay

Geben Sie Gas

Während Ihres Ausdauertrainings sollten Sie immer versuchen, sich an Ihre Grenzen zu bringen. Hören Sie nicht auf, sobald es anstrengend wird. Warten Sie auf den zweiten Energieschub, der Sie bis zum Schluss durchströmen und durch das Workout tragen wird. Sie müssen jeden Tag schwitzen – fangen Sie also damit an.

Ernährungsplan
Gesunde, schmackhafte Mahlzeiten zur Unterstützung der Gewichtsabnahme

Der dritte und letzte Bestandteil meines 30-Tage-Programms ist der Ernährungsplan. Wie ich bereits erwähnt habe, ist dieser speziell entwickelte Plan absolut notwendig, damit das Boot Camp auch wirklich ein voller Erfolg wird. Mit Sport alleine werden Sie die überschüssigen Pfunde nicht los, derentwegen Sie dieses Buch gekauft haben. Aber die nachfolgend vorgestellten Gerichte werden Ihnen dabei helfen, Gewicht zu verlieren und zu entschlacken. Und das ist unbedingt notwendig, damit ich Ihren Körper neu entwerfen, Ihre Gesundheit verbessern und Ihnen alle jene Hilfsmittel an die Hand geben kann, die für die Verwirklichung nachhaltiger Ergebnisse ausschlaggebend sind.

Die Gerichte entfalten ihre Wirkung erst im Verbund mit meinem speziellen Ausdauer- und Krafttraining. Im Gegensatz zu den kurzfristigen Erfolgen, die viele Modediäten versprechen, welche Sie in der Vergangenheit vielleicht ausprobiert haben, werden Sie mit meiner Methode nachhal-

tig Freude an Ihrem neuen Körper haben. Und Sie werden kein mageres Klappergestell sein, wie das bei bloßem Abnehmen ohne sportliche Betätigung so oft der Fall ist. Ihr Körper wird vielmehr fit, straff, fest und gesund – eine tolle Kombination, finden Sie nicht auch? Indem Sie sich an meinen Ernährungsplan halten, unterstützen Sie Ihr intensives Cardio-Workout und gewährleisten eine maximale Fettverbrennung, während das Muskeldesign gleichzeitig Ihren Körperbau verändert. Zusätzlich werde ich Ihnen einige Tipps geben, wie Sie auch nach dem Ende meines 30-Tage-Programms günstige Essgewohnheiten beibehalten können.

Wir sind ständig von Essen umgeben. Und für die meisten geht es dabei nicht nur um die Zufuhr von Nährstoffen – Essen ist auch ein sozialer und emotionaler Akt. Ist Ihnen jemals aufgefallen, dass viele Menschen, die sich in ihrer Haut unwohl fühlen, Essen nicht mit positiven Gefühlen verbinden? Und umgekehrt haben Menschen, die sich in ihrem Körper pudelwohl fühlen, oft eine durchaus positive Einstellung zur Nahrungsaufnahme.

Das hängt damit zusammen, dass wir durch die Zufuhr von frischen, nahrhaften Speisen das biochemische (und dadurch bedingt auch das psychische) Gleichgewicht wiederherstellen können, auf das der menschliche Körper ausgelegt ist. Wir fühlen uns dann besser und fangen ganz automatisch an, jene Lebensmitteln auszuwählen, die wir ohnehin von Natur aus essen sollten.

Das Essen neu erlernen

Um gesund abzunehmen, ist ein ausgewogener Mahlzeitenplan absolut notwendig. Wenn Sie Ihre Ernährungsgewohnheiten dauerhaft verändern wollen, wenn Sie sich wirklich einem gesünderen Lebensstil verschreiben wollen, dann müssen Sie ein für alle Mal damit aufhören, immer wieder in diejenigen Verhaltensweisen zurückzufallen, die für den Jo-Jo-Effekt verantwortlich sind. Ich wollte ein Ernährungsprogramm zum Abnehmen entwickeln, das typische geschmackliche Vorlieben befriedigt sowie Körper und Geist in ausreichender Menge mit allen notwendigen Nährstoffen versorgt. Die Gerichte, die ich mithilfe meines Chefkochs John Byrne entwickelt habe, leisten einen wesentlichen Beitrag dazu, die Elastizität Ihrer Haut, Ihre Figur und Ihre allgemeine Gesundheit zu verbessern. Der Ausdruck »Diät halten« ist inzwischen so

negativ besetzt … betrachten Sie die vorgestellten Mahlzeiten lieber als Bestandteil Ihrer Selbsterneuerung und bewussten Veränderung Ihres Lebensstils. Sie helfen Ihnen dabei, Ihren Gewichtsverlust in die Gänge zu bringen und Sie auf den richtigen Kurs zu setzen. Ich möchte, dass Sie Ihr persönliches Verhältnis zum Essen neu entdecken, damit Sie am Esstisch sitzen, sich entspannen und Gespräche führen können, ohne sich Sorgen darüber machen zu müssen, wie sich die Mahlzeit auf Ihr Gewicht auswirkt. Doch in den ersten 30 Tagen werden Sie sich zunächst einmal genauestens an die vorgeschriebenen Mahlzeiten halten müssen, wenn sich die erwünschten Ergebnisse einstellen sollen.

In diesem Buch stelle ich Ihnen zwei Ernährungspläne vor, die Ihnen helfen sollen, abzunehmen und möglichst schnell Resultate zu erzielen. In den ersten 25 Tagen Ihres 30-Tage-Programms werden Sie in den Genuss meiner Lifestyle-Gerichte bekommen: leckerer Mahlzeiten, die selbst im hektischsten Berufsalltag leicht zuzubereiten sind. In den letzten fünf Tagen werden Sie mit meinem Entschlackungsplan noch einmal so richtig Vollgas geben. Er ist vor allem auf einen schnellen Gewichtsverlust angelegt. Trotzdem werden Sie weiterhin echte Mahlzeiten zu sich nehmen und keine obskuren Pulvermixturen.

Der Körper ist ein sichtbarer Ausdruck unserer Lebensführung, vor allem der Art und

Weise, wie wir uns ernähren und bewegen. Essen und Sport stehen also in direktem Zusammenhang mit unserem Energieniveau und unserer Figur. So einfach ist das. Wenn wir jedes Lebensmittel und jede Mahlzeit mit Bedacht wählen und jedes Workout wirklich ernst nehmen, dann wird sich das sehr schnell in äußerlich sichtbaren Ergebnissen widerspiegeln.

Deshalb ist es unabdingbar, dass Sie sich genau an meine Anweisungen halten. Schließlich geht es darum, Ihren Lebensstil zu ändern, schlechte Gewohnheiten abzulegen und einen frischen neuen Weg einzuschlagen, sich zu bewegen, zu leben – und zu essen. Vertrauen Sie mir, nach drei Wochen mit meinem Ernährungsplan werden Sie nie wieder ein Fertiggericht essen wollen … denn es wird Ihnen schlichtweg nicht mehr bekommen. Wenn sich Ihr Körper erst einmal an seine tägliche Dosis frischer, naturbelassener und nährstoffreicher Lebensmittel gewöhnt hat, werden Sie nie wieder zu Ihren alten Essgewohnheiten zurückkehren wollen.

Gesund bedeutet ausgewogen

Weiter vorne im Buch habe ich Ihnen bereits von meiner besessenen Suche nach der wirkungsvollsten Trainingsmethode berichtet, die mir helfen sollte, meine eigene Körperform zu verändern. Gleichfalls habe ich vor etwa einem Jahrzehnt damit begonnen, die Wirkung von Nahrungsmitteln auf unseren Körper zu erforschen. Ich hatte die Aufgabe übernommen, 150 Frauen mit unterschiedlichsten Gewohnheiten, Lebensweisen und Bedürfnissen zum perfekten Körper zu verhelfen, also musste ich verstehen, welche Rolle die Ernährung für den Organismus und für den Abnehmprozess spielte. Mit der Zeit begann ich die Auswirkungen der Ernährung auch unabhängig vom Gewichtsverlust zu untersuchen, und zwar im Hinblick auf eine mögliche Förderung von Gesundheit und Wohlbefinden sowie eine Verlängerung der Lebensdauer.

Ich versuchte es mit einer Rohkostdiät, bei der ich vier Monate lang lediglich ungekochte Lebensmittel aß. Das half nicht wirklich. Mein Teint war zwar gut, aber meine Regel blieb aus, und ich magerte extrem ab. Daraufhin probierte ich es mit vegetarischer und sogar mit veganer Kost. Ich habe mich an Delikatessen gütlich getan, meine Nahrungszufuhr mal reduziert, mal erhöht. Ich habe also wirklich nichts unversucht gelassen. Und dabei gelernt, was funktioniert und was nicht.

Ich muss an dieser Stelle einmal etwas klarstellen: Mir fällt es nicht leicht, Diät zu halten. Mein wissenschaftliches Interesse am Thema Ernährung ist im Grunde eine echte Herzensangelegenheit, die weit in meine Kindheit zurückreicht. Ich wuchs im Mittleren Westen auf, wo man mit Vorliebe Fleisch und Kartoffeln isst. Meine Mutter erlaubte uns grundsätzlich *kein* Nasch-werk – weder süßes noch pikantes –, was bei mir regelrechte Heißhungerattacken darauf entfachte. In solchen Fällen pflegte ich eine Freundin zu besuchen und mich über ihre Süßigkeiten herzumachen. So lernte ich, dass man selbst bei Knabbereien ein gesundes Maß finden muss und die Worte *kein* und *niemals* tunlichst vermeiden sollte.

Ich liebe Cheeseburger sowie ab und zu ein Steak mit Kartoffelbrei und Rahmspinat. Ich gehöre nicht zu den Leuten, die sagen: »Ich verstehe ja gar nicht, wie manche Leute jeden Abend einen Nachtisch essen können!« oder: »Wie kann man nur eine ganze Packung Kekse auf einmal aufessen?«

Essen ist ein großes Stück Lebensgenuss. In dieser Hinsicht zählt die Köchin und Buchautorin Paula Deen zu meinen großen Heldinnen. Ich bin keine Befürworterin von lebenslangen Einschränkungen oder Mode-diäten. Wenn man auf Reisen ist, will man doch auch die landestypischen Gerichte kosten. Und zu Hause möchte man sich in Ruhe mit seiner Familie an einen Tisch setzen und sich keine Gedanken über Kalorien machen müssen. Ich würde niemals eine Ernährung befürworten, mit der man zwar den perfekten Körper erlangt, die aber auf Verzicht fußt und jeglichen kulinarischen Genusses entbehrt.

Wie so oft ist auch hier Ausgewogenheit das Schlüsselwort.

Die Grundlage für meine Gerichte

Bei der Entwicklung meiner Rezepte bin ich genauso akribisch vorgegangen wie bei der Erstellung meiner Workouts. Mir ging es ja ähnlich wie Ihnen, daher weiß ich, wo Ihre Schwachstellen liegen. Ich verstehe, was Sie durchgemacht haben. Und ich weiß, was Sie essen müssen, um Ihren Gewichtsproblemen ein Ende zu bereiten. Ich propagiere keine Rohkostdiät, keine fleischhaltige oder fleischlose Küche oder irgendeine der zahl-reichen Low-Carb-Varianten. Ich vertrete grundsätzlich keine spezielle Philosophie. Vielmehr habe ich die besten Elemente der besten Ernährungstheorien ausgewählt, um eine einzigartige – und vor allem auch sätti-gende – Ernährung zu entwickeln.

Einige wichtige Vorgaben gab es allerdings: zum Beispiel *echtes Essen* zu verwenden, das alle Vorteile vollwertiger, unbehandelter Nahrungsmittel in sich vereint; zweitens auf die *Verdauung* zu achten, wobei es darum geht, die Nährstoffe und sekundären Pflan-zenstoffe voll absorbieren zu können; und drittens Ihnen ein möglichst hohes Maß an *Sättigung und Befriedigung* zu verschaffen.

Echtes Essen

Für alle Rezepte verwenden wir durchge-hend frisches Obst und Gemüse: Äpfel, Grünkohl, Kiwis, Kastanien, Karotten und vieles mehr. Selbst in der zweiten Phase meines Ernährungsplans, der fünftägigen Entschlackung, kommen durchweg köstliche Gerichte auf den Tisch. Sie werden also keine Trinkpulver oder Nahrungsergänzungen zu sich nehmen müssen. Heutzutage preisen viele Lebensmittelhersteller ihre Produkte als wahre Wundermittel an, doch meist handelt es sich dabei um Mogelpackungen. Über Jahrzehnte hinweg wurden wir regelrecht programmiert, bestimmten Konzernen und Marken zu vertrauen, die wir mit Gesundheit in Verbindung bringen, aber nun müssen wir uns neu programmieren und erkennen, dass *echtes, bekömmliches Essen* nicht aus Tüten oder Konserven kommen kann. Die Zutaten in meinem Mahlzeitenplan haben ihren Ursprung auf Bauernhöfen und gelangen direkt auf den Tisch, ohne den Umweg über eine Fabrik gemacht zu haben, wo sie üblicherweise mit Konservierungsstoffen oder ungesunden Zusätzen angereichert oder in Zellophan verpackt werden. Auch verwenden wir keine Lebensmittelaustauschstoffe oder Geschmacksverstärker: Für unverfälschten Geschmack gibt es keinen Ersatz.

Die nationalen Gesundheitsbehörden flehen uns förmlich an, mehr Obst und Gemüse zu konsumieren, denn darin sind Pflanzenstoffe enthalten, welche nicht nur dazu beitragen, einige unserer gefährlichsten Zivilisationskrankheiten zu verhindern, sondern die auch gut für unser Aussehen und Wohlbefinden sind. In vielen Haushalten gibt es mittlerweile Entsafter, mit denen sich frische Säfte zubereiten lassen. In meinem Rezeptteil finden Sie deshalb auch einige Anleitungen für grüne Säfte, die Ihnen nicht nur Energie spenden, sondern Sie auch mit allen jenen wertvollen Pflanzenstoffen versorgen, die nur in echten Lebensmitteln vorkommen.

Verdauung

Während ich darüber nachdachte, welche Ernährung sich für das 30-Tage-Programm wohl am besten eignet, fiel mir ein, mit wie viel gesundem Menschenverstand wir im Grunde unsere Kleinkinder füttern. Wir kämen gar nicht auf die Idee, sie an einem Tag mit lauter Leckereien vollzustopfen und sie am nächsten Tag hungern zu lassen – ein solches Verhalten erschiene uns vielmehr als Kindesmissbrauch. Stattdessen achten wir darauf, sie regelmäßig im Abstand von einigen Stunden zu füttern, bevor sie anfangen zu weinen. Kleinkinder verdauen ihr Essen langsam und verwerten die aufgenommenen Nährstoffe in der Regel gut. Und daran habe ich mich orientiert. Meine Gerichte sind eine Kombination gut verdaulicher, bekömmlicher Speisen, die Ihren Blutzuckerspiegel auf einem konstanten Niveau halten, damit Sie am Nachmittag kein Leistungstief erleiden.

Die Menüs sind so ausgelegt, dass sie den Schaden rückgängig machen, der Ihrem Körper über viele Jahre zugefügt wurde. Außerdem bringen sie Ihr Übergewicht zum Schmelzen und verleihen Ihnen ein

Höchstmaß an Energie, sodass Sie Ihre Cardio-Ergänzung und das Muskeldesign jeden Tag mit Energie und Hingabe absolvieren können.

Sättigung und Befriedigung

Ich habe lange darüber nachgedacht, wie und warum wir (zu viel) essen. So kam es auch, dass ich mich ein *ganzes Jahr* damit befasste, das Rezept für ein Schokodessert zu vervollkommnen, das gesund ist und nichts enthält, was eine Gewichtszunahme begünstigt. Denn ich weiß, welchen Schaden zucker- und fettreiche Desserts anrichten. Und ich weiß, wie wichtig es ist, sich auch etwas Leckeres zu essen zu gönnen, damit man langfristig durchhält und nicht wieder in alte Gewohnheiten verfällt.

Viele Menschen neigen aus einer Vielzahl von Gründen dazu, zu viel zu essen – aus Langeweile, aus Stress und weil an den Festtagen üppige Menüs an der Tagesordnung sind. Nun aber werden Sie lernen, wie man isst, um seinem Körper die nötige Energie zu liefern. Bei meinen Gerichte dürfen Sie eines nicht vergessen: Die vorgeschlagenen Portionsgrößen erzielen die schnellsten Ergebnisse. Wenn Sie nach dem Essen aber noch hungrig sind, dürfen Sie gerne eine größere Portion essen. Ich möchte nicht, dass Sie hungrig durch die Gegend tigern. Sie benötigen ausreichend Energie, um in Ihren Workouts die erforderliche Leistung zu erbringen.

Wenn Sie gesunde Nahrung nicht gewohnt sind, könnte es sein, dass Ihr Körper sich erst an frische, naturbelassene Lebensmittel gewöhnen muss – auch was das Sättigungsgefühl betrifft. Ich beschränke Ihre Portionen nicht, weshalb Sie bei Bedarf immer etwas mehr von den empfohlenen Speisen zu sich nehmen können als vorgesehen. Aber bedenken Sie, dass Sie damit unter Umständen Ihren Abnehmerfolg untergraben; ein unangenehmes Völlegefühl ist ein untrügliches Indiz dafür. Zu große Portionen und Fertigprodukte bewirken, dass man träge wird oder sich unbefriedigt fühlt. Wann immer Sie sich im Rahmen meines Ernährungsplans hungrig fühlen, sollten Sie also in sich hineinhören und sich fragen, ob Sie wirklich das Bedürfnis nach Essen verspüren oder nicht nur eine alte Gewohnheit oder ein anderer Grund hinter dem Drang steckt, sich einen Nachschlag zu genehmigen. Meine Gerichte liefern Ihnen genügend Nährstoffe. Sie können sich also getrost entspannen und sich auf eine neue Art von Wohlgefühl und Lebensqualität freuen, die nichts mit Essen zu tun haben – sondern mit der Befriedigung einhergehen, sich gesund und vollwertig zu ernähren, blendend auszusehen und, vor allem, sich auch so zu fühlen.

Wie man meine Mahlzeitenpläne umsetzt

Mein Ernährungsprogramm besteht aus zwei Phasen und ist auf 30 Tage ausgelegt.

In dieser Zeit sollten Sie keine anderen Nahrungsmittel zu sich nehmen als die in den Rezepten angegebenen. Im Laufe des 30-Tage-Programms verändert das Krafttraining Ihre Figur, während das Cardio-Workout Fett verbrennt und die Haut sich strafft. Die Gerichte meines Programms wurden entwickelt, um die gute Arbeit zu unterstützen, die Sie körperlich leisten – verändern Sie die Rezepte also nicht und ersetzen Sie keine Zutaten durch andere, es sei denn, es ist absolut unumgänglich.

Sie werden sehen, dass in unseren Rezepten Kefir verwendet wird statt normaler Joghurt. Joghurt in allen seinen Varianten enthält zwar Bakterienkulturen, die gut für Sie sind, doch Kefir hat sogar noch mehr gesunde Bakterien, die Ihre Darmflora intakt halten. Dasselbe gilt für Yacón-Sirup, der in gut sortierten Reformhäusern oder im Internet erhältlich ist. Es handelt sich dabei um ein aus Wurzelknollen extrahiertes Süßungsmittel, das nicht nur köstlich schmeckt, sondern auch viel weniger Kalorien hat als Zucker.

Verwenden Sie beim Kochen keine zusätzlichen Fette oder Öle. Wir benutzen ein fettfreies Olivenölspray (zum Beispiel PAM oder Freys Kochspray – kann im Internet bestellt werden) und besprühen vor dem Braten oder Grillen einfach die Pfanne, nicht das Essen.

Uns bleiben nur 30 Tage Zeit, ein paar kleine Abstriche müssen also schon sein.

Tag 1–25: Tracys Lifestyle- und vegetarischer Lifestyle-Plan

In den ersten 25 Tagen meines 30-Tage-Programms werden Sie sich an einer Fülle aromatischer Suppen, Salate, Hauptgerichte und sogar Schokoladendesserts erfreuen. Die Vegetarierinnen unter Ihnen können auf einen Alternativplan ausweichen, der weder Fisch noch Fleisch enthält. Wenn Sie sich genau an meine Rezepte halten, können Sie damit rechnen, circa ein bis zwei Kilogramm pro Woche zu verlieren. Die Gerichte kommen ganz ohne die Übeltäter aus, die den Erfolg einer jeden Diät zunichtemachen, wie Zucker oder stark verarbeitete Lebensmittel, die nicht nur zu einer neuerlichen Gewichtszunahme führen, sondern auch Stimmungsschwankungen und andere gesundheitliche Probleme hervorrufen können.

Sie sollen bei jeder Mahlzeit ausreichend satt werden, deshalb habe ich versucht, jedes Gericht so zu planen, dass sich sinnvolle und gesunde Portionsgrößen ergeben. Wichtig bei meinem Ernährungsplan ist auch, dass Sie sich das so wichtige Protein nicht mit Pulvern oder Nahrungsergänzungen zuführen, sondern beispielsweise in Form von Huhn oder Tofu. Während Sie sich an Ihr Ausdauer- und Krafttraining gewöhnen, unterstützen diese speziell entwickelten Rezepte Sie tatkräftig bei Ihrem Verwandlungsprozess.

Tag 26–30: Tracys Entschlackungsplan

In den letzten fünf Tagen Ihres 30-Tage-Programms werden Sie noch einmal richtig Gas geben und sich einer Entschlackungskur unterziehen, um Ihren Körper zu entgiften und Ihre neu geformten Muskeln zur Geltung zu bringen. In dieser zweiten Phase nehmen Sie bekömmliche, sättigende Nahrungsmittel zu sich, die Ihren Körper stärken und die darüber hinaus weitere Nährstoffe enthalten, die den Fettabbau wirkungsvoll unterstützen, Ihren Teint zum Strahlen bringen und Ihnen Energie verleihen. In dieser Zeit ist ein Gewichtsverlust von zwei bis vier Kilogramm möglich. Der Entschlackungsplan ist keine Trinkkur, sondern umfasst smoothieartige Puddings aus frischem Obst und Gemüse sowie nahrhafte Mahlzeiten, die Ihren Körper beim Entgiften und Abnehmen unterstützen.

Ich stelle die Entschlackungstage ans Ende des Programms, weil Ihr Erfolg mein größtes Anliegen ist. Der Sprung von einer herkömmlichen Ernährungsweise zu einer intensiven Entgiftung – während man gleichzeitig ein neues Fitnessprogramm beginnt – wäre einfach zu groß und würde mehr Willenskraft erfordern, als die meisten Menschen aufbringen können. Und das wiederum erhöht ganz massiv die Gefahr des Scheiterns. Wenn man hingegen bereits 25 Tage vor der Entschlackung damit begonnen hat, sich gesünder zu ernähren, arbeitet man einem nachhaltigen Gewichts-

verlust und einer verbesserten Gesundheit schon seit einiger Zeit entgegen, und der Entgiftungsprozess bedeutet dann eine deutlich geringere Umstellung.

Tag 31 und danach

Nach den 30 Tagen können Sie bei Bedarf jederzeit wieder auf die hier vorgestellten Rezepte zurückgreifen, um Ihr neues, tolles Gewicht zu halten. Allerdings wird das im Normalfall gar nicht nötig sein, denn solange Sie nur meine Workouts konsequent weiterführen, wird Ihr Körper in seinem neuen Zustand bleiben und von sich aus kein Gewicht mehr zulegen. Schlussendlich wird Ihre neue, gesunde Ernährungsweise von einer Abfolge bewusst getroffener Entscheidungen zu einer völlig selbstverständlichen Gewohnheit werden, über die Sie gar nicht mehr nachdenken müssen. Ich verwende bei meinen Klienten gerne den Begriff der 80:20-Regel: 80 Prozent Engagement für eine zielgerichtete, gesunde Ernährung, 20 Prozent Genuss ohne Reue.

Wer hat schon Freude am Leben, wenn er dauernd Kalorien zählen muss?

Schluss mit den Ausreden!

Sich um seine innere und äußere Schönheit zu kümmern erfordert volle Konzentration und Aufmerksamkeit. Und es kann sehr zeitaufwendig sein, vor allem wenn wir auch noch gegen die Auswirkungen jahrzehntelanger unbewusster Verhaltens-

weisen und Vermeidungsstrategien an-
kämpfen müssen. Ein hektischer Alltag
zählt zu den häufigsten Entschuldigungen,
die Menschen vorbringen, um sich selbst
zu vernachlässigen.

Blicken Sie doch einmal um sich. Kennen
Sie jemanden, der nicht ständig beschäf-
tigt ist, der nicht alle Hände voll zu tun hat
und über einen viel zu vollen Terminkalen-
der klagt? Die Lebensmittelindustrie weiß
ganz genau, wie gestresst Sie sich fühlen
und wie sich das auf Ihre Mahlzeiten auswirkt. Aber schnelle, superpraktische Lebensmittel wie Fastfood und abgepackte
Fertigprodukte sind nur scheinbar die per-
fekte Lösung für unseren hektischen Alltag. In Wahrheit schaden sie Ihnen mehr,
als sie helfen. Übergewicht, scheinbar nicht
verschwindendes Völlegefühl und Blähun-
gen, Nährstoffmangel, erhöhter Blutdruck,
Herzkrankheiten – das sind einige der gän-
gigsten »Vorzüge« von Fertigprodukten.

Falls Sie meinen, dass Sie aufgrund Ihres
aufreibenden Arbeitsalltags keine Veränderung Ihrer Ernährungsgewohnheiten herbeiführen können (oder wollen), sollten Sie
sich vor Augen führen, dass schlechte Ernährung sich auf jeden Fall darauf auswirkt,
wie Sie aussehen und vor allem wie Sie sich
fühlen – und wie gesund Sie sind. Wenn Sie
meine Tipps befolgen, werden Sie bald sehen, wie die hochwertige Ernährung, die Sie
Ihrem Körper zuführen, Ihnen die Energie
gibt, um dauerhaft Höchstleistungen zu erbringen. Möchten Sie wirklich im Leben
Erfolg haben *und* gesund sein? Dann schaffen Sie sich Zeit für die richtige Ernährung
und körperliche Aktivität!

Falls Ihre Kinder im Mittelpunkt Ihrer
»Wenn ich könnte, wie ich wollte«-Ge-
schichte stehen, was halten Sie dann davon,
mit gutem Beispiel voranzugehen, wenn Sie
den Tisch decken? Fettleibigkeit befindet
sich weltweit auf einem schwindelerregen-
den Höchststand. Insbesondere Fettleibigkeit bei Kindern nimmt ständig zu. Und es
gibt keine bessere Art, Ihren Sprösslingen
etwas über gesundes Essen und regelmäßigen Sport beizubringen, als es ihnen vorzu-
leben. Legen wir also los!

Tracys Lifestyle-Plan
und vegetarischer Lifestyle-Plan:
Tag 1–25

In den ersten 25 Tagen des Ernährungsprogramms werden Sie sich an den Lifestyle- bzw. vegetarischen Lifestyle-Plan halten. Es sind beides sehr nährstoffreiche und sättigende Mahlzeitenpläne zum Abnehmen. Um Sie in Sachen gesunder Ernährung auf den richtigen Weg zu bringen, und zwar täglich, habe ich die Gerichte so einfach wie möglich gehalten. So können Sie lernen, leckere schmackhafte Lebensmittel zuzubereiten, während Sie alle jene ungesunden Dinge vermeiden, die wir normalerweise in unser Essen geben – etwa Zucker, Salz und Öle –, ohne überhaupt darüber nachzudenken.

Meiner Erfahrung nach haben Abnehmwillige, die eine neue Diät beginnen, oft zu viele Auswahlmöglichkeiten, die nur Verwirrung stiften. Ich möchte nicht, dass Sie sich ständig fragen müssen, was Sie wann und wieso essen sollen. Aus diesem Grund biete ich bei den täglichen Speisen keine Alternativen an. Betrachten Sie diesen Plan wie eine ärztliche Verordnung, die in den nächsten 25 Tagen einzuhalten ist. Damit versuche ich, Ihr Gehirn so umzuprogrammieren, dass es Appetit anders empfindet

und endlich aufhört, ständig über das Essen nachzudenken. Später, wenn Sie darauf geeicht sind, die richtigen Lebensmittel essen zu *wollen*, werden Sie in der Lage sein, Ihre Speisenwahl völlig selbstständig und mit großem Vergnügen zu treffen. Während des 30-Tage-Programms müssen Sie allerdings noch keinen Gedanken daran verschwenden – befolgen Sie einfach nur meine Anweisungen. Wir haben die Gerichte sorgfältig konzipiert, damit Sie jeden Tag eine ausgewogene Kombination an Nährstoffen erhalten. Ich betone aber nochmals: Weglassen oder Ersetzen sind nicht erlaubt!

Sie werden Ihren Körper dabei unterstützen, die sportlichen Aktivitäten zu verarbeiten, indem Sie sich Nahrungsmittel zuführen, die Ihnen Kraft verleihen, Ihr Energieniveau aufrechterhalten und den Abnehmprozess unterstützen. Dabei werden Sie lernen, Ihre Nahrungszufuhr zu kontrollieren und auf die Portionsgröße zu achten, während Sie gleichzeitig sicherstellen, dass Sie genug essen und nicht hungrig sind.

Vergessen Sie nicht, worüber wir zuvor gesprochen haben: Ihr persönliches Konzept von Hunger, also das, was Sie unter »hungrig sein« verstehen, wird sich im Laufe dieses Programms verändern. Irgendwann einmal im Leben haben Sie gelernt, den gesunden Sättigungsgrad zu überschreiten und sich zu überessen. Nun müssen Sie neu lernen, ein Gefühl für die richtige Nahrungsmenge zu entwickeln, und das bedeutet, dass Sie sich niemals zu voll fühlen dürfen. Ich möchte aber auch nicht, dass Sie ständig hungrig und gereizt sind – oder aber antriebslos und zu matt, um die nötige Willenskraft für Ihre Trainingseinheiten aufzubringen. Ich möchte, dass Sie genug essen, um energiegeladen, vital und wirklich bereit zu sein, in sportlicher Hinsicht alles zu geben.

Wie immer gilt auch hier: Sie sollten vor Beginn eines Ernährungsplans unbedingt Ihren Arzt zurate ziehen. Wenn Sie eine Vegetarierin sind, sollten Sie sicherstellen, dass Sie die üblichen Nahrungsergänzungsmittel nehmen, um ausreichend mit allen Nährstoffen versorgt zu sein, die Sie brauchen, beispielsweise B-Vitaminen und Eisen.

NORMALER 25-TAGE-MAHLZEITENPLAN

Tag 1	Tag 2	Tag 3	Tag 4	Tag 5
Frühstück Erdbeersalat mit Minze (S. 242)	**Frühstück** Puten-Avocado-Wrap (S. 222) mit geschmortem Spinat (S. 236)	**Frühstück** Omelett mit Gemüse (S. 207)	**Frühstück** Beerenkompott (S. 238)	**Frühstück** Halbe Grapefruit (S. 240)
Mittagessen Tomaten-Minestrone (S. 188)	**Mittagessen** Spinatsalat mit Kastanien (S. 201)	**Mittagessen** Friseesalat mit gegrilltem Lachs und roter Zwiebel (S. 198)	**Mittagessen** Gemüsesuppe mit Geflügeleinlage (S. 186)	**Mittagessen** Grillhuhn mit Brokkoli und Friseesalat (S. 211)
Snack Schoko-Kastanien-Pudding (S. 245)	**Snack** Gurken-Minz-Relish (S. 230)	**Snack** Blaubeer-Apfel-Mus (S. 238)	**Snack** Kiwi-Dessert (S. 246)	**Snack** Salat mit Roter Bete und Orangen (S. 194)
Abendessen Pochierter Kabeljau (S. 216) mit gebackenem Spargel (S. 233)	**Abendessen** Gedämpfte Puten- oder Hühnerbrust mit Grünkohl und Rosinen (S. 220)	**Abendessen** Mit Orangensirup glasierter Lachs (S. 215) und gebackene Pilze (S. 233)	**Abendessen** Grillhuhn mit Mango und Frühlingszwiebel (S. 211)	**Abendessen** Salat mit Shrimps und Zuckerschoten (S. 200)

Tag 6	Tag 7	Tag 8	Tag 9	Tag 10
Frühstück Grünkohlsaft und ein hart gekochtes Ei (S. 247)	**Frühstück** Omelett mit Pilzen (S. 205)	**Frühstück** Unsere »Bloody Mary« (S. 248)	**Frühstück** Blaubeeren und Brombeeren (S. 239)	**Frühstück** Zitrussalat (S. 238)
Mittagessen Gemischte Gemüseplatte (S. 235)	**Mittagessen** Gebackenes Huhn mit Brokkoli (S. 208)	**Mittagessen** Puten-Avocado-Wrap (S. 222)	**Mittagessen** Brokkolisuppe (S. 186)	**Mittagessen** Salat mit Balsamico-Huhn (S. 193)
Snack Melonen-Trauben-Salat (S. 241)	**Snack** Gurken-Minz-Relish (S. 230)	**Snack** Frisches Melonenkompott (S. 240)	**Snack** Salat mit Roter Bete und Orangen (S. 194)	**Snack** Crudités mit Dip (S. 228)
Abendessen Sautierter Pfeffer-Thunfisch mit Rucola (S. 219)	**Abendessen** Salat mit gegrilltem Lachs, Friseesalat und roter Zwiebel (S. 198) sowie dreierlei gebackene Karotten (S. 234)	**Abendessen** Gedämpfter Red Snapper (S. 220) mit gebackenem Spargel (S. 233)	**Abendessen** Gebackene Pute mit gedämpftem Brokkoli (S. 218)	**Abendessen** Pochierter Kabeljau (S. 216) mit geschmortem Lauch (S. 227)

Tag 11	Tag 12	Tag 13	Tag 14	Tag 15
Frühstück Omelett mit pochiertem Lachs (S. 206)	**Frühstück** Zitrussalat (S. 239)	**Frühstück** Omelett mit Gemüse (S. 207)	**Frühstück** Beerenkompott (S. 238)	**Frühstück** Erdbeersalat mit Minze (S. 242)
Mittagessen Spinatsalat mit Grillhuhn (S. 197)	**Mittagessen** Gebackenes Wurzelgemüse (S. 233)	**Mittagessen** Karotten-Ingwer-Suppe (S. 185)	**Mittagessen** Sautierter Viktoriabarsch mit Zitrone und Senf (S. 219)	**Mittagessen** Gegrillter Tofu auf Romana-Herzen (S. 198)
Snack Schoko-Blaubeer-Pudding (S. 244)	**Snack** Gurken-Minz-Relish (S. 230)	**Snack** Blaubeer-Apfel-Mus (S. 238)	**Snack** Kiwi-Dessert (S. 246)	**Snack** Salat mit roter Bete und Orangen (S. 194)
Abendessen Pochierter Kabeljau (S. 216) mit gebackenem Spargel (S. 233)	**Abendessen** Putenburger (S. 222) mit Kopfsalat und Tomate	**Abendessen** Weißes Fischfilet mit Oliven und Thymian (S. 209)	**Abendessen** Gegrilltes Rindersteak (S. 212) und grüne Bohnen mit Spinat (S. 235)	**Abendessen** Mit Orangensirup glasierter Lachs (S. 215) und Paprika-Mais-Gemüse (S. 229)

Tag 16	Tag 17	Tag 18	Tag 19	Tag 20
Frühstück Kefir (S. 245)	**Frühstück** Süßkartoffel- Pfannkuchen mit Yacón-Sirup (S. 221)	**Frühstück** Exotischer Obst- salat (S. 243)	**Frühstück** Mango-Smoothie (S. 246)	**Frühstück** Omelett mit Spinat (S. 203)
Mittagessen Gebackene Süß- kartoffel (S. 227)	**Mittagessen** Griechischer Salat mit Chicorée und roter Zwiebel (S. 195)	**Mittagessen** Puten-Grünkohl- Suppe (S. 190)	**Mittagessen** Thunfisch mit ge- backenem Blumen- kohl und Fenchel (S. 221)	**Mittagessen** Tofu-Gemüse- Suppe mit Grün- kohl und Mangold (S. 187)
Snack Schoko-Kastanien- Pudding (S. 245)	**Snack** Äpfel und Birnen mit Gewürzen (S. 242)	**Snack** Schoko-Blaubeer- Pudding (S. 244)	**Snack** Salat mit Roter Bete und Orangen (S. 194)	**Snack** Apfel mit Mandel- oder Erdnussbutter (S. 238)
Abendessen Gegrilltes Lamm- filet (S. 213) mit gebackenem Rosen- kohl (S. 233)	**Abendessen** Gedämpfte Puten- oder Hühnerbrust mit Grünkohl und Rosinen (S. 220)	**Abendessen** Mit Orangensirup glasierter Lachs (S. 215) und geba- ckene Pilze (S. 233)	**Abendessen** Salat mit Shrimps und Zuckerschoten (S. 200)	**Abendessen** Gemüseburger mit grünem Salat (S. 224)

Tag 21	Tag 22	Tag 23	Tag 24	Tag 25
Frühstück Grünkohlsaft (S. 247) und ein hart gekochtes Ei	**Frühstück** Omelett mit Spinat, Bohnen und Endivie (S. 203)	**Frühstück** Apfel mit Mandel- oder Erdnussbutter (S. 238)	**Frühstück** Mango-Smoothie (S. 246)	**Frühstück** Orangensalat (S. 241)
Mittagessen Avocadosalat (S. 192)	**Mittagessen** Gedämpfte Puten- oder Hühnerbrust mit Grünkohl und Rosinen (S. 220)	**Mittagessen** Putenburger (S. 222) und Tomatenwürfel mit Basilikum (S. 229)	**Mittagessen** Brokkolisuppe (S. 186)	**Mittagessen** Gebackene Pute mit gedämpftem Brokkoli (S. 218)
Snack Gurken-Minz- Relish (S. 230)	**Snack** Toskanischer Bohnensalat (S. 202)	**Snack** Erbsenpüree (S. 231)	**Snack** Mango-Relish (S. 200)	**Snack** Kiwi-Dessert (S. 246)
Abendessen Rucolasalat und sautierter Tofu mit Melonendressing (S. 192)	**Abendessen** Gedämpfter Red Snapper (S. 220) mit geschmortem Spinat (S. 236)	**Abendessen** Gebackene Pute mit gedämpftem Brokkoli (S. 218)	**Abendessen** Pochierter Lachs mit gedämpftem Brokkoli (S. 208)	**Abendessen** Hühnerbrust mit Flügel und mit geschmortem Lauch (S. 209)

VEGETARISCHER 25-TAGE-MAHLZEITENPLAN
(OHNE FISCH UND FLEISCH)

Tag 1	Tag 2	Tag 3	Tag 4	Tag 5
Frühstück Omelett mit Paprika und Zwiebel (S. 205)	**Frühstück** Zitrussalat (S. 239)	**Frühstück** Frisches Melonenkompott (S. 240)	**Frühstück** Omelett mit Pilzen (S. 205)	**Frühstück** Exotischer Obstsalat (S. 243)
Mittagessen Grüne Bohnen mit Spinat (S. 235)	**Mittagessen** Brokkolisuppe (S. 186)	**Mittagessen** Griechischer Salat mit Tofu und Erdbeerdressing (S. 195)	**Mittagessen** Gemüsesuppe mit Tofueinlage (S. 187)	**Mittagessen** Gebackenes Wurzelgemüse (S. 233)
Snack Tomaten-Gazpacho (S. 188)	**Snack** Gurken-Minz-Relish (S. 230)	**Snack** Crudités mit Dip (S. 229)	**Snack** Schoko-Kastanien-Pudding (S. 245)	**Snack** Kiwi-Dessert (S. 246)
Abendessen Gegrillter Tofu (S. 213) mit gebackenen Pilzen (S. 233)	**Abendessen** Auberginen-Lasagne (S. 217)	**Abendessen** Gemüseburger mit Endivie und Tomate (S. 224)	**Abendessen** Gebackene Aubergine und Tomaten (S. 233)	**Abendessen** Gegrillter Tofu mit Grünkohl und Zuckerschoten (S. 213)

Tag 6	Tag 7	Tag 8	Tag 9	Tag 10
Frühstück Halbe Grapefruit (S. 240)	**Frühstück** Omelett mit Pilzen (S. 205)	**Frühstück** Blaubeer-Smoothie (S. 244)	**Frühstück** Kiwi-Dessert (S. 246)	**Frühstück** Grünkohlsaft (S. 247) und ein hart gekochtes Ei
Mittagessen Salat mit Roter Bete und Orangen (S. 194)	**Mittagessen** Gemüsesuppe mit weißen Bohnen (S. 191)	**Mittagessen** Brokkolisuppe (S. 186)	**Mittagessen** Mexikanischer Avocado-Wrap (S. 214)	**Mittagessen** Spinat-Grünkohl-Suppe (S. 189)
Snack Kefir mit Banane (S. 245)	**Snack** Gurken-Minz-Relish (S. 230)	**Snack** Blaubeer-Apfel-Mus (S. 238)	**Snack** Tomaten-Gazpacho (S. 188)	**Snack** Salat mit Roter Bete und Orangen (S. 194)
Abendessen Kurz gebratenes Gemüse (S. 225) mit gegrillten Tomaten (S. 232)	**Abendessen** Ratatouille mit Endiviensalat (S. 232)	**Abendessen** Gegrillter Tofu (S. 213) mit gebackenem Gemüse (S. 233)	**Abendessen** Gemüseburger mit Sesamspargel (S. 225)	**Abendessen** Gebackene Süß-kartoffel (S. 227) mit Spinat und Endivie (S. 237)

Tag 11	Tag 12	Tag 13	Tag 14	Tag 15
Frühstück Papaya und Blaubeeren (S. 241)	**Frühstück** Zitrussalat (S. 239)	**Frühstück** Omelett mit Spinat (S. 203)	**Frühstück** Quinoa-Porridge mit Apfelkompott (S. 216)	**Frühstück** Äpfel und Birnen mit Gewürzen (S. 242)
Mittagessen Spinatsalat mit Orangen und Kürbiskernen (S. 196)	**Mittagessen** Kichererbsensalat (S. 194)	**Mittagessen** Gebackenes Wurzelgemüse (S. 233)	**Mittagessen** Gemüsesuppe mit Tofueinlage (S. 187)	**Mittagessen** Mexikanischer Avocado-Wrap (S. 214)
Snack Schoko-Kastanien-Pudding (S. 245)	**Snack** Blaubeer-Apfel-Mus (S. 238)	**Snack** Salat mit Roter Bete und Orangen (S. 194)	**Snack** Frische Ananas (S. 240)	**Snack** Getrocknete Mangoscheiben (S. 238)
Abendessen Gegrillter Tofu (S. 213) mit Erbsenpüree (S. 231)	**Abendessen** Stielmus mit weißen Bohnen und Paprika (S. 228)	**Abendessen** Lasagne mit kurz gebratenem Gemüse (S. 226)	**Abendessen** Gemischte Gemüseplatte (S. 235)	**Abendessen** Salat mit gegrilltem Tofu und Riesenchampignons (S. 197)

Tag 16	Tag 17	Tag 18	Tag 19	Tag 20
Frühstück Erdbeer-Smoothie (S. 246)	**Frühstück** Omelett mit Tomatenwürfeln und Schnittlauch (S. 204)	**Frühstück** Exotischer Obst-salat (S. 243)	**Frühstück** Grünkohlsaft (S. 247) und ein hart gekochtes Ei	**Frühstück** Ananas mit Brombeersoße (S. 242)
Mittagessen Griechischer Salat mit Tofu und Erdbeerdressing (S. 195)	**Mittagessen** Spinat-Grünkohl-Suppe (S. 189)	**Mittagessen** Avocadosalat (S. 192)	**Mittagessen** Gemüsesuppe mit weißen Bohnen (S. 191)	**Mittagessen** Gegrillte Riesen-champignons mit Rucola (S. 231)
Snack Tomaten-Gazpacho (S. 188)	**Snack** Gurken-Minz-Relish (S. 230)	**Snack** Crudités mit Dip (S. 229)	**Snack** Süßkartoffel-Mais-Pudding (S. 236)	**Snack** Kiwi-Dessert (S. 246)
Abendessen Auberginen-Lasagne (S. 217)	**Abendessen** Gegrillter Tofu mit gebackenem weißem Spargel (S. 214)	**Abendessen** Gemüseburger mit Endivie und Tomaten (S. 224)	**Abendessen** Ratatouille mit Endiviensalat (S. 232)	**Abendessen** Weiße Bohnen mit Paprika und Zuckerschoten (S. 226)

Tag 21	Tag 22	Tag 23	Tag 24	Tag 25
Frühstück Kefir mit Banane (S. 245)	**Frühstück** Omelett mit Pilzen (S. 205)	**Frühstück** Blaubeer-Smoothie (S. 244)	**Frühstück** Süßkartoffel-Pfannkuchen mit Yacón-Sirup (S. 221)	**Frühstück** Frische Papaya (S. 240)
Mittagessen Salat mit Roter Bete und Orangen (S. 194)	**Mittagessen** Gemüsesuppe mit weißen Bohnen (S. 191)	**Mittagessen** Brokkolisuppe (S. 186)	**Mittagessen** Kurz gebratenes Gemüse (S. 225)	**Mittagessen** Spinat-Grünkohl-Suppe (S. 189)
Snack Linsensalat (S. 199)	**Snack** Frische Ananas (S. 240)	**Snack** Grünkohlsaft (S. 247)	**Snack** Avocadosalat (S. 192)	**Snack** Schoko-Blaubeer-Pudding (S. 244)
Abendessen Gegrillter Tofu über Romana-Herzen (S. 198)	**Abendessen** Ratatouille mit Endiviensalat (S. 232)	**Abendessen** Kurz gebratenes Gemüse (S. 225) mit gegrillten Tomaten (S. 232)	**Abendessen** Gebackene Süß-kartoffel (S. 227) mit Spinat und Endivie (S. 237)	**Abendessen** Auberginen-Lasagne (S. 217)

Tracys Entschlackungsplan:
Tag 26–30

Während der letzten fünf Tage Ihres 30-Tage-Programms wird der Entschlackungsplan Ihnen helfen, noch einmal so richtig Gewicht zu verlieren, damit Ihre neue Muskelstruktur auch gut zur Geltung kommt. Das Letzte, was ich mit diesem 30-tägigen Boot Camp beabsichtige, ist, Ihnen eine »Trinkkur« zu verordnen. Obwohl es sich in dieser zweiten Phase des Ernährungsplans durchaus um eine »Entschlackung« handelt, dürfen Sie weiterhin essen und sich satt fühlen, während Ihr Verdauungssystem seinen geregelten Gang geht. Gleichzeitig werden Sie Gewicht verlieren, Krankheiten vorbeugen und Ihre Vitalität fördern. Sie können echte Lebensmittel zu sich nehmen statt Pulvermixturen oder verdünnten Zitronensaft mit Ahornsirup. Wir reden hier zwar nicht von üppigen Schlemmermenüs, sondern von maßvollen Portionen hoch dosierter Nährstoffe, die dem Alterungsprozess und diversen Krankheiten entgegenwirken – und außerdem toll schmecken!

Ich will Ihnen nicht zu einem Traumkörper verhelfen, an dem Sie nur ein Wochenende lang Freude haben. Ich möchte, dass Sie ihn für den Rest Ihres Lebens behalten. Extrem kalorienreduzierte Fastenkuren, bei denen Sie nichts anderes trinken als Zitronensaft mit Pfeffer, »funktionieren« durchaus. Jedes Diätbuch, das Sie im Handel bekommen, »funktioniert« auf seine Weise. Aber eben nur kurzfristig. Wenn Sie eine Entschlackung vornehmen, um ein schnelles Ergebnis zu erzielen, und dann wieder zu Ihren üblichen Essgewohnheiten zurückkehren, kann der Jo-Jo-Effekt unter Umständen lebensbedrohlichen Schaden anrichten. Fasten führt zu Muskelabbau und kann Ihnen wichtige Nährstoffe entziehen, ganz zu schweigen davon, dass es den natürlichen biochemischen Haushalt Ihres Körpers durcheinanderbringt. Bei meiner Entschlackungsmethode ist echtes Essen erlaubt, sodass Ihre Verdauung immer noch funktioniert und Sie über ein Maximum an Energie verfügen. Jeden Tag werden Sie sieben verschiedene Gerichte genießen, zu denen unter anderem süße und pikante Snacks, Suppen, Puddings und Pürees zählen. Es handelt sich dabei im Einzelnen um:

Süße Pürees
Blaubeer-Apfel-Mus
Kiwi-Dessert
Schoko-Kastanien-Pudding

Pikante Pürees
Edamame und Karotte mit Cayennepfeffer
Süßkartoffel-Mais-Pudding

Suppen
Tomaten-Gazpacho
Gemüsesuppe mit Geflügel- oder Tofueinlage

Von jedem Gericht können Sie etwa 120 Gramm essen, und zwar je nach Bedarf und Hungerempfinden. Das heißt, Sie können über den Tag verteilt immer wieder kleine Häppchen naschen, zu den normalen Essens- und Snackzeiten größere Portionen zu sich nehmen oder die Lebensmittel zu drei großen Mahlzeiten am Tag zusammenfassen. Sie haben die Wahl. Betrachten Sie aber in jedem Fall die Entschlackung als eine ganz besondere, bewusste Art zu genießen, denn Sie verwöhnen Ihren Körper mit nahrhaften, leckeren und hochwertigen Lebensmitteln, mit denen Sie sonst nur ein zartes Kleinkind füttern würden. Essen Sie, bis Ihr Körper satt ist. Zusätzlich zu den sieben oben aufgelisteten Speisen dürfen Sie sich auch einen Grünkohlsaft mit Spinat und Roter Bete oder mit Apfel genehmigen – etwa als Snack für zwischendurch oder um Ihren Körper nach einem Workout zu regenerieren. Wenn wir jeden Tag Unmengen von Grünkohl äßen, würden wir wahnsinnig viele Vitamine und Nährstoffe zu uns nehmen, doch diese Vorstellung ist für die meisten von uns nicht gerade erbaulich. Das Schöne an meinem Plan ist,

dass diese Drinks es Ihnen ermöglichen, eine hohe Dosis an Carotinoiden, Chlorophyll, Spurenelementen, Enzymen und Pflanzenstoffen zu sich zu nehmen – weit mehr, als Sie in fester Form aufnehmen könnten.

Wenn Sie mit der Entschlackungsphase beginnen, hat Ihr Körper bereits angefangen, sich zu verändern. Zu diesem Zeitpunkt sollten Sie auch Ihrer täglichen Fitnesseinheit schon mit großer Begeisterung entgegensehen, eine beträchtliche Menge Gewicht verloren haben und ein gesteigertes Energieniveau bemerken. Nun können Sie das Potenzial des 30-Tage-Programms wirklich voll ausnutzen und noch einmal richtig Gas geben. Sie befinden sich bereits auf der Zielgeraden – und wissen, dass Sie es schaffen werden.

Beispiele für Entschlackungsmenüs

Wir alle haben verschiedene geschmackliche Vorlieben und Ernährungsgewohnheiten. Auch wenn Sie es mit einem Entschlackungsplan zu tun haben, möchte ich, dass Sie satt werden, weshalb ich für einige Ernährungstypen Mahlzeitenvorschläge erarbeitet habe. Es handelt sich dabei nur um Beispiele. Solange Sie pro Tag jeweils nur 120 Gramm der sieben vorgeschriebenen Lebensmittel essen, verstoßen Sie nicht gegen meinen Entschlackungsplan.

1. **Der Knabberer.** Manche Menschen müssen sich zum Essen nicht unbedingt in Ruhe hinsetzen. Eine Handvoll hier-

von und davon, und das auch nur ab und zu, reicht ihnen völlig aus. Sie ziehen es vor, über den Tag verteilt zu knabbern, statt zu den Mahlzeiten größere Nahrungsmengen zu verzehren.

2. **Der Graser.** Ihm reichen gelegentliche Snacks zwar nicht aus, er benötigt aber auch kein vollständiges Frühstück, Mittag- und Abendessen. Graser ziehen es vor, über den Tag verteilt kleine, leichte Mahlzeiten zu sich zu nehmen.

3. **Der Traditionelle.** Selbst wenn er für die Dauer des Boot Camps auf Kartoffelpüree und Soße verzichtet, ist dieser Zeitgenosse am zufriedensten, wenn er täglich drei volle Mahlzeiten zu sich nehmen kann, die eine Fülle an Aromen und Konsistenzen bieten.

Der Knabberer

Knabberer haben ständig Appetit und sind am glücklichsten, wenn immer etwas Essbares in Reichweite ist. Dieses Beispielmenü erlaubt Ihnen, pro Stunde 60 Gramm Nahrung (oder alternativ dazu einen der beiden Grünkohlsäfte) zu sich zu nehmen.

7 Uhr
Blaubeer-Apfel-Mus (S. 238)

8 Uhr
Grünkohlsaft mit Spinat und roter Bete (S. 247)

9 Uhr
Kiwi-Dessert (S. 246)

10 Uhr
Blaubeer-Apfel-Mus (S. 238)

11 Uhr
Edamame und Karotte mit Cayennepfeffer (S. 230)

12 Uhr
Grünkohlsaft (S. 247)
Schoko-Kastanien-Pudding (S. 245)

13 Uhr
Edamame und Karotte mit Cayennepfeffer (S. 230)

14 Uhr
Gemüsesuppe mit Geflügel- oder Tofueinlage (S. 186, 187)

15 Uhr
Süßkartoffel-Mais-Pudding (S. 236)

16 Uhr
Tomaten-Gazpacho (S. 188)

17 Uhr
Kiwi-Dessert (S. 246)

18 Uhr
Süßkartoffel-Mais-Pudding (S. 236)

19 Uhr
Gemüsesuppe mit Geflügel- oder Tofueinlage (S. 186, 187)

20 Uhr
Tomaten-Gazpacho (S. 188)
Schoko-Kastanien-Pudding (S. 245)

Der Graser
Wenn Sie ein Graser sind, ziehen Sie es vor,
sich über den Tag verteilt kleinere Mahlzeiten einzuverleiben statt drei volle Mahlzeiten. Dieser Plan erlaubt es Ihnen, im Zwei-
Stunden-Rhythmus 120 Gramm Nahrung
zu sich zu nehmen.

7 Uhr
Kiwi-Dessert (S. 246)

9 Uhr
Blaubeer-Apfel-Mus (S. 238)

11 Uhr
Grünkohlsaft mit Spinat und roter Bete
(S. 247)

13 Uhr
Edamame und Karotte mit Cayennepfeffer
(S. 230)

15 Uhr
Tomaten-Gazpacho (S. 188)

17 Uhr
Süßkartoffel-Mais-Pudding (S. 236)
Grünkohlsaft (S. 247)

19 Uhr
Gemüsesuppe mit Geflügel- oder Tofueinlage (S. 186, 187)

21 Uhr
Schoko-Kastanien-Pudding (S. 245)

Der Traditionelle
Manche Zeitgenossen mögen es nicht, ständig Miniportionen zu naschen: Selbst wenn
sie versuchen abzunehmen, möchten sie
ihre drei Hauptmahlzeiten am Tag zu sich
nehmen. Und zwar optimalerweise in gesel-
liger Runde bei Tisch. Dieser Plan kommt
ihnen insoweit entgegen, als er es erlaubt,
jeweils mehrere Speisen zu einer Mahlzeit
zusammenzufassen.

Frühstück
Blaubeer-Apfel-Mus (S. 238)
Süßkartoffel-Mais-Pudding (S. 236)

Snack
Grünkohlsaft mit Spinat und roter Bete
(S. 247)

Mittagessen
Tomaten-Gazpacho (S. 188)
Edamame und Karotte mit Cayennepfeffer
(S. 230)
Kiwi-Dessert (S. 246)

Snack
Grünkohlsaft (S. 247)

Abendessen
Gemüsesuppe mit Geflügel- oder Tofu-
einlage (S. 186, 187)
Schoko-Kastanien-Pudding (S. 245)

Die Rezepte der Tracy-Anderson-Methode

Gerichte für den Lifestyle- und Entschlackungsplan

SUPPEN

Karotten-Ingwer-Suppe

2 Tassen salzarme Gemüsebrühe (z. B. von Rapunzel)

1 ½ Tassen Karotten, geschält und gewürfelt

2 EL frischer Ingwer, gehackt

¼ Tasse Gemüsezwiebel, geschält und gewürfelt

¼ Tasse Süßkartoffeln, geschält und gewürfelt

⅛ Tasse Staudensellerie, gewürfelt

4 Zweige Petersilie, gründlich gewaschen

Pfeffer aus der Mühle

Zwei Tassen (à 240 ml) Brühe in einen Kochtopf füllen und die übrigen Zutaten dazugeben. Die Suppe kurz aufkochen lassen, anschließend die Hitze reduzieren und köcheln lassen, bis das Gemüse gar ist. Die Suppe vom Herd nehmen und in einem Mixer pürieren. Bei Bedarf etwas zusätzliche Brühe zugeben, bis die gewünschte Konsistenz erreicht ist. Mit frisch gemahlenem Pfeffer abschmecken und servieren.

Portionsgröße: 240 ml

Gemüsesuppe mit Geflügeleinlage

½ Tasse Karotten, geschält und gewürfelt

½ Tasse Staudensellerie, gewürfelt

60 g Hühnerbrustfilet (ohne Haut und Knochen), gewürfelt

2 Tassen salzarme Hühner- oder Gemüsebrühe

½ Tasse Brokkoliröschen, gehackt

2 EL Petersilie, gehackt

Pfeffer aus der Mühle

Karotten, Staudensellerie und Huhn oder Tofu zur Brühe geben und 20 Minuten auf niedriger Stufe köcheln lassen. Den Brokkoli dazugeben und weitere 10 Minuten garen. Petersilie hinzufügen, mit Pfeffer abschmecken und servieren.

Portionsgröße: 240 ml

Brokkolisuppe

½ Tasse Staudensellerie, gewürfelt

½ Tasse Zwiebel, gehackt

½ Tasse Süßkartoffel, geschält und gewürfelt

1 ¼ Tassen salzarme Hühner- oder Gemüsebrühe

1 Tasse Brokkoliröschen, gehackt

4 Zweige Petersilie, gehackt

Pfeffer aus der Mühle

¾ Tasse Brühe in einen Topf füllen, Staudensellerie, Zwiebel und Süßkartoffel dazugeben und 5 Minuten auf mittlerer Stufe kochen. Brokkoli, Petersilie und ½ Tasse Brühe hinzufügen, 20 Minuten köcheln lassen und vom Herd nehmen. Die Suppe mit einem Stabmixer pürieren oder portionsweise in einer Küchenmaschine zerkleinern. Bei Bedarf zusätzliche Brühe zugeben, bis die gewünschte Konsistenz erreicht ist. Mit frisch gemahlenem Pfeffer abschmecken.

Portionsgröße: 240 ml

Gemüsesuppe mit Tofueinlage

½ Tasse Karotten, geschält und gewürfelt

½ Tasse Staudensellerie, gewürfelt

2 Tassen salzarme Gemüse- oder Hühnerbrühe

½ Tasse Brokkoliröschen, gehackt

1 EL Petersilie, gehackt

60 g Tofu, gewürfelt

Pfeffer aus der Mühle

Karotten und Staudensellerie mit der Brühe in einen Topf füllen und 20 Minuten auf niedriger Stufe köcheln lassen. Brokkoli dazugeben und weitere 10 Minuten garen. Petersilie und Tofu hinzufügen, mit Pfeffer abschmecken und anrichten.

Portionsgröße: 240 ml

Tofu-Gemüse-Suppe mit Grünkohl und Mangold

½ Tasse Karotten, geschält und gewürfelt

½ Tasse Staudensellerie, gewürfelt

2 Tassen salzarme Gemüse- oder Hühnerbrühe

½ Tasse Brokkoliröschen, gehackt

1 Tasse Mangold, gehackt

1 EL Petersilie, gehackt

1 Tasse Grünkohl, gehackt

60 g Tofu, gewürfelt

Pfeffer aus der Mühle

Karotten und Staudensellerie mit der Brühe in einen Topf füllen und 20 Minuten auf niedriger Stufe köcheln lassen. Brokkoli, Mangold und Grünkohl zugeben und weitere 10 Minuten garen. Petersilie und Tofu hinzufügen, mit Pfeffer abschmecken und servieren.

Portionsgröße: 240 ml

Tomaten-Gazpacho

¼ Tasse Paprika (gemischte Farben), gewürfelt

½ Tasse Gurke, gewürfelt

¼ Tasse süßer Apfel, entkernt und gewürfelt

⅛ rote Zwiebel, gewürfelt

1 ½ Tassen Tomaten, gewürfelt

1 TL Schnittlauch, gehackt

2 TL Koriandergrün, gehackt

1 Prise Paprikapulver

1 Prise Cayennepfeffer

1 Prise schwarzer Pfeffer

Die ersten vier Zutaten einige Sekunden in einem Mixer pürieren, bis sie grob zerkleinert sind. Die übrigen Zutaten dazugeben und zu einer glatten Masse verarbeiten. (Bei Bedarf etwas Flüssigkeit abgießen, falls eine sämigere Konsistenz gewünscht ist.) Gekühlt servieren.

Portionsgröße: 240 ml

Tomaten-Minestrone

2 Tassen salzarme Gemüsebrühe

¼ Tasse Speisezwiebel, geschält und gewürfelt

⅛ Tasse Staudensellerie, gewürfelt

½ Tasse Süßkartoffel, geschält und gewürfelt

1 Tasse Dosentomaten, abgetropft und gewürfelt

2 EL Basilikum, gehackt

1 EL Petersilie, gehackt

1 EL Schnittlauch, gehackt

1 Tasse frischer Blattspinat, gedämpft

1 Tasse Grünkohl, gedämpft und gehackt

Pfeffer aus der Mühle

1 Prise Cayennepfeffer

¼ Tasse Brühe mit Zwiebel, Staudensellerie und Süßkartoffel in einen Topf füllen. Das Gemüse unter Rühren auf mittlerer Stufe 8 Minuten garen. Die Flüssigkeit kocht dabei ein, und das Gemüse wird leicht gebräunt. Tomaten und die übrige Brühe zugeben und die Suppe köcheln lassen, bis das Gemüse weich ist. Basilikum, Petersilie, Schnittlauch, Spinat und Grünkohl hinzufügen und weitere 5 Minuten garen. Mit schwarzem Pfeffer und einer Prise Cayennepfeffer abschmecken und servieren.

Portionsgröße: 240 ml

Spinat-Grünkohl-Suppe

1 Tasse Lauch, geputzt und gehackt

½ Tasse Frühlingszwiebeln, gewürfelt (sowohl die grünen als auch die weißen Teile)

2 Tassen salzarme Gemüsebrühe

1 Tasse Grünkohl, gehackt

1 Tasse frischer Blattspinat, gehackt

1 EL Petersilie, gehackt

Pfeffer aus der Mühle

½ Tasse Brühe, den Lauch und die Frühlingszwiebeln in einen Topf füllen und auf dem Herd gut durcherhitzen. Die übrige Brühe und den Grünkohl zugeben und 10 Minuten köcheln lassen. Spinat hinzufügen und garen, bis das Gemüse weich ist. Mit Petersilie und schwarzem Pfeffer abschmecken und servieren.

Portionsgröße: 240 ml

Puten-Grünkohl-Suppe

900 g Putenbrust ohne Haut und Knochen

6 Knoblauchzehen, zerstoßen

4 Zweige Rosmarin

4 Zweige Thymian

2 TL Sojasoße

4 Tassen salzarme Gemüse- oder Hühnerbrühe

½ Tasse Speisezwiebel, gewürfelt

1 Tasse Lauch, geputzt und gehackt

½ Tasse Spargelspitzen, gehackt

½ Tasse Staudensellerie, gewürfelt

1 Pastinake, geschält und gewürfelt

2 Tassen Grünkohl, gehackt

1 Bund Petersilie, gehackt

Pfeffer aus der Mühle

Das Putenfleisch mit der Hälfte von Knoblauch, Rosmarin, Thymian, Petersilie sowie mit der Sojasoße einreiben. Das so gewürzte Putenfleisch in einen Bräter geben, 1 Tasse Brühe dazugießen und zugedeckt bei 190 °C circa 1 ½ Stunden im Backofen garen oder so lange, bis das Fleisch eine Innentemperatur von 74 °C aufweist. In der Zwischenzeit Zwiebel, Lauch, Spargel, Staudensellerie, Pastinake, den verbleibenden Knoblauch, Rosmarin und Thymian, 1 Tasse Wasser und die restliche Brühe in einen Topf füllen. 10 Minuten auf mittlerer Stufe garen. Die Suppe auf niedriger Stufe 20 weitere Minuten köcheln lassen, bis das Gemüse weich ist, und anschließend durch ein Sieb gießen.

Das Geflügel etwa eine Stunde abkühlen lassen, dann mit einer Gabel in mundgerechte Stücke zerkleinern und in die abgeseihte Suppe geben. Den Grünkohl hacken, der Puten-Brühe-Mischung zufügen und weitere 30 Minuten köcheln lassen. Mit Petersilie und Pfeffer abschmecken.

Portionsgröße: Rezept ergibt 4 Portionen

Gemüsesuppe mit weißen Bohnen

½ Tasse weiße Bohnen

½ Tasse Karotten, gewürfelt

½ Tasse Staudensellerie, gewürfelt

½ Tasse Zwiebel, gewürfelt

½ Tasse Süßkartoffel, geschält und gewürfelt

350 ml salzarme Gemüsebrühe

½ Tasse Brokkoliröschen, gehackt

4 Zweige Petersilie

Pfeffer aus der Mühle

Zubereitung für getrocknete Bohnen: Eine Tasse getrocknete Bohnen ergibt 2 bis 2 ½ Tassen gekochte Bohnen. Die gewünschte Menge Bohnen über Nacht in kaltem Wasser einweichen lassen. Die Bohnen anschließend in ein Sieb geben und gründlich abspülen. Die Bohnen in einem mit Wasser gefüllten Topf langsam erhitzen und auf mittlerer Stufe circa 1 bis 1 ½ Stunden köcheln lassen, bis sie gar sind. In ein Sieb geben, mit kaltem Wasser abschrecken und gut abtropfen lassen. Beiseitestellen. (Alternativ dazu können Dosenbohnen verwendet werden.)

In der Zwischenzeit Karotten, Staudensellerie, Zwiebel und Süßkartoffel in 175 ml Brühe unter gelegentlichem Rühren auf mittlerer Stufe aufkochen lassen. Brokkoli, Petersilie sowie 120 ml Hühnerbrühe zugeben und 20 Minuten köcheln lassen, dann vom Herd nehmen. Die Suppe mit einem Stabmixer pürieren oder portionsweise in einem Mixer zerkleinern. Zusätzliche Brühe zugeben, bis die gewünschte Konsistenz erreicht ist.

Portionsgröße: 120 ml

SALATE

Avocadosalat

2 mittelgroße Avocados, gewürfelt

¼ Tasse Tomaten, fein gewürfelt

2 EL Paprikaschote, fein gewürfelt

1 TL rote Zwiebel, fein gewürfelt

1 TL Koriandergrün, gehackt

Saft von 2 Limetten

Pfeffer aus der Mühle

Alle Zutaten miteinander vermengen, mit Pfeffer abschmecken und gekühlt servieren.

Portionsgröße: 120 g

Rucolasalat und sautierter Tofu mit Melonendressing

Rucolasalat

2 Tassen Baby-Rucola

1 Tasse Tomaten, gewürfelt

¼ Tasse Mais, gekocht

¼ Tasse Cranberrys, getrocknet

½ Friseesalat, in feine Streifen geschnitten

Sautierter Tofu (optional)

120 g fester Tofu

Olivenölspray

Melonendressing

½ Tasse Wassermelone, entkernt und gewürfelt

1 Zweig Minze

Alle Zutaten für den Salat in eine Schüssel geben, gut miteinander vermengen und beiseitestellen. Falls Sie den Salat mit Tofu anreichern möchten, besprühen Sie eine Bratpfanne mit Olivenölspray und erhitzen sie. Den Tofu auf jeder Seite 2 Minuten anbraten; vorsichtig mit einem Pfannenwender umdrehen. In der Zwischenzeit Wassermelone und Minze miteinander pürieren.

Den Salat auf einem Teller anrichten und das Melonendressing darübergeben. Bei Bedarf mit dem Tofu garnieren.

Portionsgröße: Rezept ergibt 1 Portion.

Salat mit Balsamico-Huhn

120 g Hühnerbrustfilet ohne Knochen

60 g Brechbohnen (alternativ dazu auch Spargel oder Brokkoli)

¼ Tasse gegrillte Paprikaschote ohne Öl (auch Fertigprodukt)

¼ Tasse Tomaten, gewürfelt

60 ml Balsamico-Essig

60 ml Orangensaft

20 g Basilikum, frisch gehackt

Das Huhn in einer Grillpfanne oder einem Grill bei mittlerer Hitze auf jeder Seite 3 Minuten grillen, anschließend in Scheiben schneiden. Die Brechbohnen dämpfen, bis sie gerade noch bissfest sind, und sofort in Eiswasser abschrecken, damit der Garvorgang unterbrochen wird und die Bohnen ihre frische Farbe beibehalten. Das Gemüse mit dem Huhn vermengen. Essig, Orangensaft, Basilikum und 60 ml Wasser gründlich miteinander vermischen, über den Salat geben und servieren.

Portionsgröße: Rezept ergibt 1 Portion.

Salat mit Roter Bete und Orangen

1 Tasse Rote oder Gelbe Bete, geschält und geviertelt

1 Tasse Gemüsebrühe

1 Orange, geschält und in Scheiben geschnitten

Pfeffer aus der Mühle

1 EL Basilikum, fein gehackt

Die Bete langsam in der Brühe köcheln lassen, bis sie gar ist, aus dem Sud nehmen und abkühlen lassen. Die restliche Flüssigkeit auf ¾ ihrer Menge einkochen und ebenfalls abkühlen lassen. Die Orangenscheiben auf einem Teller anrichten und die abgekühlte, aufgeschnittene Bete darauf verteilen. Den reduzierten Betesaft darübergeben und mit Pfeffer abschmecken. Mit frischem Basilikum garnieren und servieren.

Portionsgröße: 120 g

Kichererbsensalat

340 g Kichererbsen, getrocknet

1 EL rote Zwiebel, gewürfelt

¼ rote Paprika, entkernt und gewürfelt

½ Tasse süßer Apfel, entkernt und gewürfelt

1 TL körniger Dijonsenf

2 TL Reisweinessig

1 TL Petersilie, gehackt

Die Kichererbsen bis zu sechs Stunden einweichen lassen, das Wasser dabei alle zwei Stunden austauschen. Am Ende der Einweichzeit die Kichererbsen unter fließendem kaltem Wasser gründlich abspülen. In einem großen Topf mit reichlich Wasser circa zwei Stunden köcheln lassen. In ein Sieb geben und abkühlen lassen. (Alternativ können Sie drei Tassen salzarme Kichererbsen aus der Dose verwenden.)
Alle Zutaten gut miteinander vermengen. Gekühlt servieren.

Portionsgröße: 120 g

Griechischer Salat mit Chicorée und roter Zwiebel

1 Tasse Romana-Salat, gehackt

1 Tasse Endivie, gehackt

½ Tasse Eiertomaten, gewürfelt

¼ Tasse rote Zwiebel, gewürfelt

½ Chicorée, entkernt, gewaschen und in Scheiben geschnitten

½ Tasse Brechbohnen, blanchiert (5 Minuten im Wasser kochen lassen und sofort

mit kaltem Wasser abschrecken)

½ Tasse Fetakäse

¼ Tasse schwarze Oliven, entsteint

¼ Tasse Gurke, gewürfelt

Saft von 1 Zitrone

Saft von 1 Orange

Alle Zutaten miteinander vermengen und servieren.

Portionsgröße: 120 g

Griechischer Salat mit Tofu und Erdbeerdressing

Dressing

¼ Tasse Rotweinessig

½ Tasse frische Erdbeeren, fein passiert

Salat

½ Tasse Gurke, gewürfelt

½ Tasse Tomaten, gewürfelt

⅛ rote Zwiebel, in Scheiben geschnitten

1 Tasse Endivie, gewaschen und gehackt

1 hart gekochtes Ei, geschält und in Scheiben geschnitten

½ Tasse fester Tofu, gewürfelt

Pfeffer aus der Mühle

Getrockneter Oregano

Essig und Erdbeeren in eine Schüssel geben und verrühren. In einer anderen Schüssel Gemüse, Ei und Tofu miteinander vermischen. Das Dressing über den Salat geben, mit Pfeffer und Oregano abschmecken und gekühlt servieren.

Portionsgröße: 120 g

Spinatsalat mit Orangen und Kürbiskernen

½ Tasse Wassermelone, gewürfelt und entkernt

1 Zweig Minze

1 Orange, geschält und in Scheiben geschnitten

1 Tasse Baby-Spinat

2 EL Kürbiskerne, geröstet

Die Melone mit der Minze pürieren, bis eine glatte Masse entsteht. Die Orangenscheiben auf einem Teller anrichten. Spinat und Essig darübergeben und mit Kürbiskernen garnieren.

Portionsgröße: 120 g

Spinatsalat mit Grillhuhn

120 g Hühnerbrustfilet (ohne Knochen)

2 Tassen frischer Blattspinat, gründlich abgespült

¼ Tasse Fenchel, fein geraspelt

4 EL Dijonsenf

2 EL Rotweinessig

Pfeffer aus der Mühle

¼ Tasse Cranberrys, getrocknet

Das Huhn 3 Minuten auf mittlerer Stufe grillen und in Scheiben schneiden. Den Spinat mit dem Huhn und dem Fenchel vermengen. In einer anderen Schüssel Senf und Essig mit 2 EL Wasser schaumig schlagen und mit Pfeffer abschmecken. Über den Salat geben und gründlich vermengen. Den Salat auf einem Teller anrichten und Cranberrys darübergeben.

Portionsgröße: Rezept ergibt 1 Portion.

Salat mit gegrilltem Tofu und Riesenchampignons

Olivenölspray

1 Riesenchampignon, gehäutet und entstielt

Pfeffer aus der Mühle

60 g fester Tofu

1 TL Yacón-Sirup

Den Ofengrill oder die Pfanne erhitzen. Den Pilz mit Olivenölspray benetzen. Mit Pfeffer würzen und etwa 3 Minuten auf jeder Seite grillen, dabei mit einer Küchenzange wenden. Vom Grill bzw. aus der Pfanne nehmen und in eine Schüssel geben. Mit Plastikfolie abdecken. Dadurch kann die Hitze nicht entweichen, und der Pilz »gart nach«, während der Tofu zubereitet wird.

Den Tofu auf ein Backblech geben und mit dem Sirup bepinseln. Den Tofu im vorgeheizten Ofengrill grillen, bis er knusprig ist. Mit dem Pilz auf einem Teller anrichten und sofort servieren.

Portionsgröße: Rezept ergibt 1 Portion.

Gegrillter Tofu auf Romana-Herzen

¼ Tasse Orangensaft

⅛ Tasse Reisessig

2 TL Yacón-Sirup oder Agavendicksaft

Pfeffer aus der Mühle

60 g fester Tofu

2 Tassen Romana-Herzen (weiße und grüne Blätter), gehackt

Orangensaft, Reisessig, 1 TL Yacón-Sirup oder Agavendicksaft und Pfeffer miteinander vermischen und beiseitestellen.

Den Ofengrill vorheizen. Den Tofu auf ein Backblech geben, mit 1 TL Yacón-Sirup bestreichen und grillen, bis er knusprig ist. Auf die Romana-Herzen verteilen und das Dressing darübergeben.

Friseesalat mit gegrilltem Lachs und roter Zwiebel

Salat

120 g Lachsfilet, ohne Gräten

½ Friseesalat, in feine Streifen geschnitten

2 EL rote Zwiebel, fein gewürfelt

½ Eiertomate, gewürfelt

Dressing

2 EL Himbeeressig

½ kleine Gurke, püriert

1 TL Koriandergrün, gehackt

1 EL Dijonsenf

Den Lachs auf jeder Seite circa 3 Minuten grillen, abkühlen lassen und mit einer Gabel zerpflücken. Mit den übrigen Salatzutaten in einer Schüssel vermengen und beiseitestellen.
Alle Zutaten für das Dressing verrühren, bis eine homogene Masse entsteht.
Den Salat auf einem Teller anrichten, das Dressing darübergeben und gekühlt servieren.

Portionsgröße: Rezept ergibt 1 Portion.

Linsensalat

1 Tasse Linsen, getrocknet

½ Tasse Staudensellerie, fein gewürfelt

2 TL Schnittlauch, gehackt

1 Tasse Baby-Spinat

¼ Tasse Sultaninen

Pfeffer aus der Mühle

2 EL Parmesan, gerieben

Die Linsen zwei Stunden einweichen lassen und anschließend in 4 Tassen Wasser kochen, bis sie gar sind. In ein Sieb geben, mit kaltem Wasser abschrecken und gut abtropfen lassen.
Staudensellerie und Schnittlauch mit den Linsen vermischen und mit dem frisch gemahlenen Pfeffer abschmecken. Spinatblätter und Sultaninen dazugeben. Auf einem Teller anrichten und mit dem Parmesan bestreuen.

Portionsgröße: 120 g

Mango-Relish

1 mittelgroße Mango, in kleine Würfel geschnitten

1 EL rote Zwiebel, fein gewürfelt

2 Zweige Koriandergrün, fein gehackt

1/8 Tasse grüne oder rote Paprika, fein gewürfelt

Alle Zutaten gut miteinander vermengen und gekühlt servieren.

Portionsgröße: Rezept ergibt 1 Portion.

Salat mit Shrimps und Zuckerschoten

Dressing

Saft von 2 Zitronen

2 EL Sherry-Weinessig

1 TL Koriandergrün, gehackt

Salat

120 g (21–25) gedämpfte Cocktailshrimps (geschält und entdarmt)

1/4 Tasse Zuckerschoten, geputzt (werden roh gegessen)

1/4 Tasse Palmherzen, gehackt

1/4 Paprika, in Streifen geschnitten

Pfeffer aus der Mühle

Alle Dressingzutaten mit einem Schneebesen schaumig schlagen. Die Shrimps und das Gemüse dazugeben und mit frisch gemahlenem Pfeffer abschmecken. Gekühlt servieren.

Portionsgröße: 170 g

Spinatsalat mit Kastanien

Salat

¼ Tasse Gurke, in Scheiben geschnitten

½ Tasse Tomaten, gewürfelt

1 hart gekochtes Ei, geschält und gewürfelt

¼ Tasse Kastanien, in Wasser (nicht Öl) eingelegt

⅛ rote Zwiebel, in Scheiben geschnitten

2 Tassen Baby-Spinat, gewaschen und gehackt

Dressing

¼ Tasse Balsamico-Essig

1 EL Dijonsenf

Alle Zutaten für den Salat gut miteinander vermengen und beiseitestellen. Essig und Senf mit ½ Tasse Wasser schaumig schlagen und zum Salat geben.

Portionsgröße: 240 g

Toskanischer Bohnensalat

½ Tasse Kichererbsen, gekocht

½ Tasse rote Bohnen, gekocht

½ Tasse weiße Bohnen, gekocht

1 TL körniger Dijonsenf

2 TL Reisweinessig

1 TL Petersilie, gehackt

1 EL rote Zwiebel, gehackt

¼ Tasse Paprikaschoten (gemischte Farben), entkernt und gewürfelt

½ Tasse süßer Apfel, entkernt und gewürfelt

1 Tasse Endivie, gehackt

Zubereitung für getrocknete Bohnen: Die Bohnen und Kichererbsen bis zu 6 Stunden einweichen lassen und im Abstand von 2 Stunden das Wasser wechseln. Gründlich mit kaltem Wasser abspülen und in einem großen Topf mit reichlich Wasser auf niedriger Stufe köcheln lassen, bis die Bohnen gar sind. In ein Sieb geben und mit kaltem Wasser abbrausen. (Alternativ Dosenbohnen verwenden, die man zuvor abgeseiht und gründlich abgespült hat.)

In einer kleinen Schüssel den Senf mit dem Essig und der Petersilie schaumig schlagen. Alle Zutaten mit dem Dressing gut vermengen. Gekühlt servieren.

Portionsgröße: 120 g

EIERSPEISEN

Omelett mit Spinat

½ Tasse Blattspinat, gehackt

1 TL frische Kräuter (Schnittlauch, Basilikum oder Petersilie), gehackt

3 Eiweiße, verquirlt

Olivenölspray

Pfeffer aus der Mühle

Den Spinat in einer Bratpfanne erhitzen, bis er zusammenfällt. Vom Herd nehmen und in einem Sieb gut abtropfen lassen.

Die Kräuter mit den Eiweißen vermengen. Eine flache Pfanne erhitzen und mit Olivenölspray besprühen. Die Eier in die Pfanne geben und garen, bis die Masse stockt; dabei nicht umrühren. Den Spinat darauf verteilen und das Omelett falten. Mit frischem Pfeffer abschmecken und servieren.

Portionsgröße: Rezept ergibt 1 Portion.

Omelett mit Spinat, Bohnen und Endivie

¼ Tasse Kichererbsen, gekocht

Olivenölspray

½ Tasse Endivie, gewaschen und gehackt

½ Tasse Blattspinat

1 TL frische Kräuter (Schnittlauch, Basilikum oder Petersilie), gehackt

3 Eiweiße, verquirlt

Pfeffer aus der Mühle

Zubereitung für getrocknete Hülsenfrüchte: Kichererbsen bis zu 6 Stunden einweichen lassen und im Abstand von 2 Stunden das Wasser wechseln. Gründlich mit kaltem Wasser abspülen und in einem großen Topf mit reichlich Wasser auf niedriger Stufe köcheln lassen, bis sie gar sind. In ein Sieb geben und mit kaltem Wasser abbrausen. (Alternativ Kichererbsen aus der Dose verwenden, die man zuvor abgeseiht und gründlich abgespült hat.)

Eine Bratpfanne auf mittlere Stufe erhitzen und mit Olivenölspray besprühen. Die Endivie hineingeben und 2 Minuten anbraten. Den Spinat dazugeben und erhitzen, bis er zusammenfällt. Vom Herd nehmen, das Gemüse auf Küchentücher legen und trocknen lassen. Die Kräuter mit den Eiweißen vermengen. Eine flache Pfanne erhitzen und mit Olivenölspray benetzen. Die Eier in die Pfanne geben und garen, bis die Masse stockt; dabei nicht umrühren. Das Gemüse darauf verteilen und das Omelett falten; weitere 30 Sekunden garen. Mit frischem Pfeffer abschmecken.

Portionsgröße: Rezept ergibt 1 Portion.

Omelett mit Tomatenwürfeln und Schnittlauch

1 TL Schnittlauch, gehackt

3 Eiweiße, verquirlt

Olivenölspray

¼ Tasse Tomaten, gewürfelt

Pfeffer aus der Mühle

Den Schnittlauch mit den Eiweißen vermengen. Eine flache Pfanne erhitzen und mit Olivenölspray besprühen. Die Eier in die Pfanne geben und garen, bis die Masse stockt; dabei nicht umrühren. Die Tomaten darauf verteilen und das Omelett falten; weitere 30 Sekunden garen. Mit frischem Pfeffer abschmecken.

Portionsgröße: Rezept ergibt 1 Portion.

Omelett mit Pilzen

Olivenölspray

1 Tasse gemischte Pilze, gehackt

¼ Tasse Blattspinat, gehackt

1 TL Schnittlauch, gehackt

2 Eiweiße, verquirlt

Pfeffer aus der Mühle

Eine Bratpfanne mit Olivenölspray benetzen. Die Pilze hineingeben und 2 Minuten an-braten. Den Spinat dazugeben und erhitzen, bis er zusammenfällt. Vom Herd nehmen, auf Küchentücher legen und trocknen lassen.

Den Schnittlauch mit den Eiweißen vermengen. Eine flache Pfanne erhitzen und mit Olivenölspray besprühen. Die Eier in die Pfanne geben und garen, bis die Masse stockt; dabei nicht umrühren. Pilze und Spinat darauf verteilen und das Omelett falten; danach noch weitere 30 Sekunden garen. Mit frischem Pfeffer abschmecken.

Portionsgröße: Rezept ergibt 1 Portion.

Omelett mit Paprika und Zwiebel

Olivenölspray

⅛ Tasse Zwiebel, fein gewürfelt

⅛ Tasse Paprika, fein gewürfelt

3 Eiweiße, verquirlt

1 TL Kräuter (Schnittlauch, Basilikum oder Petersilie), frisch gehackt

Pfeffer aus der Mühle

Eine Bratpfanne erhitzen und mit Olivenölspray besprühen. Zwiebel- und Paprikawürfel hineingeben und anbraten; beiseitestellen und abkühlen lassen. Die Eier mit dem Gemüse und den Kräutern vermengen. Erneut Olivenölspray in die Pfanne geben, die Eiermischung hineingleiten lassen und braten, bis die Masse stockt; das Omelett falten und weitere 30 Sekunden garen. Mit frisch gemahlenem Pfeffer abschmecken und servieren.

Portionsgröße: Rezept ergibt 1 Portion.

Omelett mit pochiertem Lachs

½ Tasse Gemüsebrühe

1 Knoblauchzehe, geschält und in feine Scheiben geschnitten

2 Schalotten, geschält und in Scheiben geschnitten

1 Zitrone, halbiert

85 g Lachsfilet

Olivenölspray

3 Eiweiße, verquirlt

Die Gemüsebrühe mit Knoblauch, Schalotten und Zitrone in einem Topf zum Kochen bringen. Die Hitze reduzieren und weitere 10 Minuten köcheln lassen. Den Fisch zugeben, zudecken und circa 6 Minuten auf niedriger Stufe garen, bis der Fisch glasig wird. Den Fisch mit einem Bratenheber aus dem Topf nehmen und mit den Fingern zerpflücken, sobald er abgekühlt ist.

Eine flache Pfanne erhitzen und mit Olivenölspray benetzen. Die Eier in die Pfanne geben und garen, bis sie stocken; dabei nicht umrühren. Lachs darauf verteilen und das Omelett falten; danach noch weitere 30 Sekunden garen.

Portionsgröße: Rezept ergibt 1 Portion.

Omelett mit Gemüse

¼ Tasse Blattspinat, gedämpft und gehackt

¼ Zucchini, geraspelt

1 Frühlingszwiebel, gehackt und gedämpft

4 Pilze, gehackt und gedämpft

2 EL rote oder weiße Quinoa (aus der Vollwertabteilung des Supermarkts oder aus dem Reformhaus)

2 Eiweiße

Das Gemüse gut miteinander vermengen und zu einem Püree mixen; beiseitestellen. ¼ Tasse Wasser in einer Pfanne zum Kochen bringen, 2 EL Quinoa zugeben und auf niedriger Stufe circa 10 Minuten köcheln lassen, bis sie gar ist. Vom Herd nehmen, in ein Sieb geben und abkühlen lassen. Die abgekühlte Quinoa zur Gemüsemischung geben. Eine beschichtete Pfanne mit 26 cm Durchmesser erhitzen und aus den Eiweißen ein dünnes Omelett zubereiten. Die Quinoa-Gemüse-Mischung darauf verteilen und das Omelett falten. Dieses Gericht kann auch am Vorabend zubereitet werden; es eignet sich hervorragend als Frühstück, wenn man am Morgen nicht viel Zeit hat.

Portionsgröße: Rezept ergibt 1 Portion.

HAUPTGERICHTE

Gebackenes Huhn mit Brokkoli

120 g Hühnerbrustfilet, in Streifen geschnitten

2 EL Orangensaft

2 EL Agavendicksaft

½ Tasse salzarme Gemüse- oder Hühnerbrühe

1 Tasse Brokkoliröschen, gekocht und gut abgetropft

¼ rote Paprika, in dünne Streifen geschnitten

Den Backofen auf 175 °C vorheizen. Die Filetstreifen 15 Minuten in Orangen- und Agavendicksaft marinieren, in eine feuerfeste, beschichtete Form geben, zudecken und 12 Minuten backen. Die Form vorsichtig auf den Herd stellen, das Huhn auf einem Teller anrichten. Die Brühe in die Form füllen und die Flüssigkeit einkochen lassen. Das Huhn mit dem Brokkoli und der Paprika garnieren, den Fond dazugeben und servieren.

Portionsgröße: Rezept ergibt 1 Portion.

Pochierter Lachs mit gedämpftem Brokkoli

1 Tasse Gemüsebrühe

1 Tasse Schmorgemüse (Staudensellerie, Lauch, Karotten etc.), klein geschnitten

120 g Lachsfilet, ohne Gräten

2 Zweige Thymian

Pfeffer aus der Mühle

2 Tassen gedämpfter Brokkoli (S. 234)

½ Tasse Brühe und das Gemüse in einen Topf geben, 3 bis 4 Minuten auf mittlerer Stufe kochen lassen. Das Lachsfilet auf das Gemüse legen. Thymian hinzufügen und mit Pfeffer abschmecken. Zudecken und das Filet auf niedriger Stufe circa 6 bis 8 Minuten garen. Achten Sie darauf, dass die Brühe nicht verdampft – geben Sie bei Bedarf mehr hinzu. Den Fisch mit einem Pfannenwender aus dem Topf heben und mit dem gedämpften Brokkoli anrichten.

Portionsgröße: Rezept ergibt 1 Portion.

Weißes Fischfilet mit Oliven und Thymian

2 Tassen Gemüsebrühe

¼ Tasse grüne Oliven, entsteint, ganz oder in Scheiben geschnitten

1 Zitrone, in Scheiben geschnitten

2 Zweige Thymian

170 g Fischfilet (Wolfsbarsch, Kabeljau, Heilbutt oder ein anderer Fisch
mit weißem Fleisch)

Die Brühe in einem kleinen Topf mit den Oliven, Zitronenscheiben und dem Thymian zum Kochen bringen. Auf niedriger Stufe weiterköcheln lassen, das Fischfilet dazugeben und circa 8 bis 10 Minuten pochieren, bis es anfängt zu zerfallen. Mit einem Pfannenwender das Filet mit den Oliven aus dem Topf heben und auf einem Teller anrichten.

Portionsgröße: Rezept ergibt 1 Portion.

Hühnerbrust mit Flügel und mit geschmortem Lauch

Hühnerbrust mit Flügel

Olivenölspray

300 g Hühnerbrust (Bitten Sie Ihren Metzger, es so zu schneiden, dass Sie eine
halbe Hühnerbrust ohne Knochen mit einem Teil des Flügels erhalten)

2 Schalotten, geschält und gehackt

1 Karotte, geschält und gewürfelt

1 Zweig Rosmarin

½ Tasse Hühnerbrühe

Geschmorter Lauch

½ Lauch, geputzt und in Scheiben geschnitten

1 Tasse Gemüsebrühe

Pfeffer aus der Mühle

1 EL Petersilie, gehackt

Hühnerbrust mit Flügel

Den Backofen auf 190 °C vorheizen. Eine große, feuerfeste Pfanne mit Olivenölspray benetzen und auf hoher Stufe erhitzen. Das Huhn mit der Hautunterseite in die Pfanne geben und auf mittlerer Stufe anbraten. Schalotten, Karotte und Rosmarin dazugeben. 4 Minuten weiterbraten. Die Pfanne in den Ofen stellen und das Huhn 12 Minuten garen. Die Pfanne vorsichtig wieder auf den Herd stellen, das Huhn auf einem Teller anrichten und die Pfanne auf mittlerer Stufe erhitzen. Das angebräunte, festgebackene Gemüse mit Hühnerbrühe ablöschen und mit einem Holzlöffel vom Pfannenboden lösen. Die Flüssigkeit auf die Hälfte einkochen lassen, abseihen und etwas von der Soße über das Huhn geben.

Geschmorter Lauch

Lauch kann in den inneren Lagen Schmutz enthalten, achten Sie also darauf, ihn gründlich zu putzen und entsprechend sorgfältig aufzuschneiden. Sie möchten schließlich Gemüse essen und keinen Sand! Heizen Sie den Ofen auf 175 °C vor. Den Lauch der Länge nach halbieren, in einen Bräter geben und so viel Gemüsebrühe hinzufügen, bis er bedeckt ist. Mit Pfeffer und Petersilie abschmecken. Im Backofen circa 30 Minuten garen, bis der Lauch glasig und gar ist.

Portionsgröße: Rezept ergibt 1 Portion.

Grillhuhn mit Brokkoli und Friseesalat

170 g Hühnerbrustfilet, ohne Haut und Knochen

1 Tasse Brokkoliröschen

½ Friseesalat, in feine Streifen geschnitten

¼ Tomate, gewürfelt

2 TL Honig

2 TL Balsamico-Essig

Den Grill auf mittlerer Stufe erhitzen, das Huhn auf ein Backblech legen und auf jeder Seite 3 Minuten garen. Aus dem Grill nehmen. (Ein in das Geflügel eingesetztes Fleischthermometer sollte 74 °C anzeigen.) In der Zwischenzeit ein Eisbad fürs Blanchieren vorbereiten. Das Wasser in einem mittelgroßen Topf zum Kochen bringen und den Brokkoli hineingeben; bissfest garen. Sofort im Eisbad abschrecken. Das Huhn in feine Streifen schneiden und mit dem Brokkoli und den anderen Zutaten gut vermengen.

Portionsgröße: Rezept ergibt 1 Portion.

Grillhuhn mit Mango und Frühlingszwiebel

170 g Hühnerbrustfilet, ohne Haut und Knochen

2 TL Sherry-Weinessig

2 TL Honig

1 TL Koriandergrün

Pfeffer aus der Mühle

½ Mango, geschält und gewürfelt

1 EL Frühlingszwiebel, in Scheiben geschnitten

¼ Tomate, gewürfelt

Den Grill auf mittlerer Stufe erhitzen, das Huhn auf ein Backblech legen und auf jeder Seite 3 Minuten garen. Aus dem Grill nehmen. (Ein in das Geflügel eingesetztes Fleischthermometer sollte 74 °C anzeigen.) In der Zwischenzeit das Dressing vorbereiten; hierzu Essig, Honig, Koriandergrün und Pfeffer mit 1 EL Wasser schaumig schlagen.

Das Huhn in feine Streifen schneiden und mit Mango, Frühlingszwiebel, Tomate und dem Dressing gut vermengen.

Portionsgröße: Rezept ergibt 1 Portion.

Gegrilltes Rindersteak

120 g Rindersteak aus der Flanke

2 EL Dijonsenf

1 Knoblauchzehe, zerdrückt

2 Zweige Petersilie, gehackt

Pfeffer aus der Mühle

Das Steak auf beiden Seiten mit einem scharfen Messer einschneiden. So verhindert man, dass sich das Fleisch beim Braten zusammenzieht. Senf, Knoblauch und Petersilie in einer Schüssel verrühren, mit Pfeffer abschmecken. Das Steak dazugeben und gut mit der Gewürzpaste einreiben. 30 Minuten ziehen lassen.

Den Grill auf mittlerer Stufe vorheizen, das Steak auf ein Backblech legen und auf jeder Seite 5 bis 7 Minuten grillen, wenn ein rosa Steak gewünscht ist; bei Bedarf die Garzeit verlängern.

Das gegrillte Steak in eine Schale geben und 5 Minuten ruhen lassen. Auf ein Schneidebrett legen und schräg in Streifen schneiden. Den in der Ruhephase ausgetretenen Saft über das Fleisch geben und servieren.

Portionsgröße: Rezept ergibt 1 Portion.

Gegrilltes Lammfilet

Olivenölspray

120 g Lammfilet, pariert

Pfeffer aus der Mühle

Eine Pfanne auf hoher Stufe erhitzen, mit Olivenölspray besprühen und die Temperatur auf mittlere Stufe herunterregeln. Das Filet in die Pfanne geben, mit einer Grillzange wenden und auf allen Seiten gut anbräunen. Mit Pfeffer würzen. Ein à point gebratenes (rosa) Filet benötigt eine Garzeit von circa 5 Minuten. Aus der Pfanne heben und vor dem Servieren 5 Minuten ruhen lassen.

Portionsgröße: Rezept ergibt 1 Portion.

Gegrillter Tofu

60 g fester Tofu

1 TL Yacón-Sirup

Den Tofu auf ein Backblech legen und mit Sirup bestreichen. Den Ofengrill anschalten und den Tofu im vorgeheizten Ofen grillen, bis er knusprig ist. Sofort servieren.

Portionsgröße: Rezept ergibt 1 Portion.

Gegrillter Tofu mit Grünkohl und Zuckerschoten

1 l Gemüsebrühe

1 Tasse Zuckerschoten

2 Tassen Grünkohl, gehackt

Olivenölspray

1 Knoblauchzehe, zerdrückt

Gegrillter Tofu (siehe oben)

Die Brühe in einem großen Topf zum Kochen bringen. Die Zuckerschoten hineingeben und 2 Minuten garen. Mit einem Sieb aus dem Topf heben, unter kaltem Wasser abschrecken, gut abtropfen lassen und beiseitestellen. Den Grünkohl in den Topf geben und 2 Minuten kochen lassen. Wie die Zuckerschoten mit einem Sieb aus dem Topf heben, unter kaltem Wasser abschrecken, gut abtropfen lassen und beiseitestellen. Die Brühe aufbewahren.

Eine mit Olivenölspray benetzte Pfanne erhitzen und den Knoblauch etwa 1 Minute unter ständigem Rühren sautieren. Den Grünkohl und die Zuckerschoten zugeben. Gut durchmischen und ¼ Tasse der ursprünglichen Brühe dazugießen. Auf einen Teller geben und den gegrillten Tofu darüber verteilen.

Portionsgröße: Rezept ergibt 1 Portion.

Gegrillter Tofu mit gebackenem weißem Spargel

1 Tasse weißer Spargel
Olivenölspray
Pfeffer aus der Mühle
Gegrillter Tofu (S. 213)

Den Ofen auf 175 °C vorheizen. Ein Backblech mit Olivenölspray benetzen und den Spargel daraufgeben. Den Spargel 5 Minuten backen. Mit Pfeffer abschmecken. Mit dem gegrillten Tofu auf einem Teller anrichten und servieren.

Portionsgröße: Rezept ergibt 1 Portion.

Mexikanischer Avocado-Wrap

2 mittelgroße Avocados, gewürfelt
30 g Tomate, gewürfelt
1/8 Tasse Paprika, gewürfelt

1 TL rote Zwiebel, gehackt

⅛ Tasse schwarze Bohnen, gekocht

1 TL Koriandergrün, gehackt

Pfeffer aus der Mühle

2 rote Salatblätter

Avocado, Tomaten, Paprika, Zwiebel, Bohnen und Koriandergrün gut miteinander vermengen, mit Pfeffer abschmecken und kühl stellen.

Die – gewaschenen und gut abgetropften – Salatblätter auf ein Schneidebrett oder einen Teller geben. Mit ⅛ Tasse der Avocadomischung füllen und die Salatblätter vorsichtig falten. In der Hälfte durchschneiden und sofort servieren. (Diese Wraps sollten sofort gegessen werden, da der Salat sonst lumpig wird.)

Portionsgröße: Rezept ergibt 1 Portion.

Mit Orangensirup glasierter Lachs

170 g Lachsfilet, gehäutet

Saft von 2 Orangen

2 TL Yacón-Sirup

Olivenölspray

2 Zweige Thymian, gehackt

½ Tasse Gemüsebrühe

Den Backofen auf 190 °C vorheizen. Orangensaft und Sirup miteinander vermengen und den Lachs 15 Minuten in der Marinade ziehen lassen. Eine feuerfeste Pfanne auf mittlerer Stufe erhitzen und mit Olivenölspray benetzen. Den Lachs in die Pfanne geben und 2 Minuten garen. Den Thymian hinzufügen, die Pfanne in den Ofen schieben und weitere 4 Minuten garen. (Den Lachs dabei nicht wenden.)

Den Lachs auf einem Teller anrichten. Die Pfanne zurück auf den Herd stellen und auf niedriger Stufe erhitzen. Die Gemüsebrühe vorsichtig in die Pfanne füllen, die Flüssigkeit einkochen lassen, bis sie eine sirupartige Konsistenz hat, und über den Lachs geben.

Portionsgröße: Rezept ergibt 1 Portion.

Pochierter Kabeljau

½ Tasse Gemüsebrühe

1 Knoblauchzehe, geschält und in Scheiben geschnitten

2 Schalotten, geschält und in Scheiben geschnitten

1 Zitrone, halbiert

170 g Kabeljaufilet (alternativ Heilbutt, Viktoriabarsch, Seezunge oder Wolfsbarsch)

Die Gemüsebrühe mit Knoblauch, Schalotten und Zitrone in einem Topf aufkochen lassen. Die Temperatur herunterstellen und weitere 10 Minuten köcheln lassen. Den Fisch zugeben, die Pfanne zudecken und auf niedrigster Stufe circa 6 Minuten garen, bis der Fisch glasig ist.

Portionsgröße: Rezept ergibt 1 Portion.

Quinoa-Porridge mit Apfelkompott

½ Tasse Quinoa

½ Tasse Apfelsaft

½ Tasse Orangensaft

1 süßer Apfel (wie Gala oder Fuji)

¼ Tasse Blaubeeren

Die Quinoa mit den Fruchtsäften in einen Topf geben und unter gelegentlichem Rühren in circa 10 bis 12 Minuten garen. In der Zwischenzeit den Apfel dämpfen, schälen und in einem Mixer zerkleinern. Die Blaubeeren dazugeben und ebenfalls pürieren.

Das Porridge in einer flachen Schale anrichten, das Fruchtkompott darübergeben und servieren.

Portionsgröße: 120 g

Auberginen-Lasagne

Olivenölspray

1 mittelgroße Aubergine, in fingerdicke Scheiben geschnitten

Pfeffer aus der Mühle

¼ Tasse Gemüsebrühe

½ Tasse rote Zwiebel, gehackt

½ Tasse Champignons, in Scheiben geschnitten

1 Glas Tomatensoße (Bioprodukt, ohne Zuckerzusatz)

2 Tassen geschmorter Spinat (S. 236)

½ Tasse Ricotta (aus teilentrahmter Milch)

120 g fettreduzierter Mozzarella, geraspelt

3 EL Parmesan, gerieben

Den Backofen auf 175 °C vorheizen. Ein Blech mit Olivenölspray besprühen, die Auberginenscheiben darauf verteilen und mit Pfeffer würzen. 15 Minuten backen. Aus dem Ofen nehmen und abkühlen lassen.

Brühe und Zwiebel in eine schwere Pfanne geben und 3 Minuten unter gelegentlichem Rühren auf mittlerer Stufe erhitzen. Die Pilze zugeben und unter häufigem Rühren weitere 4 Minuten kochen bzw. so lange, bis die Pilze gar sind. Vom Herd nehmen.

¼ Tasse Spaghettisoße auf dem Boden einer circa 30 x 20 cm großen Auflaufform verteilen und abwechseind eine Lage Aubergine, Pilzmischung, Spinat, Ricotta und Mozzarella daraufschichten. Den Abschluss bildet Tomatensoße, die mit Parmesan bestreut wird. Mit Alufolie bedecken und 30 bis 40 Minuten backen, bis die Lasagne gar ist.

Portionsgröße: 170 g

Gebackene Pute mit gedämpftem Brokkoli

Putenbrust (240 bis 340 g)

½ Tasse Karotten, gewürfelt

¼ Tasse Staudensellerie, gewürfelt

¼ Tasse Zwiebel, gehackt

2 Lorbeerblätter

Cayennepfeffer

Pfeffer aus der Mühle

2 Tassen Hühnerbrühe

1 ½ Tassen gedämpfter Brokkoli (S. 234)

Den Backofen auf 175 °C vorheizen. Karotten, Staudensellerie, Zwiebel und Lorbeerblätter in einen feuerfesten Bräter geben und die Pute darauflegen. Mit beiden Pfeffersorten würzen und mit 1 Tasse Brühe auffüllen. Circa 20 bis 30 Minuten garen (ein in das Geflügel eingesetztes Fleischthermometer sollte eine Temperatur von 74 °C anzeigen). Aus dem Ofen nehmen und die Pute auf ein Schneidebrett legen.

Den Bräter mit der Soße auf den Herd stellen und auf mittlerer Stufe erhitzen. Die restliche Brühe dazugeben. Aufkochen lassen und das Gemüse vom Boden des Bräters lösen. Die Hitze reduzieren und weiterköcheln lassen, bis die Flüssigkeit leicht eindickt. Durch ein Sieb geben.

Die Pute in Scheiben schneiden, mit dem gedämpften Brokkoli auf einem Teller anrichten und den abgeseihten »Bratensaft« darübergeben.

Portionsgröße: Rezept ergibt 1 Portion.

Sautierter Pfeffer-Thunfisch mit Rucola

Olivenölspray

120 g Thunfischsteak (Sushi-Qualität)

Pfeffer aus der Mühle

2 Tassen Baby-Rucola

Salzarme Sojasoße

Reisessig

Eine Pfanne mit Olivenölspray benetzen und auf höchster Stufe erhitzen. Den Thunfisch mit reichlich Pfeffer abschmecken, in die Pfanne geben und 20 Sekunden auf allen Seiten scharf anbraten. Anschließend auf ein Brett geben und in dünne Scheiben schneiden. Das Gemüse auf einem Teller anrichten und Sojasoße und Reisessig darübergeben. Den Thunfisch über dem Rucola-Salat verteilen und sofort servieren.

Portionsgröße: Rezept ergibt 1 Portion.

Sautierter Viktoriabarsch mit Zitrone und Senf

1 Viktoriabarsch-Filet (120 bis 170 g)

1 EL Dijonsenf

Saft von ½ Zitrone

Den Backofen auf 190 °C vorheizen. Eine feuerfeste, beschichtete Pfanne auf höchster Stufe erhitzen und den Fisch auf einer Seite scharf anbraten, bis er braun ist. Wohlgemerkt auf nur einer Seite! Mit Senf und Zitronensaft bestreichen, in den Ofen geben und in 3 Minuten fertig garen. Mit einem Bratenwender vorsichtig aus der Pfanne heben und sofort servieren.

Portionsgröße: Rezept ergibt 1 Portion.

Gedämpfte Puten- oder Hühnerbrust mit Grünkohl und Rosinen

½ Tasse Karotten, gewürfelt

¼ Tasse Staudensellerie, gewürfelt

1 Bund Grünkohl, gehackt

2 Zweige Petersilie

6 ganze Pfefferkörner

1 Lorbeerblatt

1 ½ Tassen salzarme Gemüsebrühe

170 g Puten- oder Hühnerbrust, ohne Haut

½ Tasse Sultaninen

Karotten, Staudensellerie, Grünkohl, Petersilie, Pfefferkörner und Lorbeerblatt mit der Brühe in einen großen Topf füllen. Das Geflügel auf das Gemüsebett legen und zugedeckt dämpfen, bis ein in das Geflügel eingesetztes Fleischthermometer 74 °C anzeigt. Das Geflügel auf ein Schneidebrett legen, ruhen lassen und in Streifen schneiden. Den Topf auf den Herd stellen, die Rosinen zugeben und umrühren. 5 Minuten kochen lassen. Die Gemüsemischung auf einem Teller anrichten und mit den Geflügelstreifen belegen.

Portionsgröße: Rezept ergibt 1 Portion.

Gedämpfter Red Snapper

½ Tasse Karotten, gewürfelt

¼ Tasse Staudensellerie, gewürfelt

2 Schalotten, geschält und geviertelt

3 Zweige Petersilie

½ Tasse salzarme Gemüsebrühe

170 g Filet vom Red Snapper, mit Haut

Karotten, Staudensellerie, Schalotten, Petersilie und Brühe in einen kleinen Topf geben. Den Fisch auf das Gemüsebett legen und zugedeckt circa 6 Minuten schmoren, bis der Fisch glasig ist. Mit einem Schaumlöffel vorsichtig aus dem Topf nehmen und sofort anrichten.

Portionsgröße: Rezept ergibt 1 Portion.

Süßkartoffel-Pfannkuchen mit Yacón-Sirup

1 Eiweiß, verquirlt

2 EL Kefir

2 EL Leinsamen

1 gekochte Süßkartoffel, abgekühlt, geschält und zerdrückt

Olivenölspray

3 EL Yacón-Sirup

Eiweiß, Kefir und Leinsamen mit der Süßkartoffel mischen und mit einem Löffel kleine Pfannkuchen daraus formen. Eine Pfanne mit Olivenölspray benetzen und auf mittlerer Stufe erhitzen, die Pfannkuchen in die Pfanne geben. Etwa 1 Minute auf jeder Seite garen, vorsichtig wenden. Behalten Sie die Pfannkuchen gut im Auge, da sie leicht verbrennen! Sie schmecken am besten, wenn man sie gleich nach der Zubereitung verzehrt. Mit Yacón-Sirup servieren.

Portionsgröße: Rezept ergibt 1 Portion.

Thunfisch mit gebackenem Blumenkohl und Fenchel

¼ Fenchel, entkernt

1 Tasse Blumenkohlröschen

Olivenölspray

85 g Dosenthunfisch im eigenen Saft, abgetropft

Den Backofen auf 175 °C vorheizen. Eine feuerfeste Form mit Olivenölspray besprühen, das Gemüse hineingeben und 12 bis 15 Minuten backen. Aus dem Ofen nehmen und auf einem Teller anrichten. Den Thunfisch darübergeben und servieren.

Portionsgröße: Rezept ergibt 1 Portion.

Puten-Avocado-Wrap

2 rote Salatblätter

85 g gedämpfte Putenbrust, in dünne Streifen geschnitten (S. 220)

⅛ Avocado, zerdrückt

¼ Tasse Tomaten, fein gehackt

1 Prise Basilikum, gehackt

Die beiden Salatblätter flach auf ein Schneidebrett legen und Putenstreifen darübergeben. Avocadopüree über dem Geflügel verteilen und mit Tomate und Basilikum garnieren. Fest zusammenrollen, halbieren und gekühlt servieren.

Portionsgröße: Rezept ergibt 1 Portion.

Putenburger

¼ Tasse Zwiebel, gehackt

¼ Tasse Paprika, gewürfelt

¼ Tasse Staudensellerie, gewürfelt

2 Schnittlauchstängel

4 Zweige Petersilie

2 Zweige Koriandergrün

120 g Putenhackfleisch

Pfeffer aus der Mühle

Olivenölspray

Gemüse und Kräuter in einem Mixer pürieren, bis eine feine, aber nicht flüssige Konsistenz entsteht. Das Gemüse mit dem Putenhackfleisch in einer Schüssel vermengen und gut miteinander verrühren, mit Pfeffer abschmecken. Aus der Masse zwei kleine (circa 2,5 cm dicke) Burger formen und etwa 20 Minuten kühlen.

Den Backofen auf 175 °C vorheizen, eine feuerfeste Pfanne erhitzen und mit Olivenölspray benetzen. Die Burger zunächst auf jeder Seite circa 3 Minuten knusprig braten, dann mit der Pfanne in den Ofen schieben und in 5 bis 8 Minuten fertig garen. Aus dem Ofen nehmen und servieren.

Portionsgröße: Rezept ergibt 1 Portion.

Gemüseburger

¼ Tasse Zwiebel, gehackt

¼ Tasse Paprika, gewürfelt

¼ Tasse Staudensellerie, gewürfelt

½ Tasse Kichererbsen, gekocht

2 Schnittlauchstängel

4 Zweige Petersilie

2 Zweige Koriandergrün

Pfeffer aus der Mühle

Olivenölspray

Zwiebel, Paprika, Staudensellerie, Kichererbsen und Kräuter in einem Mixer pürieren, bis eine feine, aber nicht ganz flüssige Konsistenz entsteht. Die Gemüsemischung in eine Schüssel geben, mit Pfeffer abschmecken und aus der Masse zwei kleine (circa 2,5 cm dicke) Burger formen. Etwa 20 Minuten kühlen.

Eine feuerfeste Pfanne erhitzen und mit Olivenölspray benetzen. Die Burger in die Pfanne geben und auf jeder Seite circa 2 Minuten braten, bis sie knusprig sind.

Portionsgröße: Rezept ergibt 1 Portion.

Gemüseburger mit Endivie und Tomate

Olivenölspray

1 Knoblauchzehe, gehackt

2 Tassen Endivie, gehackt

¼ Tasse Gemüsebrühe

½ Tasse Tomaten, gewürfelt

Pfeffer aus der Mühle

2 Gemüseburger (S. 223)

Einen Topf auf mittlerer Stufe erhitzen und mit Olivenölspray benetzen. Den Knoblauch circa 1 Minute anbraten, dann die Endivie hinzufügen und 2 Minuten kochen. Die Brühe und Tomaten zugeben und eine weitere Minute kochen. Mit Pfeffer abschmecken und sofort mit den Gemüseburgern servieren.

Portionsgröße: Rezept ergibt 1 Portion.

Gemüseburger mit grünem Salat

Einige Blätter Romanasalat oder Kopfsalat (grün oder rot)

2 Gemüseburger (S. 223)

Richten Sie Ihren Lieblingssalat auf einem Teller an. Die Gemüseburger daraufgeben und servieren.

Portionsgröße: Rezept ergibt 1 Portion.

Gemüseburger mit Sesamspargel

85 g grüner Spargel

Olivenölspray

Pfeffer aus der Mühle

½ TL Sesam

2 Gemüseburger (S. 223)

Den Ofen auf 175 °C vorheizen, Das untere Ende der Spargelstangen entfernen (circa 5 cm). Den verbleibenden Strunk schälen und auf ein zuvor mit Olivenölspray benetztes Backblech legen. Mit Pfeffer und Sesam würzen und 5 Minuten im Ofen garen. Mit den Gemüseburgern auf einem Teller anrichten und servieren.

Portionsgröße: Rezept ergibt 1 Portion.

Kurz gebratenes Gemüse

Olivenölspray

1 Knoblauchzehe, geschält und fein gehackt

½ Tasse Zwiebel, geschält und in Scheiben geschnitten

½ Tasse Paprika (gemischte Farben), in Streifen geschnitten

½ Tasse Karotten, geschält und in ½ cm dicke Scheiben geschnitten

½ Tasse Zuckerschoten, geputzt

2 TL Ingwer, frisch gerieben

1 TL Zitronengras, fein gehackt

½ Tasse Gemüsebrühe

Pfeffer aus der Mühle

Eine große Pfanne auf hoher Stufe erhitzen. Die Pfanne mit Olivenölspray benetzen und Knoblauch, Zwiebeln, Paprika, Karotten und Zuckerschoten 5 Minuten unter ständigem Rühren anbraten. Ingwer, Zitronengras und Brühe dazugeben. Zugedeckt weitere 3 Minuten kochen lassen. Mit Pfeffer abschmecken und servieren.

Portionsgröße: Rezept ergibt 1 Portion.

Lasagne mit kurz gebratenem Gemüse

Kurz gebratenes Gemüse (S. 225)
Gegrillte Tomaten (S. 232)
¼ Tasse Parmesan, gerieben

Den Backofen auf 175 °C vorheizen, das kurz gebratene Gemüse und die gegrillten Tomaten schichtweise in eine feuerfeste Form füllen, abschließend Tomatensoße darübergeben. Mit Parmesan bestreuen und 20 Minuten im Ofen garen. Servieren.

Portionsgröße: 170 g

Weiße Bohnen mit Paprika und Zuckerschoten

½ Tasse weiße Bohnen, gekocht
1 Tasse Zuckerschoten, geputzt
1 Tasse gemischte Paprika, in 2,5 cm große Würfel geschnitten
2 EL Basilikum, gehackt
½ TL Paprikaflocken

Zubereitung für getrocknete Bohnen: Eine Tasse getrocknete Bohnen ergibt 2 bis 2 ½ Tassen gekochte Bohnen. Die gewünschte Menge Bohnen über Nacht in kaltem Wasser einweichen lassen, anschließend in ein Sieb geben und gründlich abspülen. Die Bohnen in einem Topf mit reichlich Wasser langsam erhitzen und auf mittlerer Stufe circa 1 bis 1 ½ Stunden köcheln lassen, bis sie gar sind. In ein Sieb geben, mit kaltem Wasser abschrecken und gut abtropfen lassen. Beiseitestellen. (Alternativ Dosenbohnen verwenden.)
Einen Topf mit einem halben Liter Wasser zum Kochen bringen. Die Zuckerschoten hineingeben und 2 Minuten kochen. Abgießen und mit kaltem Wasser abschrecken. Die Zuckerschoten mit den Bohnen, dem Basilikum und den Paprikaflocken in eine Schüssel geben und alle Zutaten gut miteinander vermengen. Abkühlen, auf einem Teller anrichten und servieren.

Portionsgröße: 120 g

GEMÜSE

Gebackene Süßkartoffel

1 Süßkartoffel mit Schale, abgebürstet und gut abgespült

Den Ofen auf 175 °C vorheizen. Die Süßkartoffel in Alufolie wickeln, auf ein Backblech legen und circa 40 Minuten backen. Mit einem Ofenhandschuh die Kartoffel vorsichtig betasten; sie ist gar, wenn sie weich ist und auf Druck nachgibt.

Portionsgröße: 120 g

Geschmorter Lauch

½ Lauch, geputzt und in Scheiben geschnitten

1 Tasse Gemüsebrühe

Pfeffer aus der Mühle

1 EL Petersilie, gehackt

Lauch kann in den inneren Lagen Schmutz enthalten, achten Sie also darauf, ihn gründlich zu putzen und entsprechend sorgfältig aufzuschneiden.
Heizen Sie den Ofen auf 175 °C vor. Halbieren Sie den Lauch der Länge nach, legen Sie ihn in eine feuerfeste Form und geben Sie so viel Gemüsebrühe zu, bis er bedeckt ist. Mit Pfeffer und Petersilie abschmecken. In den Ofen schieben und circa 30 Minuten garen, bis der Lauch glasig und weich ist.

Portionsgröße: Rezept ergibt 1 Portion.

Stielmus mit weißen Bohnen und Paprika

1 Tasse weiße Bohnen, gekocht

2 Tassen Stielmus, ohne Strünke

1 l Hühner- oder Gemüsebrühe

Olivenölspray

1 Tasse Paprika, gewürfelt

2 Knoblauchzehen, fein gehackt

2 EL Basilikum, gehackt

½ TL Paprikaflocken

Zubereitung für getrocknete Bohnen: Eine Tasse getrocknete Bohnen ergibt 2 bis 2 ½ Tassen gekochte Bohnen. Die gewünschte Menge Bohnen über Nacht in kaltem Wasser einweichen lassen. Die Bohnen anschließend in ein Sieb geben und gründlich abspülen. Die Bohnen in einem Topf mit reichlich Wasser langsam erhitzen und auf mittlerer Stufe circa 1 bis 1 ½ Stunden köcheln lassen, bis sie gar sind. In ein Sieb geben, mit kaltem Wasser abschrecken und gut abtropfen lassen. Beiseitestellen. (Alternativ Dosenbohnen verwenden.)

Das Stielmus blanchieren: Hierzu die Brühe aufkochen, das Stielmus hinzufügen und 2 Minuten garen. Das Gemüse mit einer Küchenzange oder einem Schaumlöffel aus dem Topf heben (die Brühe nicht wegschütten) und unter kaltem Wasser abschrecken. Abtropfen lassen.

Eine Pfanne erhitzen und mit Olivenölspray besprühen. Die Paprika und den Knoblauch unter Rühren sautieren. Das gekochte Stielmus und ¼ Tasse der ursprünglichen Brühe zugeben. Bohnen, Basilikum und Paprikaflocken zugeben. Alle Zutaten gründlich miteinander vermengen und servieren.

Portionsgröße: Rezept ergibt 1 Portion.

Tomatenwürfel mit Basilikum

1 Tasse Fleischtomaten, gewürfelt

2 EL Basilikum, gehackt

Pfeffer aus der Mühle

Alle Zutaten gut miteinander vermengen und gekühlt servieren.

Portionsgröße: 120 g

Paprika-Mais-Gemüse

2 Maiskolben

1 rote Paprika

Olivenölspray

Pfeffer aus der Mühle

Den Ofen auf 190 °C vorheizen. Die Maiskörner vom Kolben lösen und die Paprika in Streifen schneiden. Eine feuerfeste Form mit Olivenölspray benetzen und das Gemüse hineingeben. Mit frisch gemahlenem Pfeffer würzen. Circa 5 bis 10 Minuten backen.

Portionsgröße: Rezept ergibt 1 Portion.

Crudités mit Dip

Dip

2 EL Sherry-Weinessig

2 EL Honig

Saft von 1 Zitrone

2 Basilikumblätter, gehackt

Pfeffer aus der Mühle

Crudités
¼ Tasse Karotten, in Stifte geschnitten
¼ Tasse Staudensellerie, in Stifte geschnitten
¼ Tasse Yamswurzel, in Stifte geschnitten
⅛ Tasse Cocktailtomaten
⅛ Tasse Paprika, in Stifte geschnitten

Essig, Honig, Zitronensaft, Basilikum und Pfeffer schaumig schlagen und als Dip zum Gemüse servieren.

Portionsgröße: Rezept ergibt 1 Portion.

Gurken-Minz-Relish

1 Gurke, fein gehackt
½ Tasse Edamame (junge, grüne Sojabohnen), geschält und gedämpft (in Asialäden auch verzehrfertig als Tiefkühlprodukt erhältlich)
2 EL Kokosnusswasser
2 TL frische Minze, gehackt

Alle Zutaten gut miteinander vermengen. Dieses Relish kann einen Tag im Voraus zubereitet werden und eignet sich gut als Beilage zu Fischgerichten oder Snacks.

Portionsgröße: Rezept ergibt 1 Portion.

Edamame und Karotte mit Cayennepfeffer

¾ Tasse Edamame, geschält
1 Karotte, gewürfelt
1 Handvoll roher Blattspinat
1 Prise Cayennepfeffer

Edamame und Karotte dämpfen. Das gedämpfte Gemüse mit dem rohen Spinat und dem Cayennepfeffer in einem Mixer pürieren. Bei Bedarf Wasser zugeben, um die Mischung zu verdünnen.

Portionsgröße: 240 g

Gegrillte Riesenchampignons mit Rucola

2 Riesenchampignons, geschält und ohne Stiel

Olivenölspray

Pfeffer aus der Mühle

2 Tassen Baby-Rucola

1 Zitrone

Den Grill vorheizen. Die Pilze mit Olivenölspray benetzen. Mit Pfeffer abschmecken und etwa 3 Minuten auf jeder Seite grillen, dabei mit einer Küchenzange wenden. Vom Grill nehmen und in eine Schüssel geben. Mit Plastikfolie abdecken. Dadurch kann die Hitze nicht entweichen, und die Pilze garen nach, während Sie das Gemüse zubereiten.
In der Zwischenzeit den Rucola auf einem Teller anrichten und mit Zitronensaft beträufeln. Die Pilze in Scheiben schneiden und mit dem Salat servieren. (Sie können auch ein wenig Pilzsaft über den Salat löffeln.)

Portionsgröße: Rezept ergibt 1 Portion.

Erbsenpüree

¾ Tasse Edamame, Erbsen oder Zuckerschoten

Pfeffer aus der Mühle

Das Gemüse in Brühe oder Wasser kochen, bis es gar ist. Mit einem Stabmixer zu Püree verarbeiten und mit Pfeffer abschmecken.

Portionsgröße: Rezept ergibt 1 Portion.

Ratatouille mit Endiviensalat

¼ Tasse Speisezwiebel, fein gewürfelt

1 Tasse rote und grüne Paprika, fein gewürfelt

2 Knoblauchzehen, fein gehackt

1 Tasse Zucchini, gewürfelt

1 Tasse Aubergine, gewürfelt

1 Tasse Tomaten, gewürfelt

4 EL Basilikum, gehackt

¼ TL Oregano

Pfeffer aus der Mühle

1 Tasse Endiviensalat

Frische Zitronenschnitze (optional)

Eine große Pfanne auf hoher Stufe erhitzen und Zwiebel, Paprika und Knoblauch darin anbraten. Nach 2 Minuten die Temperatur auf mittlere Stufe reduzieren. Zucchini und Aubergine zugeben und alles gut miteinander vermengen. 10 Minuten garen. Tomaten und Kräuter zugeben, mit dem frisch gemahlenen Pfeffer abschmecken und weitere 10 Minuten kochen. Mit dem Endiviensalat servieren, der mit einem Spritzer Zitronensaft verfeinert wird.

Portionsgröße: Rezept ergibt 1 Portion.

Gegrillte Tomaten

6 Eiertomaten

Pfeffer aus der Mühle

6 EL Basilikum, gehackt

Den Ofen auf 175 °C vorheizen. Die Tomaten halbieren und mit der Schnittfläche nach oben auf ein Backblech legen. Mit Pfeffer und Basilikum würzen. Die Tomaten 15 Minuten backen. Aus dem Ofen nehmen, in einen Mixer oder eine Küchenmaschine geben und zu einer homogenen Masse verarbeiten. Servieren.

Portionsgröße: Rezept ergibt 1 Portion.

Gebackenes Wurzelgemüse

Olivenölspray
½ Tasse gelbe Rüben, fingerdick gewürfelt
½ Tasse Karotten, fingerdick gewürfelt
½ Tasse Pastinake, fingerdick gewürfelt
Pfeffer aus der Mühle
1 EL Petersilie, gehackt
Chilipulver
Saft von 1 Zitrone
½ Tasse Perlzwiebeln oder Cipollini-Zwiebeln

Den Ofen auf 190 °C vorheizen. Einen Bräter mit Olivenölspray benetzen, Rüben, Karotten und Pastinake hineingeben und mit Olivenölspray besprühen. Mit frischem Pfeffer, Petersilie, Chilipulver und Zitronensaft abschmecken und die Zutaten gut miteinander verrühren. 10 Minuten backen, dann die Zwiebeln zugeben und alles vermengen. Weitere 10 Minuten backen bzw. so lange, bis das Gemüse gar ist.

Portionsgröße: Rezept ergibt 1 Portion.

Gebackenes Gemüse (Spargel, Rosenkohl, Pilze, Aubergine, Tomaten)

Gemüse Ihrer Wahl, gewaschen und in mundgerechte Stücke geschnitten (Rosenkohl halbieren)
1 Zitrone
Pfeffer aus der Mühle

Den Ofen auf 175 °C vorheizen. Ein Backblech mit Olivenölspray benetzen und das Gemüse darauflegen. In den Ofen schieben und folgende Garzeiten einhalten: Spargel benötigt 5 Minuten, Pilze 3 bis 5 Minuten, Rosenkohl 15 Minuten; Aubergine 15 Minuten; Tomaten 5 Minuten.

Das Gemüse aus dem Ofen nehmen, mit Zitronensaft beträufeln und mit frisch gemahlenem Pfeffer abschmecken.

Portionsgröße: Rezept ergibt 1 Portion.

Dreierlei gebackene Karotten

1 EL Ahornsirup

1 EL Honig

1 Tasse Gemüsebrühe

½ Tasse weiße Karotten, geschält und geviertelt

½ Tasse rote Karotten, geschält und geviertelt

½ Tasse lilafarbene Karotten, geschält und geviertelt

Pfeffer aus der Mühle

Den Ofen auf 190 °C vorheizen. Ahornsirup und Honig mit ½ Tasse Brühe in einen feuerfesten Bräter geben. Die Karotten dazugeben und 20 Minuten im Ofen garen. Den Bräter auf den Herd stellen, die restliche Brühe hinzufügen und das Gemüse weitergaren lassen. Mit frisch gemahlenem Pfeffer abschmecken.

Portionsgröße: 170 g

Gedämpfter Brokkoli

Den Brokkoli in einen Dämpfkorb geben und circa 5 Minuten in Brühe oder Wasser dämpfen. Achten Sie darauf, dass die Brokkoliröschen gleich groß sind, damit sie gleichmäßig durchgaren.

Portionsgröße: Rezept ergibt 1 Portion.

Gemischte Gemüseplatte

½ Tasse Süßkartoffeln, geschält und in ca. 2,5 cm große Würfel geschnitten

3 Baby-Karotten, geschält und der Länge nach in Scheiben geschnitten

1 Tasse Gemüsebrühe

½ Tasse Brokkoliröschen, ohne Strünke

3 weiße Spargelstangen, geschält

2 Tassen frischer Blattspinat, gründlich gewaschen

Pfeffer aus der Mühle

Zunächst die Süßkartoffeln und Karotten mit einem Dämpfkorb in der Gemüsebrühe dämpfen, bis sie gar sind. Beiseitestellen und warm halten. Anschließend Brokkoli und Spargel in den Dämpfkorb geben, bissfest kochen und ebenfalls warm halten. Zuletzt den Spinat dämpfen, bis er zusammenfällt, zum bereits fertigen Gemüse geben, alles mit Pfeffer abschmecken und servieren.

Portionsgröße: 240 g

Grüne Bohnen mit Spinat

½ Tasse grüne Bohnen

½ Tasse gelbe Wachsbohnen

½ Tasse Gemüsebrühe

½ Tasse Blattspinat

Pfeffer aus der Mühle

Die Bohnen mit der Brühe in einem zugedeckten Topf kochen, bis sie gar sind. Den Spinat hinzufügen. Eine weitere Minute kochen, mit Pfeffer abschmecken. Sofort servieren.

Portionsgröße: Rezept ergibt 1 Portion.

Süßkartoffel-Mais-Pudding

1 Süßkartoffel, geschält und gewürfelt

1 Maiskolben

Die Süßkartoffel dämpfen. Die Maiskörner von dem frischen Kolben lösen. Alle Zutaten in einen Mixer geben und pürieren. Bei Bedarf Wasser zugeben, bis die gewünschte Konsistenz erreicht ist.

Portionsgröße: 120 g

Geschmorter Spinat

Olivenölspray

1 Knoblauchzehe, gehackt

¼ Tasse Gemüsebrühe

4 Tassen Blattspinat

Einen Topf auf mittlerer Stufe erhitzen. Den Topf mit Olivenöl benetzen und den Knoblauch circa 1 Minute anbraten. Brühe und Spinat hinzufügen und 1 bis 2 Minuten garen. Sofort servieren.

Portionsgröße: 120 g

Spinat und Endivie

Olivenölspray

1 Knoblauchzehe, gehackt

¼ Tasse Gemüsebrühe

2 Tassen Endivie, gehackt

2 Tassen Blattspinat

Einen Topf auf mittlerer Stufe erhitzen. Mit Olivenöl benetzen und den Knoblauch circa 1 Minute anbraten. Brühe und Endivie zugeben und 2 Minuten garen. Den Spinat hinzufügen und eine weitere Minute kochen. Sofort servieren.

Portionsgröße: 120 g

OBST

Apfel mit Mandel- oder Erdnussbutter

1 Apfel, in Scheiben geschnitten (Gala oder Fuji)

2 EL Erdnuss- oder Mandelbutter (Bioprodukt)

Ein süßer Apfel, mit Bio-Nussbutter bestrichen, ist ein gesunder Snack, der sich schnell zubereiten lässt.

Portionsgröße: Rezept ergibt 1 Portion.

Beerenkompott

1 Tasse gemischtes Beerenobst, gewaschen und gründlich abgetrocknet (zum Beispiel Erdbeeren, Himbeeren, Blaubeeren, Brombeeren)

1 EL Granatapfelsamen

Die Zutaten gut miteinander vermengen. Dieses Gericht kann einen Tag im Voraus zubereitet werden.

Portionsgröße: 1 Tasse

Blaubeer-Apfel-Mus

1 mittelgroßer bis großer Apfel, geviertelt, entkernt und gedämpft

1 Tasse frische Blaubeeren

Den Apfel mit den Blaubeeren in einem Mixer pürieren und servieren.

Portionsgröße: ½ Tasse

Blau- und Brombeeren

½ Tasse Blaubeeren
½ Tasse Brombeeren
Saft von 1 Orange

Die Zutaten gut miteinander vermengen. Dieses Gericht kann einen Tag im Voraus zubereitet werden.

Portionsgröße: 1 Tasse

Zitrussalat

2 Orangen
2 Grapefruits
Saft von 1 Orange

Die Zitrusfrüchte schälen, die Segmente vorsichtig filetieren und von der bitteren Zwischenhaut befreien. Am besten die Frucht hierfür in einer Hand halten und mit der anderen schneiden. Die Zutaten gut miteinander vermengen. Dieses Gericht kann einen Tag im Voraus zubereitet werden.

Portionsgröße: 1 Tasse

Getrocknete Mangoscheiben

Diesen gesunden Snack findet man in gut sortierten Supermärkten fertig abgepackt in der Vollwert- oder Obstabteilung.

Portionsgröße: 60 g

Frisches Melonenkompott

½ Tasse Honigmelone, gewürfelt

½ Tasse Casaba-Melone, gewürfelt

½ Tasse Wassermelone, entkernt und püriert

1 TL Basilikum, gehackt

Die Zutaten gut miteinander vermengen. Dieses Gericht kann einen Tag im Voraus zubereitet werden.

Portionsgröße: 1 Tasse

Frische Papaya

1 Papaya, gekühlt und in Scheiben geschnitten

Portionsgröße: Rezept ergibt 1 Portion.

Frische Ananas

1 frische Ananas, in Scheiben oder Stücke geschnitten

Ein bekömmlicher, erfrischender Snack

Portionsgröße: 1 Tasse

Halbe Grapefruit

½ TL Honig

1 Grapefruit, halbiert und gekühlt

Den Honig über die gekühlte Grapefruit geben und servieren.

Portionsgröße: ½ Grapefruit

Melonen-Trauben-Salat

½ Tasse Honigmelone, gewürfelt

½ Tasse kernlose Trauben, halbiert

2 Basilikumblätter, gehackt

Die Zutaten gut miteinander vermengen. Dieses Gericht kann einen Tag im Voraus zubereitet werden.

Portionsgröße: Rezept ergibt 1 Portion.

Orangensalat

2 Orangen, geschält und filettiert

Saft von 1 Orange

1 EL gehackter Basilikum

Die sauber filettierten Orangensegmente mit dem Orangensaft beträufeln und mit gehacktem Basilikum bestreuen. Gekühlt servieren.

Portionsgröße: 120 g

Papaya und Blaubeeren

½ Tasse gehackte Papaya

½ Tasse Blaubeeren

Das Obst gut miteinander vermengen und gekühlt servieren.

Portionsgröße: Rezept ergibt 1 Portion.

Äpfel und Birnen mit Gewürzen

2 Birnen, halbiert und entkernt

2 süße Äpfel (Gala oder Fuji)

1 Prise Muskat

1 Prise Zimt

Die Äpfel und Birnen dämpfen, bis sie weich sind. Das Obst schälen und mit den Gewürzen in einem Mixer pürieren.

Portionsgröße: 120 g

Ananas mit Brombeersoße

1 Tasse Ananas, in Scheiben geschnitten

1 Tasse frische Brombeeren, püriert

Das Brombeerpüree über die Ananas-Portionen verteilen.

Portionsgröße: 1 Tasse

Erdbeersalat mit Minze

1 Tasse Erdbeeren, in Scheiben geschnitten

1 TL Minze, gehackt

1 TL Agavendicksaft

Die Zutaten in einer Schüssel gut miteinander vermengen und ziehen lassen. Dieses Gericht kann auch einen Tag im Voraus zubereitet werden.

Portionsgröße: Rezept ergibt 1 Portion.

Exotischer Obstsalat

¼ Tasse Honigmelone, gewürfelt

¼ Tasse Ananas, gewürfelt

¼ Tasse Papaya, gewürfelt

¼ Tasse Kiwi, in Scheiben geschnitten

2 Minzeblätter, gehackt

Alle Zutaten gut miteinander vermengen. Dieses Gericht kann einen Tag im Voraus zubereitet werden.

Portionsgröße: Rezept ergibt 1 Portion.

DESSERTS

Blaubeer-Smoothie

240 ml Kefir, natur (ohne Zucker)

½ Tasse Blaubeeren

Beide Zutaten in einem Mixer pürieren, bis eine sämige Masse entsteht. Vor dem Servieren 1 bis 2 Stunden kühlen.

Portionsgröße: 120 g

Schoko-Blaubeer-Pudding

½ Tasse Zartbitter-Schokotropfen

1 Tasse Blaubeeren

1 EL ungesüßtes Kakaopulver

Die Schokolade langsam im Wasserbad erwärmen, zum Schmelzen bringen und vom Herd nehmen.

Die Blaubeeren in einem Mixer verrühren. Nicht zu flüssig werden lassen!

Die Blaubeeren unter die geschmolzene Schokolade heben. Das Kakaopulver zugeben und mit einem Teigschaber die Zutaten vorsichtig miteinander vermengen. Bei Bedarf mit etwa ½ Tasse Wasser verdünnen. Scheuen Sie sich nicht vor der Zugabe von Wasser, da der Pudding eindickt, sobald er abkühlt.

Portionsgröße: Rezept ergibt 1 Portion.

Schoko-Kastanien-Pudding

½ Tasse Zartbitter-Schokotropfen

2 EL geschälte und gekochte Kastanien

1 EL ungesüßtes Kakaopulver

4 ganze Datteln, entsteint (lassen sich auch durch getrocknete Pflaumen oder
Blaubeeren ersetzen)

2 EL Kokosraspeln

Die Schokolade langsam im Wasserbad erwärmen, zum Schmelzen bringen und vom Herd nehmen. Die übrigen Zutaten in einem Mixer verarbeiten. Die Schokoladenmasse zufügen und verrühren, bis alle Zutaten gut miteinander vermengt sind. Etwa ½ Tasse Wasser zugeben und die Konsistenz überprüfen. Sie sollte zähflüssig sein. Keine Sorge – der Pudding dickt ein, sobald er abkühlt.

Portionsgröße: 120 g

Kefir

Kefir findet sich in der Kühlabteilung des Supermarkts.

Portionsgröße: 120 ml

Kefir mit Banane

¼ Tasse Kefir (zuckerfrei)

½ Banane, in Scheiben geschnitten

Den Kefir mit den Bananenscheiben vermischen und servieren.

Portionsgröße: 120 g

Kiwi-Dessert

4 Kiwis, geschält

12 Basilikumblätter

Saft von ½ Orange

Die Zutaten in einem Mixer miteinander pürieren und abkühlen lassen.

Portionsgröße: 120 ml

Mango-Smoothie

240 ml Kefir (zuckerfrei)

½ Tasse Mango, gewürfelt

Beide Zutaten zusammen in einem Mixer pürieren, bis eine homogene Masse entsteht. Gut gekühlt servieren.

Portionsgröße: Rezept ergibt 1 Portion.

Erdbeer-Smoothie

½ Tasse Erdbeeren

2 TL Minze, gehackt

240 ml Kefir (zuckerfrei)

Pürieren Sie die Erdbeeren in einem Mixer. Minze und Kefir zufügen und alle Zutaten verarbeiten, bis der Smoothie eine sämige Konsistenz hat.

Portionsgröße: 120 ml

SÄFTE

Grünkohlsaft mit Apfel

1 Bund Grünkohl, gewaschen und gehackt
1 Apfel, geschält und entkernt (Fuji, Golden Delicious o.Ä.)

Entsaften und gut gekühlt genießen!

Tipp: Sie können auch Birnen statt Äpfel verwenden!

Portionsgröße: 240 ml

Grünkohlsaft mit Spinat und roter Bete

3 Blätter roter Grünkohl
1 Tasse roher Blattspinat, gründlich gewaschen
1 Rote Bete, geschält

Entsaften und gut gekühlt genießen!

Portionsgröße: 240 ml

Unsere »Bloody Mary«

2 Tassen Tomaten, gewürfelt

2 EL Staudensellerie, gewürfelt

1 TL Meerrettich

1 rote Paprika, entkernt und gewürfelt

1 TL Koriandergrün, gehackt

1 süßer Apfel, entkernt, geschält und gewürfelt

1 Prise Pfeffer aus der Mühle

1 Prise Cayennepfeffer

Alle Zutaten in einem Mixer pürieren und gut gekühlt servieren.

Portionsgröße: 240 ml

Häufig gestellte Fragen
Problemlösungen und wissenswerte Fakten

Was ist, wenn mir die Zeit für das komplette Workout fehlt?

Das ist eigentlich nicht das, was ich von Ihnen hören möchte. Aber im Ernst, die Trainingszeit zu verkürzen verstößt gegen alles, woran ich glaube. Ich möchte nichts schönreden: Für meine Workouts benötigen Sie mindestens eine Stunde täglich. Ehrlich gesagt, wären mir anderthalb Stunden sogar lieber. Das ist schließlich ein Boot Camp und kein Wellnessurlaub. In 30 Tagen werden Sie mir dafür dankbar sein!

Nur wenn Sie die nötige Zeit investieren, wenn Sie das Muskeldesign inklusive der Kreuzvektoren beherrschen und 45 Minuten Ausdauertraining am Stück schaffen – nur dann kann sich Ihr Körper nach und nach verwandeln. Ihre Muskelstruktur wird sich sogar relativ schnell verändern, danach wird das Fett Stück für Stück schmelzen, und auch Ihre Hautspannung bessert sich, wenngleich mit einer leichten zeitlichen Verzögerung. Das ist der Weg, der Sie ans Ziel Ihrer Träume bringt. Setzen Sie also alles daran, dieses Wunschszenario in die Tat umzusetzen.

Wenn Ihnen nur 15 Minuten zur Verfügung stehen, dann müssen Sie diese für Ihr Ausdauertraining nutzen. Wenn Ihnen Übergewicht, schlaffe Haut und Unterhautfett zu schaffen machen und Sie nur wenig Zeit haben, rate ich immer zur Cardio. Die meisten Menschen wenden sich zunächst dem Muskeldesign zu, weil sie diese Workoutkomponente für leichter umsetzbar halten. Aber wenn Sie nur wenig Zeit haben, bringt Ihnen Cardio am meisten. Also geben Sie Gas und holen Sie alles aus der kurzen Zeit heraus!

Wenn Ihnen nur 15 Minuten zur Verfügung stehen, Sie aber unabhängig davon regelmäßig 45 Minuten Cardiotraining absolvieren, dann sollten Sie sich dem Muskeldesign widmen, das auf Ihre speziellen Problemzonen abzielt: etwa auf Arme, Bauch oder Beine.

Wenn Ihnen 30 Minuten täglich zur Verfügung stehen, dann können Sie zwischen dem Muskeldesign oder der Cardio wählen. Absolvieren Sie die beiden Workouts im täglichen Wechsel.

Wenn Ihnen an sechs Tagen der Woche nur jeweils eine Stunde zur Verfügung steht, achten Sie darauf, dass Sie sich jeden zweiten Tag Ihrer Muskelstruktur widmen sowie zusätzlich 15 Minuten der Cardio-Ergänzung absolvieren. An den anderen Tagen trainieren Sie Ihre Ausdauer eine ganze Stunde lang – oder alternativ 45 Minuten, gefolgt von einem kurzen Muskeltraining, das auf Ihre individuellen Problemzonen abzielt – etwa auf Arme, Bauch oder Beine.

Ist Mogeln erlaubt?

Grundsätzlich bin ich der Meinung, dass jeder Mensch nach seiner eigenen Fasson glücklich werden soll. Ich möchte zwar, dass das Fitnesstraining zu einem wichtigen Teil Ihres Lebens wird, aber ich verstehe natürlich auch, dass man hin und wieder das Bedürfnis hat, über die Stränge zu schlagen und sich den einen oder anderen kulinarischen Genuss zu gönnen. Das 30-Tage-Programm ist allerdings ein Boot Camp, weshalb ich eindringlich an Sie appelliere, sich möglichst strikt daran zu halten – was aber nicht bedeutet, dass Sie gleich in einen »kalten Entzug« gehen müssen. Hier spielt vor allem Ihre Ausgangssituation eine Rolle. Wenn Sie normalerweise regelmäßig Alkohol, Kohlenhydrate und Milchprodukte konsumieren und bisher gar keinen Sport getrieben haben, dann können die zahlreichen drasti-

schen Veränderungen, die plötzlich auf Sie zukommen, den Erfolg des gesamten Programms gefährden. In diesem Fall möchte ich, dass Sie es etwas langsamer angehen lassen. Halten Sie sich so genau wie möglich an mein 30-Tage-Programm, aber wenn Sie mit Freunden oder im Kreis Ihrer Familie essen gehen und sich dabei ein oder zwei Gläser Rotwein genehmigen, dann sollten Sie wegen dieses kleinen Fehltritts kein allzu schlechtes Gewissen haben. Beschränken Sie dies aber auf einen Abend pro Woche.

Bis Sie 40 oder 45 Minuten Cardiotraining pro Tag schaffen und ordentlich ins Schwitzen kommen, können Sie leider nicht alles essen, wonach Ihnen der Sinn steht. Nachdem Sie das 30-Tage-Programm absolviert und die erwünschten Ergebnisse erzielt haben, werden Sie zwar immer noch Ihr Ausdauer- und Ihr Krafttraining durchführen – Sie müssen dann aber nicht mehr so streng Diät halten und verwenden die Gerichte nur noch bei Bedarf, wenn Sie den Eindruck haben, es sei angebracht, sich selbst und Ihre Essgewohnheiten einer Kurskorrektur zu unterziehen.

Was ist, wenn ich einzelne Nahrungsmittel in den Menüs ersetzen will?

Ich möchte eigentlich nicht, dass Sie irgendwelche Ersetzungen vornehmen. Aber wenn Sie das Gefühl haben, dass es sich nicht vermeiden lässt, etwa weil Sie an einer Unverträglichkeit leiden oder eine starke Abneigung gegen ein bestimmtes Nahrungsmittel haben, dann tauschen Sie es aus. Sie sollten einem Gericht zwar keine neuen Zutaten hinzufügen, aber es ist legitim, stattdessen mehr von einer anderen Zutat zu verwenden.

Was ist, wenn sich keine Erfolge einstellen?

In diesem Fall müssen Sie zunächst zu Kapitel 4 zurückkehren und an Ihren Harmonisierungs- und Visualisierungsübungen arbeiten. Schalten Sie wirklich das Telefon aus? Haben Sie Ihr Workout fest in Ihren Tagesablauf eingeplant? Sie müssen die Fehlerquellen ausfindig machen und beseitigen. Stellen Sie sich die erforderlichen Fragen und seien Sie vor allem ehrlich bei den Antworten.

Wenn ich eine Folgesitzung mit einer Klientin habe, die darüber enttäuscht ist, dass sich keine Erfolge einstellen, dann frage ich für gewöhnlich: »Erzählen Sie mir, was Sie gestern gegessen haben. Haben Sie sich an die Vorgaben gehalten?« Die erste Antwort ist dann: »Ja, natürlich habe ich das.« Wenn wir dann ihren Mahlzeitenplan Punkt für Punkt durchgehen, höre ich allerdings jedes Mal Dinge wie »Aber ich habe doch nur fünf klitzekleine Mandeln gegessen« oder »Es waren doch nur drei Gummibären« oder »Ach ja, ich habe die Nudeln aufgegessen, die mein Sohn nicht mehr wollte, das war's dann aber auch«. Dann sehen wir uns ihre Workout-

Dauer an. »Na ja, wissen Sie, die Spülmaschine ging plötzlich aus und da musste ich mal eine kurze Pause einlegen, um nachzusehen.« Oft stellt sich bei diesen Besprechungen heraus, dass die Klientin ihr Fitnesstraining immer wieder aus den verschiedensten Gründen unterbrochen hat, und das ist schlichtweg nicht zielführend, wenn man entsprechende Ergebnisse erzielen will.

Sie müssen die Sache schon ernst nehmen. Wenn Sie wirklich glauben, dass Sie 100-prozentig konzentriert sind, und sich genau an die Rezepte halten, dann fordert Sie die körperliche Aktivität möglicherweise nicht genügend heraus. In diesem Fall können Sie sich überlegen, ob Sie Gewichtsmanschetten an den Fußgelenken anbringen oder die Trainingsdauer verlängern möchten. Vielleicht können Sie mehr leisten, als ich in diesem Programm von Ihnen verlange. Achten Sie immer darauf, dass Sie wirklich an Ihre Grenzen gehen und sich dabei selbst antreiben, denn es gibt keine Abkürzung zum Erfolg. Wenn Ihnen die Cardio-Sequenzen zu leicht erscheinen und Sie sich in sportlicher Hinsicht unterfordert fühlen, dann wird sich auch nicht viel verändern.

Wenn Sie Ihre Sache dagegen ernst nehmen, konzentriert an sich arbeiten und sich nicht auf Ihren Lorbeeren ausruhen, werden sich mit der Zeit erstaunliche Veränderungen einstellen, und das wiederum wird Ihren Ehrgeiz entfachen und Sie zu immer neuen Höchstleistungen anspornen.

Schlusswort

Liebe Leserin,

Sie und ich haben etwas gemeinsam: Wir beide wollen fantastisch aussehen und uns auch so fühlen. Deswegen habe ich dieses Buch geschrieben – ich möchte, dass Sie die Kraft, die Ihnen innewohnt, mobilisieren und nutzbar machen. Wenn Sie mir erlauben, Ihnen den Weg zu weisen, und Sie beständig vollen Einsatz zeigen, dann kann ich Ihnen versprechen, dass Sie in absehbarer Zeit die Figur Ihrer Träume bekommen werden.

Seit elf Jahren befasse ich mich mit einer zentralen Frage: Was können wir tun, um Vollkommenheit zu erreichen? Im Laufe dieser elf Jahre habe ich nach und nach alle Hilfsmittel entwickelt, die Sie benötigen, um dieses Ziel zu realisieren. Möchten Sie einen perfekten Körper? Es ist möglich. Ich habe zahlreichen Frauen wie Gwyneth dabei geholfen, diesen Traum zu verwirklichen.

Ich habe dieses Buch in der Absicht geschrieben, ein möglichst großes Publikum zu erreichen und möglichst vielen Menschen mitzuteilen, dass sich selbst ambitionierte Ergebnisse in realistischer Zeit – und vor allem dauerhaft – erzielen lassen. Ich würde mich sehr freuen, wenn auch Sie mein Hilfsangebot in Anspruch nehmen. Ich habe mein Programm ursprünglich entwickelt, um eine Lösung für meine eigenen Gewichtsprobleme zu finden. Deshalb weiß ich, dass es funktioniert. Vertrauen Sie mir. Jede von uns besitzt andere genetische Voraussetzungen, jede hat andere Schwächen und Bedürfnisse. Trotzdem kann mit diesem 30-tägigen Boot Camp jede Frau ihren persönlichen Fitnesszielen den entscheidenden Schritt näher kommen. Ich vertrete die Auffassung, dass die meisten von uns grundsätzlich einen gesunden Stoffwechsel haben. Es sind unsere eigenen Entscheidungen, die uns in die Bredouille gebracht haben. Indem Sie nun ganz bewusst neue Entscheidungen treffen, wird es plötzlich möglich, vorhandene Schäden zu beheben und Ihrem Körper eine völlig neue Struktur zu verleihen, sodass Sie nach und nach Ihre Wunschfigur erreichen.

Worauf es noch ankommt

Wenn Sie den letzten Tag des Programms absolviert haben, müssen Sie sich Folgendes vor Augen führen: Ein 30-tägiges Boot Camp ist genau das – ein Boot Camp und kein dauerhafter Lebensstil. Natürlich können Sie auch später wieder auf die Rezepte und Gerichte zurückgreifen, falls es nötig werden sollte. Solange Sie sich wirklich an Ihre Cardio-Ergänzung halten, genügt es aber, die Rezepte als ein kurzfristiges Hilfsmittel zu betrachten. Nach besonderen Festen oder Ereignissen können Sie meinen Entschlackungs- oder Lifestyle-Plan befolgen, um eventuell zugelegtes Gewicht schnell wieder loszuwerden. Eine langfristige Lösung stellen sie jedoch nicht dar.

Mein Bewegungs- und Ernährungskonzept ist eine Lebensweise. Dieses Buch ist natürlich nur der Anfang, der Ausgangspunkt für Ihre Reise in ein neues Leben. Es kann Sie auf den richtigen Kurs bringen, hin zu einem neuen, erfüllten und zufriedenen Leben, das von körperlicher Fitness geprägt ist. Und genau das ist die Aufgabe des Boot Camps: Es ist der Turboantrieb, der Sie zügig von A nach B bringt. Nach diesen 30 Tagen werden Sie nicht einfach wieder zu Ihren alten Gewohnheiten zurückkehren können (geschweige denn wollen). Aber Sie können auch nicht dauerhaft im Boot Camp bleiben. Oder dauerhaft Diät halten. Was Sie jedoch für immer tun können, das sind die Workouts. Halten Sie sich weiterhin an das Muskeldesign-Training – bleiben Sie am Ball, steigern Sie die Anzahl der Wiederholungen. Was die Cardio-Ergänzung angeht, so kann ich Ihnen nur den Rat geben, an den Schritten zu feilen und regelmäßig neue Playlists zu erstellen. In beiden Fällen gilt, dass Sie auch jederzeit meine neuen DVDs ausprobieren können, um andere Choreografien und Schrittfolgen zu lernen. Aber das ist Zukunftsmusik. Was zählt, ist das Hier und Jetzt. Jetzt ist die Zeit für das Boot Camp. Jetzt haben wir ein ganz konkretes Ziel vor Augen: Ihr System in seinen Grundfesten zu erschüttern. Ihren Motor auf Hochtouren zu bringen. Sie an ein Fitnessprogramm zu gewöhnen, das Ihnen den absoluten Traumkörper verschafft. Ich möchte Ihnen nichts vormachen: Das Boot Camp wird kein Sonntagsspaziergang, den Sie mit links erledigen. Es erfordert harte Arbeit, bringt Sie aber ans Ziel.

Geben Sie mir nur 30 Tage. Halten Sie sich an mein Programm. Lassen Sie mich Ihnen den Weg weisen. Gemeinsam wird es uns gelingen, das volle Potenzial Ihres Körpers freizusetzen. Sie werden im wahrsten Sinne des Wortes verwandelt werden. Ihr Körper wird lernen, auf völlig neue Weise zu arbeiten, sodass Sie eines Tages – vielleicht nicht heute oder morgen, aber eines Tages – einen ganzen Sonntag lang Muffins essen können, ohne dass diese sich gleich auf der Waage bemerkbar machen. Solange Sie sich an mein Kraft- und Ausdauertraining halten und meine grundlegenden Ernährungstipps befolgen, werden Sie nicht wieder zunehmen. Nie wieder. Sie werden einen völlig neuen, leistungsfähigen Körper besitzen, auf den Sie stolz sein können.

Sie werden ein völlig neues Leben führen.

Tun Sie's – für sich.

Herzlich,
Tracy

Danksagung

Tim Lambertson – ohne ihn könnten Sie dieses Buch nicht in den Händen halten. Er leitete dieses Projekt wie alles, was er anpackt, mit größter Hingabe.

Rebecca Oliver – die aufmerksamste Agentin auf diesem Planeten.

Sandra Bark – Autorin, Weltenbummlerin, Visionärin.

Bethany Karlyn – für mich die beste Visagistin der Welt. Wenn sie nicht mit von der Partie ist, möchte ich am liebsten gar nicht vor die Kamera treten.

Miranda Penn Turin – das Wort außergewöhnlich beschreibt ihre Arbeit nicht einmal ansatzweise. Ihre Fotos rücken alles und jeden ins rechte Licht.

Marc Mena – manche Menschen können einfach alles. Was er mit Haaren anzustellen vermag, lässt sich kaum in Worte fassen. Aber auch in Modefragen ist er stets ein zuverlässiger Partner!

Grant James – nur wenige Regisseure besitzen so viel Weitblick und Gelassenheit. Meine Drehtage sind immer lang und anstrengend. Grant denkt, wirkt und arbeitet im Umfeld seiner Akteure, ohne sie zu erschöpfen oder auszulaugen. Er ist ein junger und wahnsinnig begabter Filmemacher.

Karen Shapiro – ich weiß eigentlich immer sofort, ob mir etwas gefällt oder nicht. Früher habe ich in Modefragen aber oft auf die falschen Leute gehört und habe es im Nachhinein immer bereut. Karen ist auf meiner Wellenlänge und achtet auf meine Körpersprache. Sie hebt durch Mode meine körperlichen Vorzüge hervor, ohne dass es aufgesetzt oder unnatürlich wirken würde.

Diana Baroni – wir alle brauchen eine Vertraute, die uns nicht nur hilft, einen Traum in die Tat umzusetzen, sondern diesen auch teilt. Diana begriff das von Anfang an und zählt zu jener Sorte unabhängiger Frauen, die ich zutiefst bewundere. Ich fühle mich geehrt, dass sie mein erstes Buch herausgebracht hat.

Leila Porteous – Leila ist wie die engagierte Lehrerin, die das Beste aus ihren Schülern herausholt, ohne sie jemals einzuschüchtern oder Ängste zu schüren. Sie zeichnete für die redaktionelle Arbeit am Buch verantwortlich und hielt stets ihre schützende Hand über das Projekt. Aufgrund der anderen Projekte, denen ich mich parallel widmen musste, war ihre Unterstützung ein wahrer Segen.

John Byrne – man muss als Koch schon sehr selbstbewusst und talentiert sein, um sich der Herausforderung zu stellen, auf der Grundlage meiner strengen Vorgaben schmackhafte Gerichte zu kreieren. John ist überaus begabt darin, Essen auf den Tisch zu zaubern, das nicht nur gesund und bekömmlich, sondern auch noch köstlich ist!

Grand Central Publishing – danke dafür, dass ihr an meine Fähigkeiten geglaubt und mir die wunderbare Möglichkeit geboten habt, anderen Menschen dabei zu helfen, ihre Gesundheit und Lebensqualität zu verbessern.

Über die Autorin

Tracy Anderson ist die Erfinderin der Tracy-Anderson-Methode, eines Fitness- und Ernährungsprogramms, mit dessen Hilfe bereits zahlreiche – teilweise auch prominente – Frauen ihr äußeres Erscheinungsbild grundlegend verändert haben.

Nach mehr als einem Jahrzehnt der theoretischen und praktischen Forschung hat es sich Tracy zur Aufgabe gemacht, die verborgene Kraft der kleineren Muskelgruppen nutzbar zu machen, um Frauen zu einer Figur zu verhelfen, die schlank, zierlich und feminin ist. Mit ihren Studios in Los Angeles und New York City, ihrer DVD-Reihe und nun auch diesem Buch kann jede Frau von Tracys einzigartigem Ausdauer- und Krafttraining profitieren.

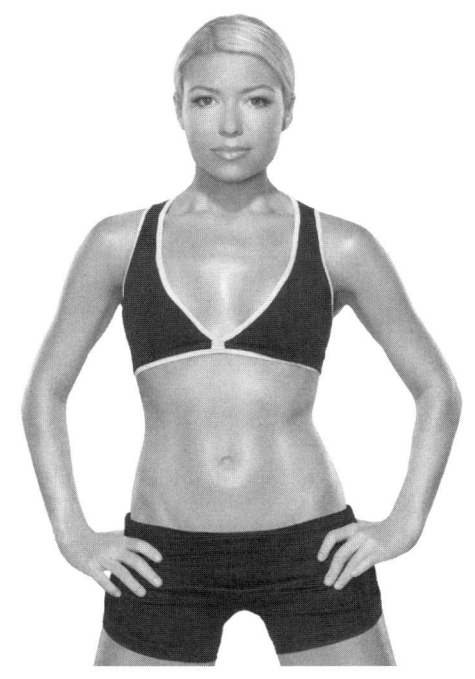

Die Begleit-DVD

Die exklusive Workout-DVD in diesem Buch enthält alle Übungen für das Muskeldesign aus dem Buch sowie zwei Cardio-Sequenzen zur Verbesserung Ihrer Ausdauer:

Muskeldesign
Sequenz 1: Tag 1–10
Sequenz 2: Tag 11–20
Sequenz 3: Tag 21–30

Cardio-Ergänzung
Cardio-Sequenz 1
Cardio-Sequenz 2

Tracy Anderson

Mein
30-Tage-
Programm

riva

DVD
VIDEO

Die Powerformel
für den perfekten
Körper

Sachregister

Rezeptregister

Übungsregister

High Heel Fitness

Sicher und sexy laufen in hohen Schuhen

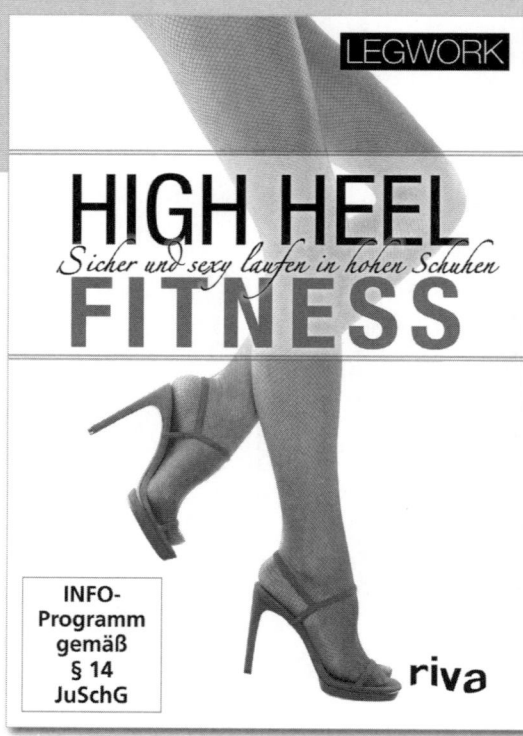

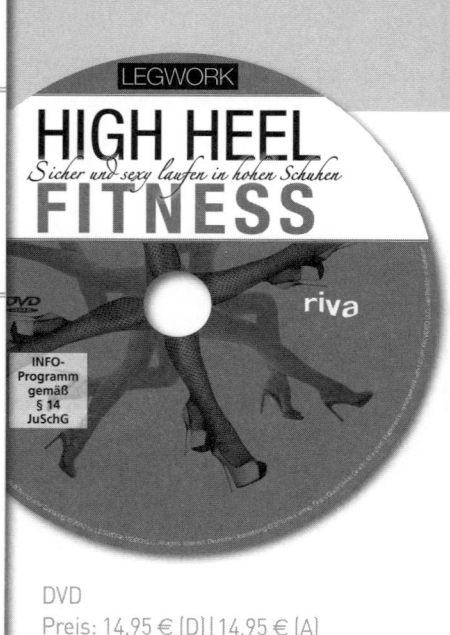

DVD
Preis: 14,95 € (D) | 14,95 € (A)
ISBN 978-3-86883-093-4

High Heel Fitness

Sicher und sexy laufen in
hohen Schuhen

Diese DVD enthält das erste Trainingsprogramm für sicheres, selbst-
bewusstes und elegantes Laufen in High Heels. Das 30-minütige
Workout aktiviert und stärkt gezielt die Muskulatur der Oberschen-
kelinnen- und -außenseite, der Unterschenkel sowie der Füße.
Weitere Übungen für die Bauch-, Hüft- und Rückenmuskulatur
verbessern die aufrechte Haltung und das Gleichgewicht in hohen
Schuhen. Wenn das Programm alle zwei Tage ausgeführt wird, ist
jede Frau schon nach zwei Wochen bereit für den Catwalk!

riva

Das ultimative Pilates-Workout

Für Einsteigerinnen und Geübte

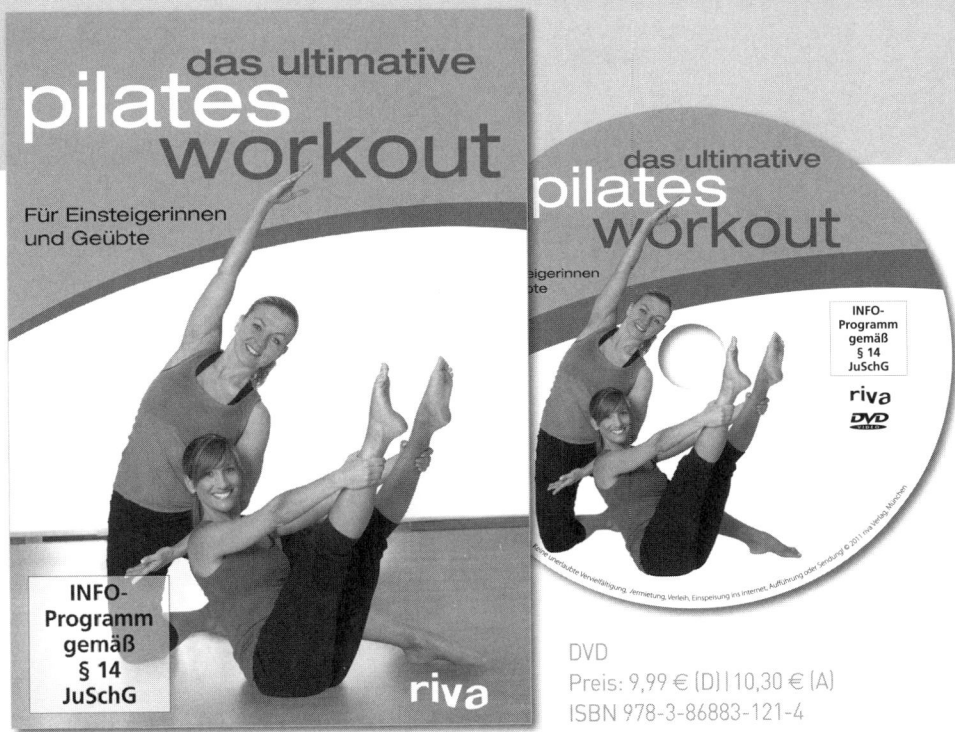

DVD
Preis: 9,99 € (D) | 10,30 € (A)
ISBN 978-3-86883-121-4

Das ultimative
Pilates-Workout

Dieses neu entwickelte Pilates-Training strafft und formt den Körper, verbessert die Haltung und unterstützt Sie dabei, Stress abzubauen und Ihre innere Mitte wiederzufinden. Der Schlüssel zum Erfolg ist die einzigartige Kombination aus klassischem Pilates und Stabilisationsübungen. Das gezielte Training der Tiefenmuskulatur stärkt den Rücken, sorgt für eiren flachen Bauch und eine schlanke, schöne Figur. Atemtechniken unterstützen das Training und helfen, optimal zu entspannen.

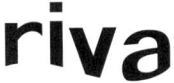

Das Hula-Hoop-Workout

So macht Fitness Spaß!

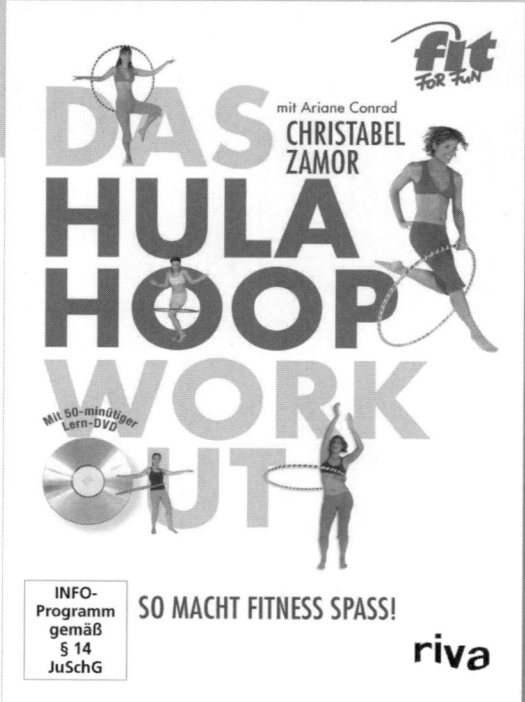

»… überzeugt mit Schritt-für-Schritt-Anleitungen, Playlists für verschiedene Übungen, einer Linksammlung rund ums Thema Hula-Hoop, Ernährungs-tipps und Erfahrungsberichten von Hooperinnen.«
bequeen.de

224 Seiten
Preis: 22,00 € (D) | 22,70 € (A)
ISBN 978-3-86883-046-0

Zamor, Christabel
Conrad, Ariane

Das Hula-Hoop-Workout
So macht Fitness Spaß!

Der bunte Reifen aus unserer Kindheit ist wieder da! Christabel Zamor, die in den USA eine riesige Hula-Hoop-Begeisterung aus-gelöst hat, stellt 50 tolle Moves vor, die alle detailliert erklärt und mit Schritt-für-Schritt-Fotografien illustriert werden. Diese Übungen bringen nicht nur eine Menge Spaß in den Alltag, sondern bewirken auch ein völlig neues Körpergefühl, mehr Energie und Lebensfreude und einen gewaltigen Kick für das Selbstbewusstsein.

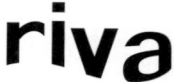

Pole-Dancing für jede Frau
Strip-Workouts mit
Sheila Kelleys S-Faktor

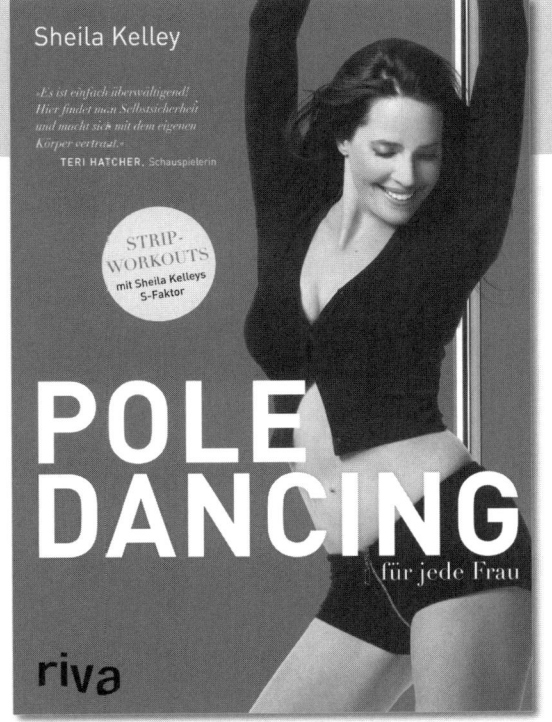

»Pole-Dancing ist großartig, um seinen Körper in Form zu halten, weil man Muskeln benutzt, von denen man gar nicht weiß, dass es sie gibt. Es ist aber auch körperlich sehr anstrengend.«
KATE HUDSON, Schauspielerin

»Es ist einfach überwältigend! Hier findet man Selbstsicherheit und macht sich mit dem eigenen Körper vertraut.«
TERI HATCHER, Schauspielerin

264 Seiten
Preis: 19,90 € (D) | 20,50 € (A)
ISBN 978-3-936994-91-9

Sheila Kelley

Pole-Dancing für jede Frau
Strip-Workouts mit Sheila Kelleys S-Faktor

Sheila Kelley hat die Kunst des erotischen Tanzes für Sie genauestens studiert und analysiert, um daraus ein Tanz-Trainingsprogramm zu entwickeln, das seinesgleichen sucht. Schritt für Schritt und anhand zahlreicher Fotos zeigt die Profi-Tänzerin alle einzelnen Grundstellungen und die verschiedenen Bewegungen und verrät ihre Rezepte für den aufreizend-laszven Tanz am Pole (engl. für Stange). Vom 15-minütigen Kurzworkout bis hin zum raffinierten Special-Strip für besondere Gelegenheiten hat Kelley in diesem Buch eine reichhaltige Palette verschiedenster Strip-Dances in petto, die Männer und Frauen gleichermaßen begeistern dürften ... Sinnlichkeit pur!

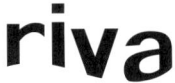